看護アセスメントにつながる

検査データの見かた

[編集]
山中克郎・石川隆志・眞野惠子

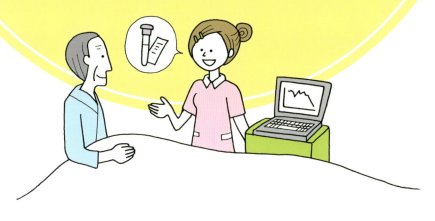

照林社

編者・著者一覧（執筆順）

● 編著

山中克郎	福島県立医科大学会津医療センター総合内科 教授
石川隆志	藤田医科大学岡崎医療センター 臨床検査部 副部長
眞野惠子	藤田医科大学病院 副院長・統括看護部長

● 執筆

三鬼達人	藤田医科大学病院 看護部 看護科長／摂食・嚥下障害看護認定看護師
西嵜政仁	藤田医科大学ばんたね病院 看護部 看護主任／集中ケア認定看護師
河合佑亮	藤田医科大学病院 看護部 看護副主任／集中ケア認定看護師
影浦直子	藤田医科大学保健衛生学部 看護学科 助教／糖尿病看護認定看護師
西村和子	藤田医科大学地域包括ケア中核センター 看護部 看護長／摂食・嚥下障害看護認定看護師
宮下照美	藤田医科大学病院 看護部 看護長／急性・重症患者看護専門看護師
木下輝美	藤田医科大学病院 看護部 看護科長／感染管理認定看護師
山村真巳	藤田医科大学病院 看護部 看護長／皮膚・排泄ケア認定看護師
松永佳世子	藤田医科大学医学部 アレルギー疾患対策医療学 教授
岩田洋平	藤田医科大学医学部 皮膚科学 准教授
辻井しず	近畿大学奈良病院 看護部 主任／透析看護認定看護師
鈴木朝子	藤田医科大学病院 看護部 看護科長／救急看護認定看護師
片岡優実	藤田医科大学病院 看護部 看護長／慢性疾患看護専門看護師
松下寛代	藤田医科大学地域包括ケア中核センター 訪問看護ステーション 看護科長／摂食・嚥下障害看護認定看護師
片方容子	藤田医科大学岡崎医療センター 看護部 看護長／がん化学療法看護認定看護師
西井智香子	藤田医科大学病院 臨床検査部 主任
藤田 孝	藤田医科大学病院 臨床検査部 副部長
北川文彦	藤田医科大学病院 臨床検査部 課長
大澤道子	藤田医科大学病院 臨床検査部 主任
北原公明	藤田医科大学病院 臨床検査部 主任

はじめに

山中克郎

　優秀な内科医は80%の診断を問診でつけます。残りの診断の10%は身体所見、10%は血液/尿検査・画像などの検査が手がかりとなります。医学教育の基礎を築いたカナダ人医師William Osler（1849-1919）は次のように述べています。

　If you listen carefully to the patient, they will tell you the diagnosis.
　患者の言葉に耳を傾けなさい。そうすれば自ずと診断は見えてくる。

　心から共感の気持ちを抱いて、患者の訴えを聞くことが何よりも大切です。その上で検査結果を正しく解釈することは、患者が直面している問題を客観的に明らかにする力があります。

　藤田保健衛生大学病院在職中（2006-2014年）、一緒に診療を行った皆さんとともに本書『検査データの見かた』を出版することができるのは望外の喜びです。さまざまな専門職の立場からの検査データに対する深い洞察が感じられることと思います。

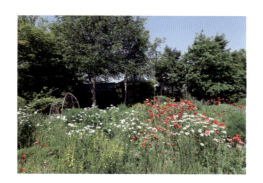

　私は2014年12月から都会を離れ、信州にある田舎の病院で働いています。もう一度内科を学び直し、患者や家族により近い距離で診療をすることが目的です。厳しい冬が過ぎ5月が来ると、春を待ちわびたかのように一斉に花が咲き乱れます。病院内のハーブガーデンに咲く花を、患者と家族は好きなだけ摘み取ってよいことになっています。

　退院した患者が病院に来られない場合は往診を行います。自宅に帰った患者の表情は、病院での表情とまったく異なります。家族の力は大きいです。これからの医療では多職種で患者を支え、それぞれの患者や家族の価値観に合わせた、心の行き届いたケアがますます必要となります。

　　　　　　　　　　　　　　雪をかぶった八ヶ岳を眺めながら　　2015年12月

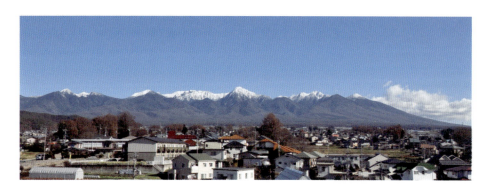

CONTENTS

Part 1 アセスメントに必要な検査の意味

- 検査を含めたアセスメントの重要性　　山中克郎　2
- ナースが知りたい　採血手技のポイントQ&A　　石川隆志　4

Part 2 臨床で役立つ　検査データの見かた

1. 状態別

脱水	三鬼達人	14
呼吸不全（血液ガス分析）	西嵜政仁	21
貧血	河合佑亮	29
出血傾向（DICなど）	河合佑亮	37
糖尿病昏睡（糖尿病ケトアシドーシス、高浸透圧高血糖症候群）	影浦直子	43
低栄養（高齢患者）	西村和子	48

2. 疾患別

敗血症	宮下照美	52
感染症	木下輝美	58
褥瘡	山村真巳、松永佳世子、岩田洋平	62
虚血性心疾患（心筋マーカー）	西嵜政仁	66
腎機能障害	辻井しず	72
肝機能異常	鈴木朝子	78
甲状腺機能異常	片岡優実	85
誤嚥性肺炎	松下寛代	91
関節リウマチ	片岡優実	96
結核	木下輝美	105
透析	辻井しず	109
悪性腫瘍（腫瘍マーカー）	片方容子	113

Part 3 これだけは知りたい　検査値一覧

血液一般検査（形態検査）

- 検査値1　赤血球数、ヘモグロビン、ヘマトクリット（RBC、Hb、Ht）　　西井智香子、山中克郎　120
- 検査値2　白血球数、白血球分画（WBC、DIFF）　　西井智香子、山中克郎　123
- 検査値3　血小板数（PLT）　　西井智香子、山中克郎　126

凝固検査

- 検査値4　プロトロンビン時間（PT）　　西井智香子、山中克郎　128
- 検査値5　活性化部分トロンボプラスチン時間（APTT）　　西井智香子　131
- 検査値6　フィブリノゲン量（FIB）　　西井智香子　133
- 検査値7　アンチトロンビンⅢ（ATⅢ）　　西井智香子　134
- 検査値8　フィブリン・フィブリノゲン分解産物、Dダイマー（FDP、D-dimer）　　西井智香子　135

生化学検査

検査値9	血清ナトリウム、血清カリウム、血清クロール（Na、K、Cl）	藤田 孝、山中克郎	136
検査値10	血清鉄（Fe、UIBC、TIBC）	藤田 孝、山中克郎	140
検査値11	血清クレアチニン、推算糸球体濾過量（Cr、eGFR）	藤田 孝、山中克郎	142
検査値12	血中尿素窒素、BUN/Cr比（BUN）	藤田 孝	145
検査値13	シスタチンC（Cys-C）	藤田 孝	147
検査値14	血清総タンパク、血清アルブミン（TP、ALB）	藤田 孝、山中克郎	148
検査値15	酵素（AST/ALT、ALP/γGTP、T-Bill、タンパク合成能）	藤田 孝、山中克郎	150
検査値16	トランスサイレチン（TTR）	藤田 孝	153
検査値17	C反応性タンパク、高感度CRP（CRP、hsCRP）	北川文彦、山中克郎	154
検査値18	プロカルシトニン（PCT）	北川文彦	156
検査値19	クレアチンキナーゼMB（CK-MB）	北川文彦、山中克郎	158
検査値20	心筋トロポニンT、心筋トロポニンI（TnT、TnI）	北川文彦	160
検査値21	心臓由来脂肪酸結合タンパク（H-FABP）	北川文彦	162
検査値22	B型ナトリウム利尿ペプチド、N末端プロBNP（BNP、NT-proBNP）	北川文彦	164
検査値23	血糖値（グルコース）（GLU）	大澤道子、山中克郎	166
検査値24	ヘモグロビンA1c（HbA1c）	大澤道子	170
検査値25	インスリン（IRI）	大澤道子	172
検査値26	C-ペプチド濃度（CPR）	大澤道子	174
検査値27	ケトン体	大澤道子	176

免疫血清検査

検査値28	リウマトイド因子（RF）	藤田 孝	177
検査値29	甲状腺刺激ホルモン（TSH）、FT_3（遊離トリヨードサイロニン）、FT_4（遊離サイロキシン）	藤田 孝、山中克郎	178
検査値30	腫瘍マーカー（CEA、CA、PIVKA-II、PSA）	藤田 孝、山中克郎	182

結核検査

検査値31	塗抹検査（ガフキー号数）	北原公明、山中克郎	185
検査値32	分離培養検査	北原公明	188
検査値33	同定検査	北原公明	190
検査値34	結核菌特異的インターフェロンγ産生能（QFT、T-SPOT）	北原公明	192
検査値35	薬剤感受性検査	北原公明	194

索引　　195

装丁：小口翔平（tobufune）
カバー・イラストレーション：村山宇希
本文イラストレーション：SUNNY.FORMMART
本文DTP：明昌堂

本書の特徴と構成

- 本書は、Part1「アセスメントに必要な検査の意味」、Part2「臨床で役立つ 検査データの見かた」、Part3「これだけは知りたい 検査値一覧」から構成されています。
- Part2では状態(症状)・疾患からそのような検査データを見てどう判断すればよいかを解説しています。
- Part3では、上記と逆に、検査データから見えること・わかることを明らかにしています。
- 上記の2つのPartが相補しながら、検査値と状態・症状を結びつけて考えるヒントがちりばめられていることが、本書の最大の特徴です。
- Part2では、検査値の読み方が一覧でわかるように基準値とその高低において考えられることをビジュアル化して示しました。

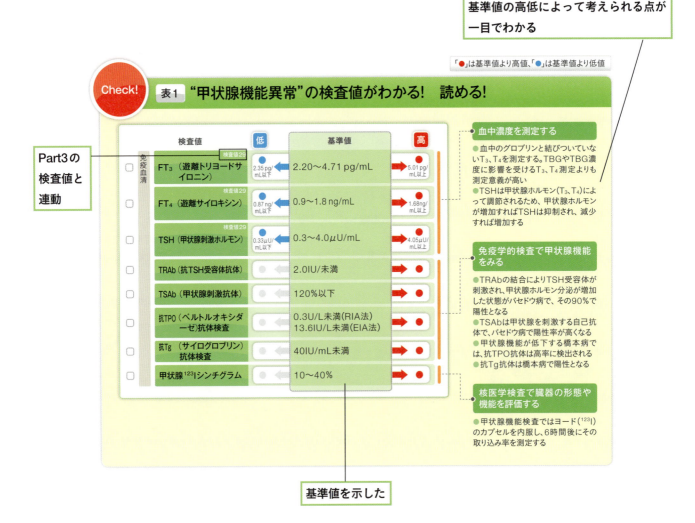

- 本書で紹介している治療・ケア方法などは、実践により得られた方法を普遍化すべく努力しておりますが、万一本書の記載内容によって不測の事故等が起こった場合、著者、出版社はその責を負いかねますことをご了承ください。
- 本書に記載している薬剤・材料・機器等の選択・使用方法については、出版時最新のものです。薬剤等の使用にあたっては、個々の添付文書を参照し、適応、用量等は常にご確認ください。

Part 1

アセスメントに必要な検査の意味

総論 1

検査を含めた アセスメントの重要性

山中克郎

　私は医学生や研修医の教育に情熱を注ぐ総合診療医です。内科外来や救急室で診察法や鑑別診断を教えています。

　最近はナースにもフィジカルアセスメントの講義をさせていただく機会が増え大変うれしく思っています。ナースは医師に比べて数が多く、患者さんといつも身近に接しています。患者さんの細かな容態の変化に気がつき、急変を最初に予見することができるのはナースの特権です。重症化してからでは遅い。重症になる前に患者さんのたどる経過を予測して事前に予防策を講じることが大切です。

　患者さんの状態を把握するアセスメントは、医療で最も大切なステップです。検査は重要ですが、ときに誤って私たちに情報を伝えます。

　症状がまったくない人が腰椎MRI検査を受けると椎間板ヘルニアが約30％に見つかります。腰痛がないのに椎間板ヘルニアなのでしょうか？　いいえ、症状がないので、この方にもちろん病気はありません。検査に頼りすぎると正常な人を病人にしてしまいます。

　医療従事者が検査の異常値ばかりに目を向ければ、全体を見失い間違った医療を行うことになってしまいます。私たちは検査値を直すのではありません。患者さんを治すのです。

　次のケースをみてみましょう。

- 82歳の男性。2日前から発熱と食欲低下が続いています。昨日から黄色痰を伴う咳が出ています。
- 現在のバイタルサインは体温38.2℃、血圧106/52mmHg、心拍数93回/分、呼吸回数22回/分です。
- 血液検査では白血球数は6,000/μL（6.0×10³/μL）です。"白血球数は基準値*の範囲なので心配ない"でしょうか？

*白血球数の基準値は3.5〜9.0×10³/μL（〈検査値2〉p.123参照）。

　このケースでは患者さんの症状とバイタルサインから、"敗血症を起こしているかもしれない"と予想することが大切です。

　敗血症の定義は全身性炎症反応症候群（systemic inflammatory response syndrome：SIRS）＋感染のサインです。

　SIRSの定義は次の①〜④のうち2つ以上を満たす場合です。

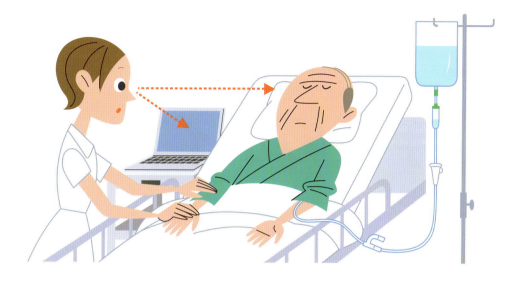

```
①体温　　　＞38℃　　　　　または＜36℃
②心拍数　　＞90回/分
③呼吸数　　＞20回/分
④白血球数＞12,000/μL　　または＜4,000/μL
```

　今回のケースでは、SIRSの4つの条件中、3つ（①～③）が満たされています。また咳と痰があるので感染のサインが認められます。

　検査の結果にかかわらず、この病歴とバイタルサインから「敗血症があり、かなり状態は悪い」と思考することが重要です。そして全身状態が悪いという予想に反して白血球数が正常なのは、「ひどい敗血症のために骨髄抑制が起こり、白血球を作り出すことができなくなっているのではないか」と考えなければなりません。

　高齢者ではせん妄、転倒、食欲低下、倦怠感、尿失禁があるときには敗血症を疑います。血液培養は1/3程度しか陽性になりません。すなわち患者さんの置かれたコンテクスト（背景）のなかで状態を考えることが重要です。

　患者さんの状態から敗血症が十分考えられるときに、白血球数だけを見て"敗血症はない"と決めることがきわめて危険であることがおわかりいただけるでしょう。

　敗血症における最も初期のサインは呼吸数の異常（＞20回/分）です。白血球数やCRPを含むすべての血液検査値にまったく異常がなくても、敗血症であることはよくあります。

　この本では検査値だけにとらわれずに、それぞれの検査が臨床のなかで意味するものを明らかにしていきたいと思います。数多くある検査値の読み方の本とは一線を画し、検査値の奥にある臨床的意味について解説します。患者さんの病状の悪化や予後にかかわる大切なメッセージをお伝えしたいと思います。

　医療で最も大切なことは患者さんや家族に対する「温かい思いやりの心」です。医療従事者と患者さんが切迫した状況で向き合う医療は、さまざまな誤解が生じやすい場です。そのような難しい環境だからこそ優しい気持ちをもち、患者さんの訴えやバイタルサインの変化から適切に全身状態を評価することが重要です。

　言葉にならない心の声を微笑みをもって受け止め、適切に全身状態を評価する優しさは、どのような治療薬にも勝るのです。

総論2

ナースが知りたい採血手技のポイントQ&A

石川隆志

　患者の血液や尿などを用いたさまざまな臨床検査は、現代の医療には必要不可欠なアイテムです。科学的に分析された検査データを客観的な指標の1つとすることで、病気の診断や治療方針の決定、また経過の観察などに幅広く用いることができます。

　しかしながら検査結果には多くの要因が影響を及ぼします。そこを理解して検査結果を解釈することが重要です。

　例えば採血では、患者に投与されている**薬剤**の影響、測定しようとする検査項目の**生理的変動**や**測定方法の違い**、また**採血管の種類**、採血の**方法**、不適切な採血後の検体**保管**や分析時の**処理**方法などによって、検査結果には大きな影響が出ることがあります。そのため、適切な採血方法、採血管の選択、採血後保管について理解しておくことが重要です。

　この項では採血を中心に、検査手技の注意点を示します。

Q1 どんな検査に、どんな採血管を選択する？

　採血管は検査目的により、図1、図2の組み合わせで選択されます。

図1 血清・血漿・全血の区分

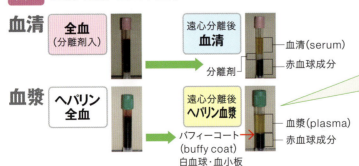

【なぜ血漿が用いられる？】

〈血清より血漿のほうが都合のよい点がある〉
- 凝固反応を待つ必要がなく、すみやかに遠心分離が可能で、測定までの時間が短縮できる
- 血清よりも15％程度、収量（集められる量）が増える
- 遠心分離後、フィブリンの析出がないので、分析装置の詰まりの心配がない
- 血漿のほうが生体内の状態を反映している
- 溶血や血小板が壊れている程度が少ない

〈血清より血漿のほうが不都合な点もある〉
- タンパク質の電気泳動分画像が変化する
- 抗凝固剤の種類によっては、酵素活性を阻害し測定の障害になることがある
- 陽イオンの混入：ヘパリンNaなど抗凝固剤に陽イオンが含まれる場合、ナトリウム測定に適さない

図2　使用される採血管のチャート

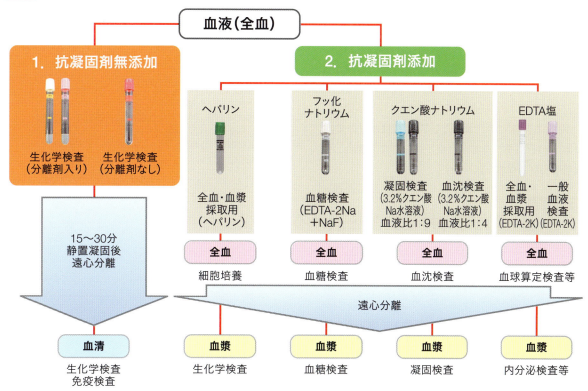

注）採血管は販売製造メーカによってキャップの形状、色等に違いがある。一例として積水メディカル、日本ベクトン・ディッキンソンの採血管で示す

Q2　複数の採血管での採血指示がある場合、どのような順番で行う？

各採血管の間での、**内容物のコンタミネーションなどによる検査結果への影響を防ぐために、表1[1]の順序が推奨**されています。

しかし確実なエビデンスが得られているものは少ないため、検査項目の優先度や緊急性など個別の状況に応じて順序を変更することは許容されます。

表1　採血管の順序

● 真空管採血の場合

〈ホルダー採血の場合〉
①凝固検査用
②赤沈検査用
③血清検査用
④ヘパリン入り
⑤EDTA入り
⑥血糖検査用
⑦その他

〈翼状針採血の場合〉
①血清検査用
②凝固検査用
③赤沈検査用
④ヘパリン入り
⑤EDTA入り
⑥血糖検査用
⑦その他

● シリンジ採血の場合（分注）
①凝固検査用
②赤沈検査用
③ヘパリン入り
④EDTA入り
⑤血糖検査用
⑥血清検査用
⑦その他

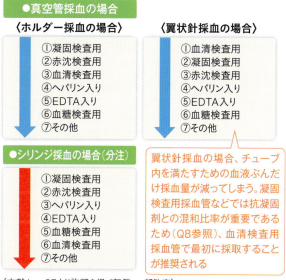

翼状針採血の場合、チューブ内を満たすための血液ぶんだけ採血量が減ってしまう。凝固検査用採血管などでは抗凝固剤との混和比率が重要であるため（Q8参照）、血清検査用採血管で最初に採取することが推奨される

（文献1、p.27より許可を得て転載、一部改変）

Q3 採血で針を刺したけれど、血液が出てこない場合の対応は?

定められた手順に従って穿刺をしたにもかかわらず、採血管へ血液の流入が確認できない場合、表2の操作を試してみるのも1つの方法です。

ただし穿刺後、何度も皮下を探る行為は神経損傷のリスクが高くなり危険です。原則として1回程度に留めます。

これらの行為を行っても血液が得られない場合、別の血管で再度、穿刺を試みます。

表2 血液が出てこない場合の対応

- 血管に対して針先が浅すぎたり深すぎたりしたと思える場合は、針先を少し深く刺入したり、引いてみたりする
- 針先の刃面が採血管の陰圧により血管内腔壁面に付着したと思われる場合は、針を少し回転させる
- 穿刺が血管走行をずれたと思われる場合は、皮下のできるだけ浅いところまでいったん針を引いたのち、穿刺方向を適切に修正して、再度刺入する
- 真空採血管の場合、真空漏れをしている場合もあるので別の採血管に代えてみる
- 駆血帯を外してみる

Q4 採血時に神経損傷を避けるには?

上肢の皮静脈走行は、いくつかの型に集約することは不可能であるため、代表的な4型が示されています(図3)[1]。

黄色の範囲は、肘窩近傍で上腕動脈・正中神経が走行している可能性が高い領域であり、神経損傷の危険性が高いため、十分な注意が必要とされます。

図3 上肢(右)皮静脈の走行

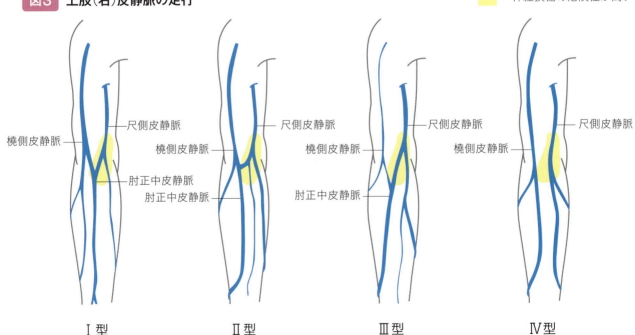

＝神経損傷の危険性が高い

Ⅰ型　Ⅱ型　Ⅲ型　Ⅳ型

(文献1、p.54より許可を得て転載、一部改変)

Q5 採血を失敗してしまった場合の対応は？

　複数回の穿刺は、患者に過度な苦痛を与えるうえ、神経損傷などの採血合併症の危険性を増大させます。
　穿刺回数は最小限に留める対応を講じる必要があります。一般的に、採血者が2回採血を失敗してしまった場合、以下のようにすべきです。
- 他の採血者と交代する
- 依頼医師に連絡し、相談する

Q6 乳幼児の採血のポイントは？

　乳幼児の採血を行う際、患児本人の理解が得られない場合や、血管が細いことなどから採血管による採血が困難な場合があります。その場合は必要に応じてシリンジによる採血を行います。
　四肢に採血可能な血管が見当たらない場合などは、足底採血などの方法も考慮しますが、手技の熟練が必要となるため、依頼医師に連絡・相談し、判断を得る必要があります。

Q7 血液培養用の血液採取のポイントは？

　血液培養検査では一般の採血とは別に採血することが多いですが、他の採血と同時に行う際には最初に血液培養ボトルに分注（嫌気→好気）する必要があります。これは血液培養ボトルへの雑菌混入によるコンタミネーションを極力避け、正確な検査結果を得るためです。
　また、穿刺部の消毒は無菌的な手技を行う必要があり、以下の方法で消毒を行います。
　穿刺部を70％エタノールまたはイソプロピルアルコールで消毒したあと、十分な乾燥を待って10％ポビドンヨードで同様に消毒を行い、乾燥を待って穿刺を行います。ヨードアレルギーがある場合は、アルコール消毒を2回繰り返します。
　血液培養ボトルについても、血液注入部のキャップをとったあと、10％ポビドンヨードまたは70％エタノールで消毒し、十分乾燥するのを待って使用します。
　止血確認後、穿刺部の消毒にポビドンヨードを用いた場合は、皮膚にヨードの色素が残るため、穿刺部周囲の色素をアルコールで拭き取ります。

Q8 採血量はどれくらい足りないと検査できない？

　全血や血漿を用いて行う検査のための採血管には、抗凝固剤入り採血管を用います。
　用いられる抗凝固剤として主に、ヘパリン、クエン酸ナトリウム、EDTA塩などがあり、目的検査項目によって抗凝固剤の種類・量や比率など指定の採血量が定められ、使い分けられています。また、抗凝固剤には、液状のものと顆粒状のものとがあります。
　このうち、特に液状のクエン酸ナトリウムを用いる凝固検査用採血管においては、血液と抗凝固剤の比率が変わってくると検査値への影響が大きくなるため、採血量の許容範囲は指定量の±10％以内とされます。
　採血量の過不足があることにより検査結果が不正確となる可能性がありますが、どの程度の影響が生じるかは検査項目によっても異なり、正確なエビデンスはないものも多いでしょう。

Q9 検査結果に影響してしまう要因は？

共通して以下の事項があります。また、検査項目別の注意点を**表3**に示します。

● 輸液の影響
輸液（点滴）を実施している同側の腕からの採血を行うことにより、輸液成分が混入し誤った検査値が出てしまうことがあります。

● 体位の影響
膠質浸透圧と毛細血管圧の差の影響により、ほとんどの細胞・高分子成分は、仰臥位より立位のほうが、5〜10%程度高値となります。

● 駆血などによる影響
採血時に5分以上連続で駆血を行うと、血管内から間質へ水分や低分子物質が移動し、高分子化合物やそれに結合しているイオンなどの血中濃度が上昇することがあります。また、手を開いたり握ったり繰り返す動作（クレンチング）を行うことにより筋肉の収縮が起こり、カリウムが細胞外に流出して高値となることがあるので注意が必要です。

● 検体の取り違え
検体取り違えの予防のために、採血管には事前に認識ラベルを貼付されていることが前提であり、採血実施直前に対象のすべての採血管の患者氏名、採血管種類を確認することが求められます。

表3 検体サンプリングの注意事項（検査項目別）

要因／対象	注意事項	影響原因	検査値への影響
血算検査	● 抗凝固剤：EDTA-2Kを用いる	● K塩はCaをキレートする ● K塩はNa塩より溶解度が高い	● Ca、凝固に関連する検査には使用できない
	● 適量（規定量）採血 ● 血液塗抹標本は3時間以内に作成 ● 採血手技によらない血小板減少 ● 採血手技による血小板減少	● EDTA濃度変化によるもの ● 白血球の形態変化 ● EDTA依存性偽血小板減少症 ● 組織液の混入による血小板凝集	● 検査結果の信頼性が低くなる ● 異常細胞所見の見落とし ● 血小板偽低値
凝固検査	● 規定量採取厳守 ● 採血手技による組織液の混入 ● 採血後すみやかに提出	● 液体抗凝固剤であるため、血液採取量との比率（1:9）が重要	● 冷却によりPT短縮 ● 検体放置によりAPTT延長（1時間以内）
血沈検査	● 規定量採取 ● 採血手技による組織液の混入	● 液体抗凝固剤であるため、血液採取量との比率（1:4）が重要	● 採血量多：偽低値 ● 採血量少：偽高値
血糖検査	● フッ化Na（解糖阻止剤）を用いる	● 解糖系の阻止剤 ● 効果は3時間〜3日程度	● 偽低値
保温検体	● 37℃に保温しすみやかに提出 ● 目的に応じた採取管を選択	● 寒冷凝集素反応、クリオグロブリン等 ● 有害反応 ● 血液凝固	● 偽低値、他検査への影響（血算検査、化学検査）
冷却検体	● 冷却（氷冷）しすみやかに提出 ● 目的に応じた採取管を選択	● アンモニア：ヘパリンNa採血、除タンパク操作	● 偽高値
		● 乳酸・ピルビン酸：ヘパリンNa採血、血球内代謝の持続	● 偽高値

要因／対象	注意事項	影響原因	検査値への影響
血液ガス	●気泡の混入を避ける ●採取後ただちに密栓 ●採取後ただちに提出	●大気圧の影響、酸素溶解度増加、ヘモグロビン酸素解離曲線の左方偏移	●PaO_2増加
		●白血球・赤血球の代謝	●PaO_2減少 ●$PaCO_2$増加
髄液検査 体液検査	●滅菌スピッツへの採取 ●血液混入を避ける ●採取後ただちに提出 ●保管する場合、適切保存	●細胞の崩壊 ●白血球による糖の消費等	●偽低値
微生物	●目的に応じた採取容器 ●適切な検体性状(特に喀痰) ●採取後ただちに提出 ●保管する場合、適切保存	●微生物の死滅・増殖 ●検体の性状によって検査結果が左右される	●検査結果の信頼性が低くなる
遺伝子	●EDTA塩を使用 ●ヘパリン不可	●PCR:DNA増幅抑制・阻害	●偽低値

Q10 溶血を防止するための手技は？

溶血は赤血球の破壊により発生する現象であり、溶血した検体を用いた測定は、検査結果に対して大きな影響を及ぼす場合があります(**表4**)[2]。

以下に溶血の原因を示します。

①赤血球自体の異常：赤血球膜の異常、ヘモグロビン異常、酵素異常など
②赤血球以外の外因：寒冷溶血反応、自己免疫機序による溶血
③採血手技や分注による要因

生体内において病的または機械的に溶血を引き起こしている場合(①、②)もありますが、採血行為によって引き起こされる溶血(③)は、防ぐことが可能であり、極力回避すべきです。

採血行為による溶血を防止するためには**表5**のことに注意します。

表4 溶血による検査値への影響

「赤血球／血漿比率」の高い検査項目ほど、溶血検体を用いることにより検査結果が"偽高値"を示しやすい

成分	赤血球／血漿比率
LD(乳酸脱水素酵素)	200
アルドラーゼ	150
血清鉄	97
AST	80
酸性ホスファターゼ	67
K(カリウム)	22.7
ALT	15

溶血に注意

(文献2より引用、一部改変)

表5 溶血防止のための手技

- 皮膚消毒後、消毒液が十分乾燥するまで待って穿刺を行う
- 23Gより細い針は使用しない
- 血腫部位から採血は行わない
- シリンジ採血の際、気泡が混入しないように、接続部を確実に接続する
- シリンジ採血の際、内筒を強く引きすぎない(赤血球は陰圧に弱い)
- 採血管に移す場合、針を外し、管壁を伝わらせて静かに規定量を分注する
- 採血管の転倒混和の際、血液を泡立てない
- 寒冷凝集素存在時には、血清分離まで37℃に保つ

Q11 基準値は、どれくらい"基準"になっている？

検査結果を見るうえで、正常か異常かを判断するために必ず基準値というものがありますが、**基準値はあくまで統計的な集団値**です。個体間・個体内において避けられない変動要因として、生理的変化があります。

それらの因子には、性別、年齢、生活習慣、妊娠などが挙げられます（**表6、表7**）。検査値により病態を推測するうえでこれらの影響を適切に理解することはきわめて重要です。

表6 個体間変動

性別	**男性＞女性** 赤血球数、ヘモグロビン量、尿素窒素、クレアチニン、尿酸、CK、中性脂肪、血清鉄	**女性＞男性** 血沈、HDLコレステロール、ホルモン（LH、FSH）
年齢	**幼児＞成人** コリンエステラーゼ、AST、ALT、LD、CK、γGTP、無機リン、ビリルビン、リンパ球比率	**成人＞小児** 総タンパク、アルブミン、免疫グロブリン、アミラーゼ、総コレステロール、尿素窒素、総カルシウム、白血球数

生活習慣		
	高脂肪食	総コレステロール↑　LDLコレステロール↑　中性脂肪↑
	高タンパク食	尿素窒素↑　アルブミン↑　アミノ酸↑
	高核・高核酸食	尿酸↑
	飲酒	γGTP↑　中性脂肪↑　AST↑（＞ALT）　尿酸↑
	喫煙	白血球数↑　CRP↑　フィブリノゲン↑　CEA↑
	高地居住	ヘモグロビン↑

妊娠	**妊娠により↑** ALP（胎盤型）、凝固因子、甲状腺ホルモン、脂質、銅、セルロプラスミン、血沈、フィブリノゲン、CRP	**妊娠により↓** 総タンパク、アルブミン、ヘモグロビン、赤血球数、血清鉄、フェリチン
血液型	ABO式血液型：O型、B型	ALP（小腸型）↑
	Lewis血液型：Le(a-b-)	CA19-9↓
その他	遺伝的な個体差、人種差、職業による個体差など	

表7 個体内変動

日内変動	**夜より朝方高い項目** ACTH、コルチゾール、血清鉄	**夜より昼間高い項目** 総タンパク、尿酸、カリウム	**昼より夜間高い項目** 尿素窒素、アミラーゼ
食事	**空腹時より食後高い項目** 血糖、中性脂肪、インスリン、血清鉄、ALP	**食後より空腹時高い項目** 遊離脂肪酸、無機リン	
体位	**臥位より立位で高い項目** 総タンパク、アルブミン、レニン、アルドステロン、ノルエピネフリン	**立位より臥位で高い項目** 心房性ナトリウム利尿ペプチド	
運動	**運動前より運動後で高い項目** CK、AST、LD、ミオグロビン、遊離脂肪酸、血糖、クレアチニン、乳酸、白血球数		

Q12 基準値や単位は、なぜ施設によって異なる？

検査結果に対する基準値は、検査の測定原理や方法、試薬販売メーカー、分析装置によって、微妙に異なるものからまったく違うものまであります。専門的な検査項目になればなるほどその傾向はあります。そのため各施設での基準値を把握しておく必要があります。

これまで検査基準値は、各施設で使用されている試薬などによって施設毎に設定されていることが多くありました。しかしそれでは施設間での比較が困難となるため、数年前よりJCCLS（日本臨床検査標準協議会 http://www.jccls.org/）が、まずは代表的な項目（生化学一般、血算等）の基準値の施設間差を是正する目的で勧告をしています。これにより、一部項目については、施設間差はなくなり標準化されていくものと考えられます。

また、本邦で用いられている検査結果の単位は、生化学検査ではmg/dL、mEq/L（メックユニット）やU/L、免疫検査ではmg/L、U/mLやng/mL、血液検査では、$\times 10^{x(乗数)}/\mu L$（マイクロ）や$\mu g/mL$、血液ガスではmmHgやTorr（トール）などさまざまな表現で表されます。

単位表記の標準化の流れの1つとして、1977年WHOは世界的に医学領域へ国際単位系（The International System of Units、SI単位）の導入を推奨しました（**表8**）。すでに欧州や米国では、医療分野においても一般的にSI単位が普及し用いられていますが、本邦においては習慣的にいまだSI単位が普及していないのが現状です。

表8 国際単位系（SI単位）への変更

	国際単位系（SI単位）	現行用いられている単位
物質量	mol（モル）：分子量がわかっているもの	g、mg
容量	L（リットル、＝1,000 mL）	dL（＝100mL）
圧力	kPa（キロパスカル）	mmHg、Torr

例えば、Na（ナトリウム）では、いまだにmEq/Lの単位が広く用いられていますが、SI単位であればmmol/Lとなります。

〈引用文献〉
1. 日本臨床検査標準協議会（JCCLS）：標準採血法ガイドライン改訂版（GP4-A2）．日本臨床検査標準協議会，東京，2011：27-54．
2. 濱崎直孝，高木 康 編：臨床検査の正しい仕方―検体採取から測定まで―．宇宙堂八木書店，東京，2008：96．

〈参考文献〉
1. 日本臨床検査医学会ガイドライン作成委員会 編：臨床検査のガイドラインJSLM2012 検査値アプローチ／症候／疾患．日本臨床検査医学会，東京，2012．
2. 濱崎直孝，高木 康 編：臨床検査の正しい仕方―検体採取から測定まで―．宇宙堂八木書店，東京，2008．
3. JCCLS（日本臨床検査標準協議会）ホームページ．http://www.jccls.org/（2016.1.18アクセス）

| COLUMN | 検査における「感度」「特異度」とは？ |

"ある疾患"を念頭に置いて検査を行う際、注意したいのは「感度」と「特異度」です。その概念を**表1**に示します。より厳密には、**表2**、**図1**のように定義づけられています。読み方を**図2**に示します。

(山中 克郎)

表1 感度・特異度の概念

①感度(sensitivity)	疾患を本当に有する人が、対象の検査でも陽性になる比率	
②特異度(specificity)	疾患のない人が、対象の検査でも陰性になる比率	

表2 感度と特異度のかけあわせ（2×2テーブル）

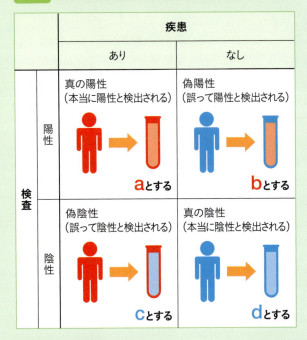

図1 感度と特異度の計算

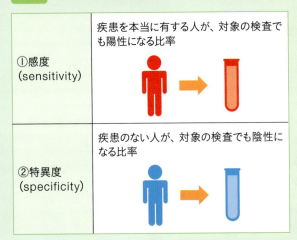

①感度（sensitivity）＝ $\dfrac{a}{a+c}$

有病者にある検査を行う場合、結果が陽性である確率（「感度○％」と表現される）

②特異度（specificity）＝ $\dfrac{d}{d+b}$

疾患がない人に検査を行うとき、結果が陰性である確率（「特異度○％」と表現される）

図2 評価方法

①**感度が十分高い検査**の場合
(se**n**sitivity)
→ **陰性なら疾患を除外できる**
(**n**egative)　(rule-**out**)　→ s**n**n**out**（スナウトと覚える）

②**特異度が十分高い検査**の場合
(s**p**ecificity)
→ **陽性なら疾患を診断できる**
(**p**ositive)　(rule-**in**)　→ s**pp**in（スッピンと覚える）

Part 2

臨床で役立つ検査データの見かた

状態別

脱水

三鬼達人

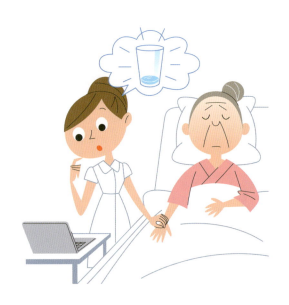

脱水とは

　脱水とは、水分摂取量が減ったり水分排泄量が増えたりして、**水の収支が崩れ、正常よりも体液が欠乏した状態**のことをいいます。

　脱水は体液が失われている状態のため、水だけではなく電解質も同時に失われます。特に水分とナトリウム（Na^+）は一緒に動く性質があるため、通常は水分の欠乏があればナトリウムも同時に欠乏します。脱水は、放置すると傾眠、昏睡など意識障害を招き、最終的には生命の危機となります。

　したがって、脱水時の対応として、単に水分をたくさん飲んだり、血管内に輸液を行えばいいと捉えるのは間違いとなります。

　脱水は水分と電解質が欠乏した状態です。そのため、脱水の原因やタイプ、重症度などを臨床症状や血液検査データなどから総合的に判断して対応していく必要があります。

脱水のメカニズム

　脱水の原因は、大まかに「**水分の摂取不足**」と「**体液の喪失**」に分けられます。

　水分の摂取不足は、意識障害、認知症、嚥下障害などによって水分摂取ができなくなったことで引き起こされます。自分で水分を摂取できない乳幼児等もこれに当てはまります。この場合は予防的観点が重要で、脱水にならないように管理していく必要があります。

　体液の喪失は、出血（外傷性、消化管出血など）、手術、発熱、熱中症、消化管液の喪失（下痢、嘔吐）などで引き起こされます。

　脱水症は分類すると、以下の3つに分けられます（**表1**）[1]。
①水分が主に不足している「高張性脱水」
②Naなどの電解質が不足している「低張性脱水」
③水分と電解質が同じように不足している「等張性脱水」

● **高張性脱水**

　極端な水分摂取量の低下や大量の発汗などによって起こります。このとき細胞外液の水分量が減ることで電解質濃度が

表1 脱水時の水分欠乏量に基づく3分類

	状態	原因	症状	対応
①高張性脱水	水分の喪失＞電解質の喪失 （電解質よりも水分が多く失われ、体液の浸透圧が高くなる状態）	● 発汗の亢進 ● 水分摂取の極端な低下　など	● 血圧低下 ● 眩暈 ● ふらつき ● 口渇感	● 水分補給 ● 輸液（Naの入っていない）
②低張性脱水	水分の喪失＜電解質の喪失 （水分よりも電解質が多く失われ、体液の浸透圧が低くなる状態）	● 大量に汗をかいて電解質を多く喪失したにもかかわらず、電解質の濃度の低い水やお茶などを大量に摂取したときなどに起こる	● 頭痛 ● 嘔吐 ● 痙攣 ● 意識障害	● 電解質補正
③等張性脱水	水分の喪失≒電解質の喪失 （電解質と水分がほぼ同じ割合で失われ、体液の浸透圧が正常な状態）	● 下痢 ● 嘔吐　など	● 血圧低下 ● 倦怠感 ● 脱力感	● 輸液（細胞外補充液）

（文献1を参考に作成）

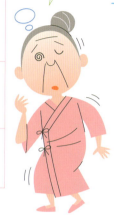

脱水の要因によりさまざまな症状が現れる

上昇するため、細胞外液の浸透圧が上昇し水分が細胞内から細胞外へ移動します。したがって、症状が進行すると細胞内の水分量が減るため、激しい口渇感や舌の渇きを訴えます。また、細胞外液の水分量が減るため血圧が低下し、脳への血流量が減少することで、集中力の低下や眩暈、ふらつきを認めます。また、消化管への血液量が減少することで食欲不振なども生じます。

対応として、水分補給を促したり、Naの入っていないブドウ糖の輸液を行う方法が挙げられます。

● 低張性脱水

大量の発汗や激しい下痢、嘔吐、Naの排泄を伴う多尿が生じている状態にもかかわらず、水分だけが過度に補給されNaが極端に欠乏している場合に起こります。このとき細胞外液の浸透圧が低下するため、水分が細胞外から細胞内へ移動します。低張性脱水時に水分だけを補っていくと、その水はすべて組織中や細胞内に入り、組織の浮腫を生じます。そのため、細胞内溢水（心不全や腎不全などで体内に水が過剰に貯留している状態）等の問題が生じます。また、電解質濃度も細胞内、細胞外ともに減少していきます。

水分が細胞内へ移行することで、細胞外液が減少するため循環血液量が低下し血圧低下へとつながり、頭痛、嘔吐、起立性低血圧によるショック症状などが見られます。また、脳細胞内の水分の増加、電解質濃度の低下（細胞内K濃度の低下、細胞外Na濃度の低下など）により、痙攣、嗜眠、昏睡などの意識障害を招き、最終的には生命の危機となります。

対応としては、単に水分補給を促してしまうと、さらに症状の進行を早め重篤な症状を起こしてしまうため、まずは、電解質の補正を目的とした治療が行われます。

● 等張性脱水

下痢や嘔吐などで体液を一気に喪失してしまうときに、電解質と水分がほぼ同じ割合で失われた場合に起こります。体液の浸透圧は正常で、細胞内外の水分の移動はなく、血圧低下、倦怠感、脱力感を生じます。

状態に合わせて水分補給を促します。急性期では脱水の程度に合わせて細胞外補充液などで輸液治療が行われます。

なお、脱水時の水・電解質異常を判断する際には、水分出納だけを重要視するのではなく、患者の自覚症状、他覚症状、体重の推移、バイタルサイン、検査データ等の変化に注意を払うとともに、患者の日常生活動作を通して、精神状態（活動性の低下や反応が鈍い等）などを注意深く観察し、異常の早期発見に努めていく必要があります（表2）[2]。

どのような患者の脱水を見抜きたいか？

脱水は、**特に小児と高齢者で注意したい症状**です。

その理由として、小児では、「体重に占める体液量の割合が多い」「腎臓機能の発達が未熟」「細胞外液の出納比率[*1]が高い」などにより脱水に移行しやすい特徴があります。

一方、高齢者では加齢による「細胞数の減少」「筋肉量の減少」「腎臓機能の低下」などに加え、「服用している薬剤（利尿

---

*1＝細胞外液の入れ替わりが、成人では1日に1/7程度なのに対して、小児では1日におよそ1/2もの量が入れ替わる。よって嘔吐や下痢などで体液を喪失すると脱水に移行しやすい。

表2　脱水に起因する症状

症状	最小限の脱水または脱水なし 体重の3%未満の喪失	軽度から中等度の脱水 体重の3〜9%の喪失	重度の脱水 体重の9%を超える喪失
精神状態	良好、覚醒	正常、疲労または落ち着きがない、刺激反応性	感情鈍麻、嗜眠、意識不明
口渇	正常に水を飲む、液体を拒否することもある	口渇、水を懇願する	ほとんど飲まない、飲むことができない
心拍数	正常	正常から増加	頻脈、ほとんどの重度症例では徐脈
脈の状態	正常	正常から減少	弱い、糸様脈（緊張性の低い脈拍）、または脈が触れない
呼吸	正常	正常、速い	深い
眼	正常	わずかに落ちくぼむ	深く落ちくぼむ
涙	あり	減少	なし
口・舌	湿っている	乾燥している	乾ききっている
皮膚のしわ	すぐに元に戻る	2秒未満で元に戻る	戻るのに2秒以上かかる
毛細血管再充満	正常	延長	延長、最小限
四肢	温かい	冷たい	冷たい、斑状、チアノーゼあり
尿量	正常から減少	減少	最小限

（文献2より引用、一部改変）

薬など）」などが拍車をかけ、さらに脱水に陥りやすい特徴があります。

高齢者は、「筋肉量が低下し、脂肪が増加」する傾向があります。筋肉は細胞内水分の最大貯蔵部位であり、脂肪細胞は水分を貯留しにくい細胞なので、双方の理由で脱水のリスクを高める要因になります。また、「口渇中枢の反応性の低下」により、口渇感を感じにくくなり適切な水分摂取を補えない可能性があります。

チェックしたい検査値は？

脱水時に変動する検査値は多くありますが、ここでは**脱水時に異常をきたしやすい、もしくは重点的に把握したい代表的な検査値**（表3）を示します。

チェックしたいその他の数値は？

これらの数値で脱水を疑ったら、**in-outを計算してみることも重要**です。

厳重なin-outチェックが必要な疾患には、心不全、腎不全、糖尿病、中枢性尿崩症、さらに重度の熱傷、全身管理が必要な患者等があります。一方、一般病棟ではそれほど厳重なチェックを必要とすることは少ないかもしれませんが、脱水を疑う場合や新しく利尿薬を始めたときなどには、in-outチェックを行います。なぜなら幼児や認知症の高齢者などでは、口渇感を訴えることができずに、気づいたときには脱水がかなり進行していることがあるからです。

脱水は、放置すると生命の危機に直結する病気です。早期発見・早期対応ができるようにするためにも、このような場合はin-outチェックを行いましょう。1日水分量や1日必要水分量の計算方法については**表4**[4,5]を参照してください。

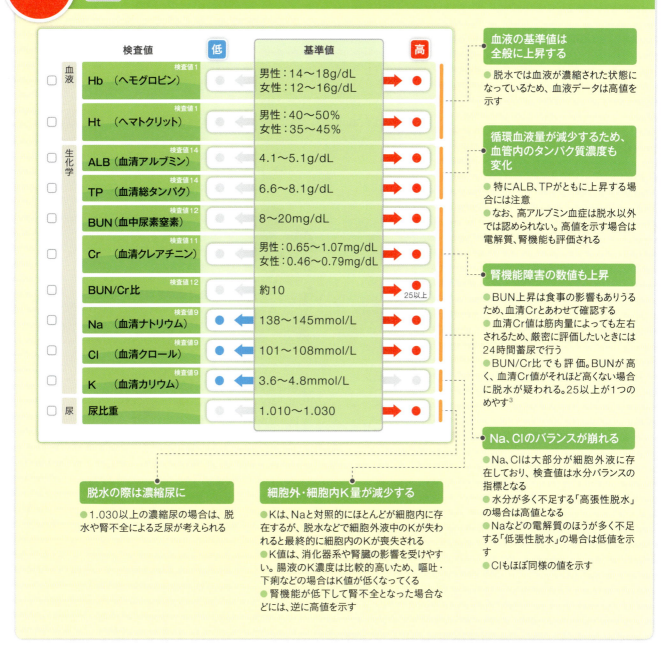

脱水の分類と症状・重症度、観察のポイントは？

脱水時に**体重の2％相当の水分が失われるとさまざまな症状が現れる**とされています[2-6]。米国疾病管理予防センター（CDC）のガイドライン[7]では、脱水の分類を「最小限の脱水または脱水なし（体重の3％未満の喪失）」「軽度から中等度の脱水（体重の3〜9％の喪失）」「重度の脱水（体重の9％を超える喪失）」に分類しています。

なお、CDCのガイドラインは小児の急性胃腸炎を中心に考えられたものですが、脱水に対する基本的な治療や考え方は、どの世代においても当てはまるものと考えられます。た

表4　in-outの把握（1日必要水分量と排泄量）

in（摂取量）		out（排泄量）	
食事	800～1,300mL	尿	1,000～1,500mL
飲水	900～1,100mL	便	100～200mL
代謝水	200mL	不感蒸泄	800～900mL
合計	1,900～2,600mL	合計	1,900～2,600mL

（文献4より引用）

実際の1日水分量の求め方[5]①

■**体重から求める方法**(60kgの場合)

「不感蒸泄＋予測尿量＋便中水分－代謝水」

　　不感蒸泄：60kg×15mL＝900mL
　　予測尿量：尿1mL×60kg×24＝1,440mL
　　排便水分：100mL
　　代　謝　水：60kg×5mL＝300mL

合計：900＋1,440＋100－300＝2,140mL

実際の1日水分量の求め方②

■**簡易方法**(成人一般)
必要水分量(mL)＝35(mL/kg)×現在の体重(kg)
（なお、体温が1℃上昇するごとに150mL増水させる）

図1　脱水の観察

- 意識状態は？
- 口渇感は？
- 尿量の減少は？
- 口唇の乾燥は？
- 頭痛は？
- 嘔気は？
- 全身倦怠感は？
- 脇の下は乾燥している？

ツルゴールの確認

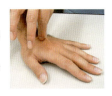

- ツルゴールとは、皮膚に緊張がある状態のことを指す
- 脱水になると皮膚の緊張がなくなり、ツルゴールが低下する

方法
①手の甲を軽くつまむ
②つまんだ皮膚の戻りを2秒間観察する
③2秒で戻らない場合は脱水を疑う

＊高齢者の場合、もともと皮膚の張りがないため判定が困難なときがある。しかし、ごく軽度でも皮膚の戻りはあるため、その戻りを観察することが必要

毛細血管再充満時間の確認[8]（capillary refilling time：CRT）

- 脱水症から循環血液量が不足すると、脳や心臓などの重要な臓器に血液が優先的に送られるため、相対的に皮膚の血流量は減る
- 爪を押して血流を制限したあと、血流が戻って色調が戻るまでの時間が基準値より延長した場合、脱水症を疑う

方法
①患者の手を心臓の高さに保つ
②中指爪の背側を5秒間圧迫する
③圧迫解除後の色調が戻るまでの時間をストップウォッチなどで測定する

＊基準値：小児・成人男性＝2秒、成人女性＝3秒、高齢者＝4秒
＊基準値よりも再充満時間が遷延している場合は脱水を疑う

だしこれは体重を基準にしており、救命救急センター等の臨床場面では患者の健常時の体重がわからないことがあるので、血液データや患者の臨床所見から脱水の判断を行うことが必要です。

また、臨床の現場で脱水を見きわめるためには、**口渇感、尿量減少、口唇の乾燥、頭痛、嘔気、全身倦怠感、脇の下の乾燥の程度**を観察するのはもちろんのこと、**ツルゴールや毛細血管再充満時間**（capillary refilling time：CRT）の測定を行うとよいでしょう（**図1**）。

脱水への対応は？

本項では、CDCのガイドラインに沿って、「最小限の脱水」「軽度から中等度の脱水」「重度の脱水」について一般的な対応方法を説明します[6]。

1）最小限の脱水（口渇感や食欲減退程度）

飲水をすることで、比較的すみやかに脱水は回復します。体液濃度に近い電解質が含まれた飲料水や生理食塩水（体液とほぼ等張の、0.9％食塩水）のような体液と等しい濃度のものが、すみやかに身体に吸収されます。

飲みものの温度は、微温湯やお茶などの温かい飲料水に比べ、10℃前後の冷たい飲料水のほうがやや早く吸収されます。温かい飲みものは、胃内に長く停滞し吸収がゆっくり起こります。冷たい飲みものは胃が適度に刺激され活発に働くようになり、効率的に吸収されます。

2）軽度から中等度の脱水

通常は点滴による水分と電解質の補給を行うことが一般的でしたが、近年では経口から水分を摂取させる「経口補水療法」（oral rehydration therapy：ORT）が一般的になってきています。

ORTに使用する飲料水を「経口補水液」（oral rehydration solution：ORS）といいます。ORSの組成はWHO（世界保健機関）が基準をつくっており、スポーツドリンクとは違いNa濃度を少し上げ、ブドウ糖などの糖分を低めに調整している点が特徴です。WHOのORSは、コレラ菌や赤痢菌などの感染症の下痢を対象として有用性が確認されています。

先進国ではコレラのような疾患がほとんどないことから、先進国におけるORSガイドラインでは、使用するORSのNa濃度がWHOのORSに比べてやや低めとなっています。日本では、消費者庁認可の個別評価型病者用食品としてOS-1（図2）が発売されており、調剤薬局や病院の売店等で販売されています。使用に際しては、一般のイオン飲料よりも電解質の濃度が高くなっているため、特に、腎臓病や心臓病などの持病を患っている人などは医師や薬剤師、看護師、管理栄養士の指導のもと飲用することが推奨されています。

3）重度の脱水

重度の脱水時には点滴による治療が行われますが、脱水に至る原因や症状は多岐にわたるため、症例によって治療法は

図2　経口補水液（ORS）の製品例

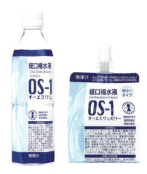

- オーエスワン®（左）：電解質と糖質の配合バランスを考慮した経口補水液。軽度から中等度の脱水状態にある方の水・電解質を補給・維持するのに適した病者用食品である
- 感染性腸炎、感冒による下痢、嘔吐、発熱を伴う脱水状態、高齢者の経口摂取不足による脱水状態、過度の発汗による脱水状態等に適している
- オーエスワン®ゼリー（右）：咀嚼・嚥下困難症例でも用いやすいように、飲み込みやすい物性に調整されている（株式会社大塚製薬工場）

まったく異なります。本項では基本的な輸液療法に関する内容を示します。

●低張性脱水、等張性脱水への対応

下痢や嘔吐、出血などで脱水を起こしている場合（表1-③：等張性脱水）は、細胞外液が最も喪失しやすいため細胞外液補充液（生理食塩液、乳酸リンゲル液）が使用されます。細胞外補充液は、血液の電解質組成に最も近いようにつくられているため、低張性脱水（表1-②）や等張性脱水時に使用されることが多くあります。

急速投与が必要な場合には、糖質を含む細胞外液補充液を使用すると、高血糖をきたすのみでなく、浸透圧利尿により尿中排泄量が増えるため、血漿循環量の増量効果は少なくなります。したがって、このような場合は、糖質を含まない細胞外液補充液が使用されます。

●高張性脱水、慢性的な脱水症への対応

手術や食欲不振などで、経口的に水分が摂取できない場合などの高張性脱水（表1-①）や慢性的な脱水症のときには、生理的に喪失する水・電解質を補充する目的で5％ブドウ糖溶液や低張電解質液（維持液類）が使用されます。低張電解質液は、電解質による浸透圧が血清浸透圧よりも低張であるため、細胞内への水分補給効果もあり、体液の全区画に対して補給効果があります。

低張電解質液は、配合されている電解質の組成により、「開始液」「脱水補充液」「維持液」「術後回復液」の4種類に区分されています。

開始液はKを含まないため、病態不明時の水・電解質補給や血管確保のために使用されます。脱水補充液は細胞内補充液と

表5　輸液量の考え方

① 「総輸液量＝予測喪失量＋維持量」が基本
② 予測喪失量を体重の減少分から推測し、数日かけて補正していく。
　不明な場合は、「1,200mL×絶飲食日数」で推測する*
③ 絶飲食の場合の維持量は、1日2,000〜2,500mL*
④ ショックの場合は、循環血液量が足りて血圧の上昇がみられるまでは輸液量の上限がない。乳酸リンゲル液を点滴全開で入れ続ける

*【必要水分量の算出】＝「1日尿量＋100mL（便の水分）＋10mL（体重1kg当たりの不感蒸泄－体内での代謝で生じる水分量）×体重」の式で、予想喪失水分量、維持量を計算する。

（文献9より引用）

表6　輸液での水分バランス

- 経口摂取ができない場合での計算式は、予測尿量で計算する
- 実測尿量で輸液量を計算してしまうと、たまたま前日の輸液量が多かった場合、必然的に尿量も増えてしまう。雪だるま式に輸液量が増えてしまう危険性がある

in		out	
輸液量	X	予測尿量	Y
代謝水	200mL	不感蒸泄	900mL
計	X＋200mL	計	Y＋900mL

輸液量（X）＝予測尿量（Y）＋700となる

（文献10より引用）

も呼ばれ、細胞内に多いKやMgを多く含みます。**維持液**は1日に必要な水・電解質が含まれているため、1日必要水分量を輸液すると最小必要量のNa・K・糖質の補充が可能です。**術後回復液**は電解質濃度が低く、細胞内への水分補給効果が大きくなります。

● 脱水時の輸液量の決め方

輸液量の基本的な決め方を**表5**[9]に示します。また、経口摂取ができない場合の輸液量は、「予測尿量＋不感蒸泄－代謝水」で計算されます（**表6**）[10]。基本的には、経口摂取時と同様に考えます。

なお、急速な補正はかえって体液平衡を崩し、水・電解質異常を助長する恐れがあります。特にNaの補正時には、浸透圧性脱髄症候群を起こさないように厳密に投与量・投与速度が設定されているため、注意が必要です。

いずれにしても、脱水治療中には水分出納バランスを把握し、全身状態を細かく観察し、血液検査データにも注意を払いながら看護ケアを行っていく必要があります。

〈引用文献〉
1. 教えて！「かくれ脱水」委員会：かくれ脱水JOURNAL　http://www.kakuredassui.jp/（2014.3.20.アクセス）
2. 衞藤義勝 監修：小児における急性胃腸炎の治療・経口補水、維持および栄養学的療法. MMWR 2003；52（NO.RR-16）.
3. 日本摂食・嚥下リハビリテーション学会 編：日本摂食・嚥下リハビリテーション学会 eラーニング対応　第1分野 摂食・嚥下リハビリテーションの全体像. 医歯薬出版, 東京, 2010：99.
4. 矢野理香：ナーシングレクチャー 水・電解質・内分泌系の異常と看護. 中央法規出版, 東京, 1999：12.
5. 才藤栄一, 向井美惠 監修, 鎌倉やよい, 熊倉勇美, 藤島一郎, 他 編：摂食・嚥下リハビリテーション 第2版. 医歯薬出版, 東京, 2007：231.
6. 戎　五郎：脱水症の治療と経口補水療法. 都薬雑誌 2005；27（7）：22-28.
7. Centers for Disease Control and Prevention（CDC）. Managing acute gastroenteritis among children：Oral rehydration, maintenance, and nutritional therapy. MMWR Recomm Rep 2003；52（RR-16）：1-16.
8. 樋代真一, 伊丹儀友：臨床所見・徴候からのアプローチ4 脱水. 特集 透析患者診療のための診断基準・重症度スコアー適切な病態評価のために. 臨床透析 2008；24（7）：1-4.
9. 西森茂樹：電解質輸液・補輸液・補正剤. 藤田保健衛生大学病院医薬品要覧（10版）. メディカルレビュー社, 大阪, 2011：919-923.
10. 小山　薫, 間藤　卓, 大久保光夫：わかりやすい輸液と輸血―安全な輸血と臨床に即した輸液をマスターする. メジカルビュー社, 東京, 2010：12.

〈参考文献〉
1. 小山　薫, 間藤　卓, 大久保光夫：わかりやすい輸液と輸血―安全な輸血と臨床に即した輸液をマスターする. メジカルビュー社, 東京, 2010：16-21.
2. 河野克彬：臨床輸液の知識と実践. 金芳堂, 京都, 2005：81-97, 220-227.
3. 東口髙志：NST完全ガイド・改訂版―経腸栄養・静脈栄養の基礎と実践. 照林社, 東京, 2009：475-490.
4. 矢野理香：ナーシングレクチャー 水・電解質・内分泌系の異常と看護. 中央法規出版, 東京, 1999：40-53, 76-89.
5. 大柳治正：やさしく学ぶための輸液・栄養の第一歩 第3版. 大塚製薬工場, 東京, 2012：30-63.

状態別

呼吸不全
（血液ガス分析）

西嵜政仁

呼吸不全とは？

呼吸不全とは、「呼吸機能障害のため動脈血ガス（特にO_2とCO_2）が異常値を示し、そのために正常な機能を営むことができない状態」[1]と定義されます。

つまり、**急性または慢性に経過する低酸素血症、高二酸化炭素血症**で、肺におけるガス交換の機能が生体の要求に応じられなくなった状態です。これは、原因のいかんを問わず、酸素と二酸化炭素のガス交換が異常をきたし、生体が正常な機能を営めないことを示します[2]。

1）呼吸不全の診断分類

呼吸不全の診断は、動脈血酸素分圧値の変化で定義されます。その診断基準を**表1**に示し、診断分類を下記に示します。
- **I型呼吸不全**：動脈血酸素分圧（PaO_2）60Torr以下で、動脈血二酸化炭素分圧（$PaCO_2$）が45Torrを超えない呼吸不全
- **II型呼吸不全**：動脈血二酸化炭素分圧（$PaCO_2$）が45Torrを超えて、高二酸化炭素血症を呈する呼吸不全

つまり、前者は**酸素化の障害（低酸素性呼吸不全）**で、後者は**換気の障害（低換気性呼吸不全）**が生じていることになります。

さらに時間的経過を加え、臨床では**急性呼吸不全、慢性呼吸不全**、そして**慢性呼吸不全からの急性増悪**にも分類されます[2]。

2）低酸素血症の理解

低酸素血症とは、**血液中の酸素分圧（PaO_2）が低下している状態全般**を指し、$PaO_2≦80Torr$をいいます（加齢によって低下するため、70歳以上では70Torr、80歳以上では60Torr以下であれば問題とされる）。

肺胞レベルでは「①吸入気酸素分圧の低下」「②肺胞低換気」「③換気血流比不均等」「④シャント」「⑤拡散障害」が起こっています（**表2**）。

なお、低酸素血症に非常に似た言葉に**低酸素症**があります。これは血液中のPaO_2とは関係なく、組織のPaO_2が低下した状態で、主に末梢循環不全が影響します。

表1　呼吸不全の診断基準

I. 室内気吸入時の**動脈血O_2分圧が60Torr以下**となる呼吸器系の機能障害、またはそれに相当する異常状態を呼吸不全と判断する。
II. 呼吸不全の型を2型に分け、**動脈血CO_2分圧が45Torrを超えて**異常な高値を呈するものと然らざるものとに分類する。
III. **慢性呼吸不全とは呼吸不全の状態が少なくとも1か月間持続**するものをいう。なお動脈血O_2分圧が60Torr以上あり、呼吸不全とは診断されるにいたらないがボーダーライン（60Torr以上、70Torr以下）にあり、呼吸不全に陥る可能性の大なる症例を準呼吸不全として扱う。

（1982年厚生省特定疾患「呼吸不全」調査研究班より。強調は編集部による）

表2 低酸素血症の原因

状態	起こっていること	要因
①吸入気酸素分圧の低下	● 必要な酸素吸入ができていない	● 酸素チューブが外れている・閉塞している
②肺胞低換気	● 肺胞に取り込まれる空気の量が減少している状態 ● 二酸化炭素が呼出できず、高二酸化炭素血症をきたす ● 同時に、酸素を取り込むことができないため低酸素血症も伴う	**I型呼吸不全**　**II型呼吸不全** ● 呼吸中枢の機能障害 ● 呼吸筋低下 ● 拘束性換気障害・進行した閉塞性換気障害（喘息重積状態・肺気腫） （$PaCO_2$>45Torrの低酸素血症）
③換気血流比不均等 a：血流は十分なのに換気が少ないパターン b：換気は十分なのに血流が少ないパターン	● 肺循環血液量に対する肺胞換気量の割合は正常で4〜5L/分、血流は5L/分程度（換気血流比は、0.8〜1.0） ● 換気血流比が大きい場合は、血流に対し換気量が多く、ムダな換気となる ● 血流がない場合は、肺胞でガス交換が行われない死腔換気となる ● 換気血流比が小さい場合は、換気が少ないため肺胞では酸素化されないまま左心房へ送られ、「シャント様効果」を招く	**I型呼吸不全** ● 末梢気道の閉塞 ● 間質性肺疾患 ● 肺胞疾患 ● 肺血管障害 ● 下側肺障害（荷重側肺障害）：仰臥位では、重力によって背中側の肺胞が虚脱し気道分泌物の貯留により微小無気肺が形成される。その結果、換気量が減少して酸素化能低下につながる
④シャント	● 肺胞でのガス交換に関与しない血流を指す ● 肺胞でガス交換が行われず酸素化されないままの静脈血が左心系に流れ、肺内シャントとなる ● 肺内シャント率が5％以下では正常だが、30％を超えると低酸素血症が出現する	**I型呼吸不全** ● 解剖学的シャント ● 無気肺 ● 肺水腫
⑤拡散障害	● 肺胞から毛細血管へのガスの移動は、肺毛細血管膜を通して拡散という現象により行われる ● ガスの拡散量は、肺胞気と血液の境界面である肺毛細血管膜の面積と肺胞気と血液間のガス分圧較差によって決まる ● つまり拡散障害は、肺胞・毛細血管間の間質の炎症や肺毛細血管膜の肥厚などによって起こる[3]	**I型呼吸不全** ● 間質性肺疾患 ● 肺気腫 ● 肺血管障害

チェックしたい検査値は？（表3）

　例えば「急性呼吸不全」「慢性呼吸不全」「慢性呼吸不全からの急性増悪」のそれぞれの場合で、各種検査データのどこに注目するといいのかを確認してみましょう。

1）血液ガス分析

　血液ガス分析は、呼吸状態を知るために簡便でかつ有用な検査の1つで、**肺で換気された気体が血液中にどの程度取り**

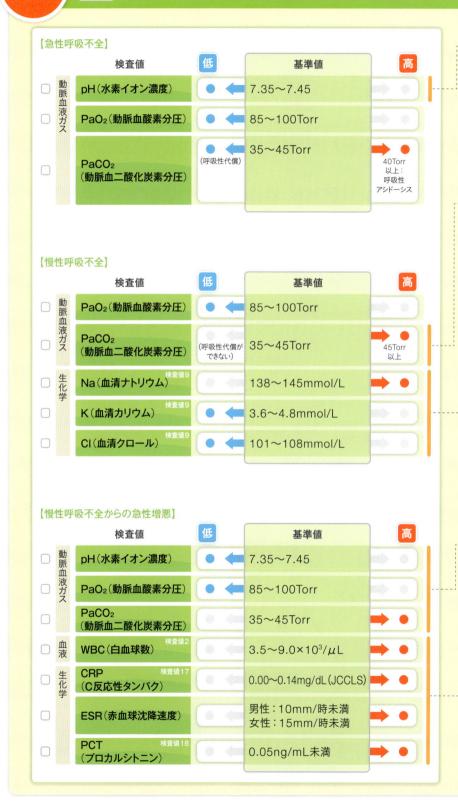

表3 "呼吸不全"の検査値がわかる！ 読める！

込まれているかを容易に知ることができます。
血液ガスにおいて見る数値を**表4**[4]に示し、一般的な評価方法を"簡易的な4ステップ"として**図1**に示します。

● **急性呼吸不全の場合**

急速な呼吸不全が起こると、体内の血液の状態は酸性の状態（アシデミア）となり、pH7.35〜7.45を保つために頻呼吸を呈し、水素イオン（H⁺）が過剰になります。その結果、**pHは7.4以下**に下がり、PaO_2も60Torr以下、$PaCO_2$は**40Torr以上**となります。

つまり、アシデミアを引き起こす原因が$PaCO_2$（$PaCO_2$増加）であれば、呼吸の異常（**呼吸性アシドーシス**）が起こっていると評価できます。

逆にpHが低いのに$PaCO_2$も低下している場合は**代償性代謝性アシドーシス**といい、呼吸性代償が起こっていると考えられます。

表4　血液ガスの指標となる数値

項目	意味	基準値	見るべきところ
pH 水素イオン濃度	「酸」と「アルカリ」のバランスを表す指標	7.35〜7.45	● pH↑：アルカレミア ● pH↓：アシデミア
$PaCO_2$ 動脈血二酸化炭素分圧	呼吸性因子と呼ばれ、炭酸ガスの産生量と換気による二酸化炭素の排泄量（呼吸性代償）の2因子によって決定される	35〜45Torr	● $PaCO_2$↑：肺胞換気量が不十分 ● $PaCO_2$↓：過剰換気
PaO_2 動脈血酸素分圧	動脈血の酸素分圧で、血液酸素化能を代表するもの	85〜100Torr	● PaO_2↓：酸素化能が低下している
HCO_3^- 重炭酸イオン	腎による酸塩基平衡の代謝性因子	24±2mmol/L	● HCO_3^-↑：代謝性アルカローシス ● HCO_3^-↓：代謝性アシドーシス
BE(base excess) 塩基余剰	体内の塩基の総和（基準値）のBB(buffer base：正常では48mmol/L)と実際の値の差（偏位）	0±2mmol/L	● BE↑：塩基過剰（HCO_3^-増加） ● BE↓：塩基不足（HCO_3^-減少）
SaO_2 動脈血酸素飽和度	ヘモグロビンが結合できる最大量の酸素と、実際にヘモグロビンと結合している酸素量の比	95〜100%	● SaO_2↓：細胞に酸素が十分に運ばれていない

（文献4を参考に作成）

$$pH = 6.1 + \log \frac{[HCO_3^-] \cdots 代謝性因子（主として腎）}{0.03 \times [PaCO_2] \cdots 呼吸性因子（肺）}$$

平衡状態
● HCO_3^-の値が上昇
● $PaCO_2$の値が低下

pH＞7.4　アルカレミア（アルカリ性）
● HCO_3^-の値が上昇＝代謝性アルカローシス
● $PaCO_2$の値が低下＝呼吸性アルカローシス

● HCO_3^-の値が低下
● $PaCO_2$の値が上昇

pH＜7.4　アシデミア（酸性）
● HCO_3^-の値が低下＝代謝性アシドーシス
● $PaCO_2$の値が上昇＝呼吸性アシドーシス

図1 "4ステップで評価する"血液ガス

ステップ1 pHを評価
pH7.4を基準に、低い場合を「アシデミア」、高い場合を「アルカレミア」と評価します。これを最初の手がかりにして、体の中の状態を類推していきます。

ステップ2 HCO_3^-とPaCO₂を評価
pHに影響しているものは、HCO_3^-とPaCO₂のどちらなのかを考えます。つまりpHの変化が、**呼吸性**なのか**代謝性**なのかを判断します（これを「一次性酸・塩基平衡障害」と呼びます）。

HCO_3^-は24mmol/L、PaCO₂は40Torrを基準にして、値が変化しているものを見つけ、表4の下のうちどのような仕組みでpHの変化が現れたのかを考えます。

ステップ3 アニオンギャップ（AG）を評価
アニオンギャップのアニオンとはマイナスの電荷をもった陰イオンのことですが、生理的にこの陰イオン（アニオン）と陽イオン（カチオン）の電解質濃度は等しく、電気的に安定しているという特徴を活かして、細胞の中の変化を間接的に評価します。つまり、血液ガスデータで同時に得られる値は陽イオン（Na, Ca, K, Mg）であるため、陰イオン（塩素、重炭酸塩、タンパク質、有機酸、リン酸、硫酸塩）とのバランス（ギャップ）を見ることで酸塩基障害を鑑別します。

> **アニオンギャップの計算式**
> $AG = Na^+ - (Cl^- + HCO_3^-)$
> ●基準値は12±2mmol/L

よってステップ1・2を評価した結果「代謝性アシドーシス」であった場合、この**アニオンギャップ**を計算し、アニオンギャップが"正常なのか""増大しているのか""低下か"をチェックしていきます。このステップはちょっと難しいですが、これがわかれば患者の状態や治療方針、看護の方向性が見えてきます。

臨床上問題となる、アニオンギャップが増大する主な病態は以下です。
①尿毒症性アシドーシス：腎不全に、さらに嘔気・嘔吐・中枢神経症状が出現。クレアチニンクリアランス（Ccr、基準値80〜120mL/分/1.73m²）が基準値の10%以下
②糖尿病ケトアシドーシス：高血糖、尿中にケトン体が出現
③乳酸アシドーシス：ブドウ糖・酸素不足による解糖系の障害、ショック状態、組織の虚血

アニオンギャップが増大する代謝性アシドーシスとは、酸が血液に過剰に入る状態であり、生体が酸性に傾いていることを意味します。pHが7.20以下になると①心機能の抑制・不整脈（収縮力の低下・興奮伝導の遅延）、②低酸素血症・循環不全（末梢組織での酸素供給の低下）が起こり、生命維持に影響を及ぼします。

ステップ4 代償性変化を評価
体内がアルカローシスやアシドーシスの状態であれば代償機構が作動しますが、それが**呼吸性の代償**か、または**代謝性の代償**かを判断していきます（これを「二次性酸・塩基平衡障害」と呼びます）。

呼吸性の場合では、**下表**のように「急性」と「慢性」で異なるため分けて理解します。これらの計算結果が実際のHCO_3^-とほぼ同じ値になっていれば、"代謝性代償が正常に作動している"とアセスメントできます。

一方、代謝性の場合も表のような推移をしますが、右の式で正常代償PaCO₂を求めることも可能です。これが、実測PaCO₂の値とほぼ一致していれば"呼吸性代償が正常に作動している"と判断できます。

正常に作動していない場合は、その現象の背後に混合性障害を合併していると考えます。

つまり、代謝性アシドーシス＋呼吸性アシドーシスの合併、代謝性アルカローシス＋呼吸性アルカローシスの合併が存在するとアセスメントできます。

代償性変化の評価

酸塩基平衡	代償反応	反応時間
代謝性アシドーシス	【HCO_3^-】1mmol/L低下 →PaCO₂ **1.3**Torr低下	●直後から開始 ●12〜24時間で最大
代謝性アルカローシス	【HCO_3^-】1mmol/L上昇 →PaCO₂ **1.3**Torr上昇	
呼吸性アシドーシス　急性 　　　　　　　　　慢性	PaCO₂ 1Torr上昇 →【HCO_3^-】0.1mmol/L上昇 →【HCO_3^-】**0.4**mmol/L上昇	●6〜18時間で開始 ●5〜7日で最大
呼吸性アルカローシス　急性 　　　　　　　　　　慢性	PaCO₂ 1Torr以下 →【HCO_3^-】0.2mmol/L以下 →【HCO_3^-】**0.4**mmol/L以下	

正常代償PaCO₂
＝実測HCO_3^-＋15
として簡易的に計算できる

"マジックナンバー15"と呼ばれる

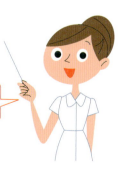

● 慢性呼吸不全の場合

慢性呼吸不全とは、呼吸不全の状態が1か月間以上持続するものを指しますが、呼吸器の慢性疾患を契機に発症しているため、病変の進行に伴い、徐々に呼吸機能をはじめとするさまざまな**代償機構が不十分**となっていきます。よって**PaO_2が60Torr以下、$PaCO_2$が45Torr以上**を呈する、**低酸素性高二酸化炭素血症**の状態になっていることが多いでしょう。

また、慢性呼吸不全の状態では**水過剰**を招き、腎でNaの再吸収が亢進するために、体内Naの総量が増加しているにもかかわらず、**低ナトリウム血症**をきたすことになります。

慢性的な高二酸化炭素血症の患者では、腎尿細管におけるHCO_3^-の再吸収が進み、血中HCO_3^-が増加するために、**腎臓からのK^+、Cl^-の排泄が促進**され、**カリウムの潜在的な欠乏、低クロール血症**が生じます。

このような状況で、人工呼吸器管理とし、急激な$PaCO_2$の低下および補正をしてしまうと、呼吸性アルカローシスを合併し、細胞外のK^+が細胞内へ移動し、著しい低カリウム血症をきたすので注意が必要です。

● 慢性呼吸不全からの急性増悪の場合

急性増悪とは、呼吸器感染症、過労などの右心負荷、不適切な酸素吸入、原疾患の急性展開などを原因として**体内の恒常性のバランスを欠いた結果の、急激な状態変化**(呼吸困難、意識レベル低下などが中心)を指します。

したがって、慢性呼吸不全の状態から、**pHの変化、PaO_2の低下、$PaCO_2$上昇**を確認していきます。

さらに、**炎症を示す検査値**として白血球(WBC)、CRP(C反応性タンパク)、赤沈(赤血球沈降速度、ESR)、プロカルシトニン(PCT)、さらに、その感染の原因検索ともなる喀痰培養や尿培養、血液培養にも注目します。

チェックしたいその他の数値は?

即、血液ガス検査を行うことが困難な一般病棟にとって、簡易的に用いられるパルスオキシメータで**SpO_2(経皮的動脈血酸素飽和度)**を観察することは重要です。

● 急性呼吸不全の場合

SpO_2の正常値は96%以上ですが、急速な呼吸不全が起こるとPaO_2(動脈血酸素分圧)が低下し、同時にSpO_2も低下してきます。

酸素解離曲線(**図2**)で示されるように**$PaO_2$60Torr以下で呼吸不全**を呈し、さらに低酸素状態が進行すると細胞が正常な機能を営むことができず、生命危機状態に陥ります。

SpO_2が90%を示したときのPaO_2の値は59Torrに相当するため、**$SpO_2$90%以下は、急性呼吸不全における酸素療**

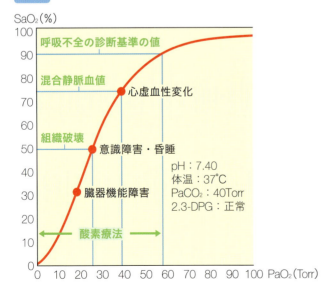

図2 酸素解離曲線

SaO_2(%)	PaO_2(Torr)
97	91
96	82
95	76
94	71
93	67
92	64
91	61
90	59
89	57
87	53
85	50

法の相対的適応となります。

● 慢性呼吸不全の場合

低酸素性高二酸化炭素血症で体内の恒常性を維持しているため、通常でも、PaO_2は60Torr以下、$PaCO_2$は45Torr以上となります。

よって、**SpO_2値は90～94%を推移**します。$SpO_2$90%未満は在宅酸素療法（HOT）の適応となります。

● 慢性呼吸不全からの急性増悪の場合

急性増悪では、感染症をはじめさまざまな要因によってさらに低酸素状態が進行し**SpO_2は90%以下**を示します。しかし、SpO_2値単独ではなく、臨床症状も併用した評価が必要です。

ほかにも見ておきたい臨床症状は？

● 急性呼吸不全の場合

呼吸困難を伴うことが多く、**頻呼吸、頻脈、努力性呼吸、チアノーゼ**を認めます。

また重症度によって**起座呼吸**となり、**不穏状態**や**意識障害、せん妄、昏睡**に陥るなどさまざまな症状が現れます。

そのため、いつもと違い、そわそわして落ち着きがなく**精神症状**を認めたら、鎮静することよりもまずは低酸素血症を疑ってください。

● 慢性呼吸不全の場合

急性とほぼ同じ症状を呈しますが、慢性の場合は、**自覚症状が乏しい**のが特徴です。

身体所見としては、右心系がうっ血し、肺動脈圧上昇によって**頸動脈の怒張**や**浮腫**が見られます。さらに呼気性呼吸困難により呼吸仕事量が増加し、**るい痩**を呈し、呼吸補助筋である胸鎖乳突筋、斜角筋が肥大して**鎖骨上の陥没**や**肩呼吸、口すぼめ呼吸**（自己にてPEEPをかける呼吸パターン）を認めます。

● 慢性呼吸不全からの急性増悪の場合

急性の呼吸困難症状に加え、**炎症所見**に伴い、発熱、悪寒、咳嗽、黄色膿性の喀痰など症状が出現します。

しかし、酸素投与の際、急性の二酸化炭素血症を伴う場合は、著明な**人格変化、頭痛、明らかな錯乱、昏睡**が生じ、重症時は**呼吸停止**に陥るので注意が必要です。

検査値に基づく呼吸不全への対処は？

一般的に、症状や病態の進行に応じて総合的に判断されますが、「低換気」「酸素化能の障害」「理学所見の異常」に該当した場合は、人工呼吸器管理が必要となります。

● 急性呼吸不全の場合

酸素の投与に引き続き、気管挿管せず、人工呼吸器に接続されたマスクを装着するだけですばやく補助換気ができる**NPPV**（non-invasive positive pressure ventilation：非侵襲的陽圧換気）、あるいは気管挿管や気管切開などを行い気道を確保し陽圧換気を行う**IPPV**（invasive positive pressure ventilation：侵襲的陽圧換気）で対応します。

人工換気の適応を検査データから判断する基準を、**表5**に示します。

IPPVは医師が行いますが、NPPVでのマスク換気は、臨床で必要であれば緊急処置として看護師が呼吸補助換気を行いながら医師の指示を待つことができます。

● 慢性呼吸不全の場合

床上安静で経鼻カニューレ（酸素4L/分以下）等による**酸素療法**や在宅酸素療法を行い、経過を観察します。

検査値による基準は、$PaO_2 \leq 55$Torr、$SpO_2 \leq 85\%$です。

また、先に示したような電解質のチェックを行い、原因別に対処します。

表5 検査データから見る人工換気の適応

低換気	$PaCO_2 \geq 60$Torr
酸素化能の障害	①$PaO_2 \leq 60$Torr ②$SpO_2 \leq 90\%$ （100%酸素10L/分以上の酸素吸入下において）
理学的所見	①呼吸数≧35回/分 ②呼吸様式の異常（陥没呼吸・鼻翼呼吸・下顎呼吸） ③高度の呼吸困難 ④意識レベル低下

● **慢性呼吸不全からの急性増悪の場合**

急性呼吸不全の呼吸管理に準じますが、まずは **NPPV** を導入し、原因に対する治療（炎症に対する治療や肺うっ血に対する治療など）を行っても検査値に改善がなければ、**IPPV** を行うことが望ましいと考えられます。

検査値による目標基準は、PaO_2 が55〜60Torr、SpO_2 が85％以上とされます。

また、$PaCO_2$ の慢性的な低下による **CO_2 ナルコーシス** が発生していないかを確認します。慢性的な肺胞低換気によって動脈血の $PaCO_2$ が長期間にわたって高くなると、呼吸中枢は $PaCO_2$ の上昇に反応しにくくなり、低くなっている PaO_2 に刺激されて、呼吸運動がかろうじて維持されることになります。この状態に高濃度の酸素吸入を行うと、動脈血の PaO_2 が正常化してしまい呼吸中枢を刺激するものがなくなります。そのため、換気量がさらに減少し、$PaCO_2$ が上昇します。これを CO_2 ナルコーシスと呼びます。

CO_2 の麻酔効果と呼吸性アシドーシスによって、頭痛、発汗、血圧上昇、羽ばたき振戦、痙攣などにつながりかねません。よって、酸素投与にあたっては適切な指示量を投与しているかどうか注意し、さらに酸素投与後の意識障害を見抜くため、$PaCO_2$ の確認を行います（$PaCO_2$ 100Torr付近で意識障害、200Torrを超えると昏睡状態）。

*

呼吸状態の悪化は、進行しやすく重篤な状態を招きかねません。患者の病歴や症状や検査データ、フィジカルアセスメントから得られる情報を十分に活かし、早期に対応することが重要です。

〈引用文献〉
1. 厚生省特定疾患「呼吸不全」調査研究班 編：「呼吸不全」診断と治療のためのガイドライン、メディカルレビュー社、大阪、1996：10-13.
2. 押川麻美：SpO_2 が低下を示すときには何をチェックすればいい？.人工呼吸ケア「なぜ・何」大百科、道又元裕編著、照林社、東京、2005：60.
3. 押川麻美：低酸素血症と低酸素症は違うの？.人工呼吸ケア「なぜ・何」大百科、道又元裕編著、照林社、東京、2005：48-51.
4. 山門 實：JJNブックス ナースのための水・電解質・輸液の知識、医学書院、東京、1998;40-41.

〈参考文献〉
1. 3学会合同呼吸療法認定士認定事務局 編：3学会合同呼吸療法認定士認定制度10周年記念 第10回3学会合同呼吸療法認定士認定講習会テキスト、3学会合同呼吸療法認定士認定委員会事務局、東京、2005：98-105.
2. 安倍紀一郎、森田敏子：関連図で理解する呼吸機能学と呼吸器疾患のしくみ、日総研出版、愛知、2009：102.
3. 小松由佳：チアノーゼって何？どうして起こるの？.人工呼吸ケア「なぜ・何」大百科、道又元裕編著、照林社、東京、2005：47.

状態別

貧血

河合佑亮

貧血とは？

貧血は、**血液中のヘモグロビン濃度の減少**と定義され、WHO基準では成人男性は13g/dL未満、成人女性では12g/dL未満、小児および妊婦では11g/dL未満が貧血とされています。平成25年の厚生労働省の報告[1]によると、日本人において成人男性の10.4％、成人女性の17.1％が貧血（その多くが鉄欠乏性貧血）であることが明らかになっています。特に、何らかの疾患に罹患し医療を受けている患者は、さらに貧血の頻度が高いことが予測され、貧血が看護師にとっていかにかかわりの深い状態であるのかがわかります。

貧血がもたらす生体への影響

図1に示すように、私たちは、①肺から酸素を血液中に招き入れる、②心臓が血管を通して血液を細胞に送り出す、③細胞内でブドウ糖と酸素が反応してATP（生体のエネルギー通貨）を産生する、という過程を経ることで生命活動を維持

図1 酸素の旅

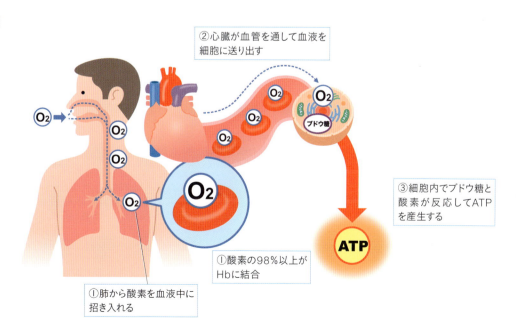

しています。

この過程においてヘモグロビンは、①酸素を血液中に招き入れる際の「酸素を積み込むトラック」のような役割を担っており、血液中の実に98％以上の酸素がヘモグロビンに積まれて（結合して）存在しています。そのため、貧血があると酸素を血液中に招き入れることができずに細胞が酸欠状態となり、生体のエネルギーを産生できずに生命の危機状態に陥る可能性があります。

このように、**貧血はよく遭遇する状態であるとともに、非常に危険な状態でもある**ことが認識できます。

チェックしたい検査値は？

貧血の指標となる検査値として、赤血球数（RBC）、ヘマトクリット（Ht）、ヘモグロビン濃度（Hb）があります。通常、Hbの低下とともにRBCやHtも減少しますが、Hbは測定上の技術的変動が最も小さく、酸素運搬の主役を担うことから最も重要な指標となります。

貧血の原因は、①赤血球産生の低下、②赤血球破壊の亢進（溶血）、③赤血球の喪失（出血）に大別されます（**図2**）。貧血の鑑別には、HtをRBCで割った値である平均赤血球容積（MCV）に基づく貧血の分類が有効となります（**表1**）。詳細な鑑別については、臨床症状はもちろん、MCVによる分類

図2　赤血球の形成と貧血の原因

①赤血球産生低下
・造血の抑制
　（癌の転移・浸潤、骨髄異形成症候群）
・分化の障害（再生不良性貧血）
・ウイルス感染、自己免疫反応
・エリスロポエチン産生抑制
　（二次性貧血）
・ビタミンB_{12}欠乏、葉酸欠乏
　（巨赤芽球貧血）
・鉄欠乏、鉄利用障害、グロビン合成障害（鉄欠乏性貧血、二次性貧血、サラセミア）

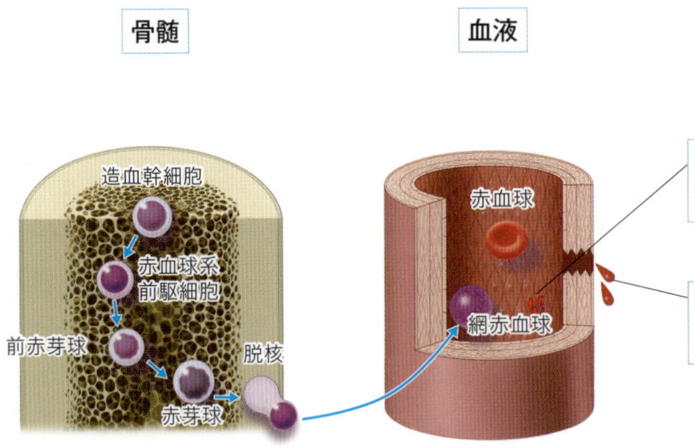

②赤血球破壊亢進
・溶血

③赤血球喪失
・出血

（文献2を元に作成、一部改変）

表1　平均赤血球容積（MCV）に基づく貧血の分類

小球性貧血（MCV<80fL）	正球性貧血（MCV80〜100fL）	大球性貧血（MCV>100fL）
●鉄欠乏性貧血【最多】 ●二次性貧血【多】 （慢性感染症、炎症性疾患、悪性腫瘍などに伴う貧血、肝疾患、腎性貧血、甲状腺機能低下症に伴う貧血） ●サラセミア【少】 ●鉄芽球性貧血【稀】	●急性出血【中】 ●溶血性貧血【少】 ●骨髄低形成【少】 （再生不良性貧血など） ●二次性貧血【多】 ●骨髄浸潤疾患【少】 （白血病、悪性リンパ腫、癌の骨髄浸潤） ●骨髄異形成症候群【中】	●巨赤芽球性貧血【少】 （ビタミンB_{12}欠乏（悪性貧血や胃切除後など）、葉酸欠乏、代謝拮抗薬） ●アルコール性、肝疾患、甲状腺機能低下症【中】 ●網赤血球の増加【稀】 （急性出血などの回復期） ●骨髄異形成症候群【中】

【　】は発生頻度を記載。
二次性貧血は小球性と正球性どちらも見られる。
（文献2より引用、一部改変）

と、血清フェリチンなどによる鉄量の評価や網赤血球数による骨髄での赤血球産生の程度などと合わせて貧血を鑑別していきます。

貧血の症状と輸血

1）貧血の症状は、細胞の酸素不足により生じる

貧血は細胞への酸素運搬量の減少をもたらします。Hbが7g/dLの人は、Hbが14g/dLの人と比較して細胞への酸素運搬量が1/2になってしまうのです。減少した酸素運搬能を補うために、通常は生体の代償反応として、呼吸数増加や心拍数増加などが生じますが、**心不全や呼吸不全などに罹患する患者にとっては致命的となる**可能性もあり、特に注意を要します。

貧血による症状は、組織の酸素不足に伴う症状であり、**図3**に示すように多彩な症状を呈します。例えば、脳が酸素不足に陥れば立ちくらみや眩暈などを生じ、貧血が重度となれば生命の危機状態に陥る可能性があります。

2）貧血への対症療法として輸血を実施する

貧血に対しては、まず貧血の原因となっているものへの対処が基本となります。対処が困難か、あるいはすぐには効果が期待できない場合には、対症療法として赤血球製剤の輸血を実施することがあります。

輸血を実施すればHbの増加により貧血の症状が改善しますが、輸血には感染症や免疫反応などの副作用のリスクがあるため、ただやみくもに使用すればいいというわけではありません。輸血を実施するHb閾値についてはさまざまな研究で検討され[1]、いまだ議論は尽きませんが、一般的にはHb7g/dL程度以下であれば輸血を実施します。しかし、特に心不全や呼吸不全などに罹患する患者はこの限りではなく、Hb＞7g/dLであっても酸素運搬量を増加させるために輸血が必要な状況も存在します。検査データだけで判断するのではなく、目の前の患者の症状に応じて輸血の必要性をアセスメントすることが大切です。

検査値に基づいた貧血の分類と対処

● Step1　Hbと臨床症状

最初に、Hbが基準値範囲内にあるかどうかを確認し、貧血の有無を判断します。Hbが基準値を下回り、貧血と判断した場合には、次にStep2に進んでいきます。

しかし、**表2**にも記載しましたが、急性出血の初期などには貧血が存在していてもHb低下を認めないことがあります。けっして検査データだけで判断するのではなく、必ず患者の臨床症状と統合させて判断するようにしましょう。その際に、特に重要となるものが呼吸数と心拍数です。

検査精度的に表現すると、呼吸数増加や心拍数増加があるということは細胞の酸素不足が生じている（生命の危機状態に陥る前兆がある）ことへの感度が非常に高いことだと筆者は考えています。つまり、生命の危機状態に陥る可能性があ

図3　貧血の症状

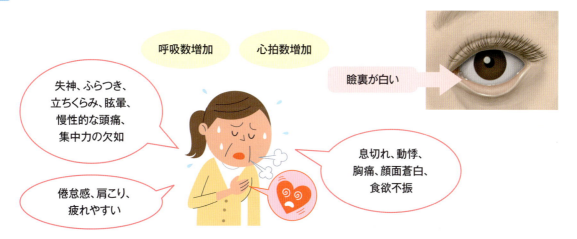

「●」は基準値より高値、「●」は基準値より低値

Check! 表2 "貧血"の検査値がわかる！ 読める！

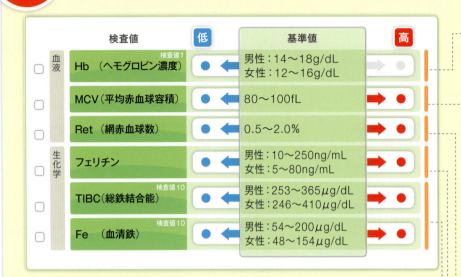

貧血とは、ヘモグロビン濃度（Hb）の低下である

- Hbの低下があれば、貧血を生じさせる何らかの原因（図2）が存在していることを示唆している
- ただし、ヘモグロビン濃度は血漿量に相対的な値であるため、下記状況では貧血が存在していてもHb低下を認めないことがあるため注意を要する

【急性出血の初期】
ヘモグロビンと同様に血漿も喪失するため、初期にはHb（濃度）低下を示さない。循環血液量を補うための血漿量増加が起こった後にHb低下を認める（通常数時間要する）

【脱水状態】
脱水では血液が濃縮された状態になるため、Hb低下が隠されてしまう可能性がある

MCVは血液中の赤血球1個の平均的な大きさを示している

- Hb低下があれば、まずはMCVに基づき貧血の鑑別を始める
- MCVの値によって、小球性貧血、正球性貧血、大球性貧血に分類することができる（表1）

網赤血球数は、赤血球に対する網赤血球数の比を示し、骨髄での赤血球産生の程度を表す

- 正球性貧血の鑑別の後に、網赤血球数に基づき詳細な貧血の鑑別を行う
- 急性出血や溶血性貧血では、急激に貧血が進行することでエリスロポエチンの産生が増加するため、赤血球新生が亢進し、網赤血球数は増加を認める

TIBCは血清中のトランスフェリンが結合できる鉄量（≒トランスフェリン濃度）を示し、血清鉄は血清中の鉄量（≒トランスフェリンに結合している鉄量）を示す

- 成人の体内に分布する鉄の総量は3～5gに及び、その60～70%はヘモグロビンに結合して赤血球に分布し、20～30%はフェリチンなどとして肝臓や脾臓などの組織に貯蔵されている（下図）。血清に存在する鉄はわずか0.1%（4mg）である
- 血清に存在する鉄（血清鉄）のほとんどがトランスフェリンに結合している。トランスフェリンは血清鉄を運搬するトラックのようなものである
- 血清中の鉄が減少してくると、フェリチンはトランスフェリンに鉄を供給し、多くなるとトランスフェリンから鉄をもらい貯蔵する（図4）
- 血清中のトランスフェリンは1/3が鉄と結合し、2/3は鉄と未結合の状態で存在している（図4）。TIBCとは、すべてのトランスフェリンが結合できる鉄量のことで、鉄欠乏性貧血のように鉄量が不足するとトランスフェリン量が増加するので、TIBCも増加する

フェリチンは、体内の貯蔵鉄の量を反映する

- 小球性貧血の鑑別の後に、フェリチンやTIBCや血清鉄に基づき詳細な貧血の鑑別を行う
- 体内の鉄はフェリチンとなることによって、肝臓や脾臓などに貯蔵することができる
- そのため、フェリチンを測定することで体内の貯蔵鉄の量を測定することができる
- フェリチン低下は貯蔵鉄の低下を示唆し、鉄欠乏性貧血への特異度が非常に高い
⇒小球性貧血でフェリチン低下があれば鉄欠乏性貧血と判断する

図　鉄の体内分布

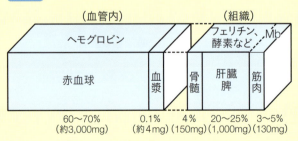

（文献3より引用）

るような細胞の酸素不足が生じると、呼吸数増加や心拍数増加が非常に高い確率で早期から出現するということです。

貧血の判断にはHbなどの検査データを見ることが重要ですが、採血は普段頻繁に行われるものではありません。そのため、常に患者のそばにいる看護師が、**リアルタイムで表出される患者の症状に気づき、その原因として貧血が関連している可能性を疑うことが重要**です。もし貧血が関連しているのであれば、症状の緩和のために輸血が必要となる可能性がありますので、迅速かつ的確に実施できるように準備を整えることも大切な看護です。

● Step2 汎血球減少の有無を確認する

Hb低下とともに、白血球や血小板の減少を認めた場合には、骨髄での産生低下の疑いがあるため血液内科へのコンサルトを考慮します。汎血球減少を認めない場合は、Step 3に進みます。

● Step3 MCVを確認して貧血を分類する

表1に示すように、貧血はMCVの値によって、小球性貧血、正球性貧血、大球性貧血に分類できます。

1）小球性貧血へのアプローチ

小球性貧血に分類された場合には、フェリチンの値を確認して貧血の分類を進めます。フェリチンの低下を認めた場合には鉄欠乏性貧血と判断します。一方で、フェリチンの低下を認めない場合には、血清鉄の値を確認し、血清鉄に低下を認めた場合は二次性貧血、血清鉄に低下を認めない場合にはサラセミアや鉄芽球性貧血の可能性を考えます。

● 鉄欠乏性貧血

鉄欠乏性貧血は小球性貧血をきたす代表的な疾患であり、何らかの原因により鉄の欠乏を生じることで体内の貯蔵鉄が減少し、やがては血清鉄も減少してヘモグロビン合成の低下に至ります（図4）。鉄が不足する一方で、末梢の酸素不足の刺激により腎でのエリスロポエチン産生が増加して、赤血球の造血にアクセルがかかります。分裂した赤芽球は競い合って少ない鉄を摂取しようとしますが、細胞あたりの鉄量が少なく、赤血球として成熟するのに十分なヘモグロビンが合成

図4 鉄欠乏性貧血が起こる過程

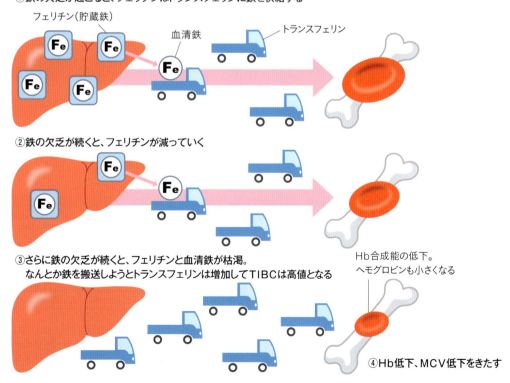

されないため、MCVの小さい赤血球が生成されます。

鉄欠乏性貧血と判断した場合には、必ず鉄欠乏の原因を検索することが重要となります。消化管などに出血はないか、偏食やダイエットなど食生活に問題はないかアセスメントし、それぞれの原因に対処していきます。

特に食生活については、治療の基本であり、**表3**に示すような鉄分を多く含んだ食材をバランスよく摂取することを指導していきます。また、鉄分を効率良く補うために、鉄剤が投与されることもあります。

● **二次性貧血**

二次性貧血とは、血液疾患以外の基礎疾患に続発して起こる貧血であり、貧血への対症療法に加えて基礎疾患の治療やコントロールが治療の原則となります。鉄欠乏性貧血に次いで発生頻度が高く、小球性貧血だけではなく正球性貧血や一部の大球性貧血においても生じるため注意が必要です。二次性貧血をきたす基礎疾患とメカニズムについて**表4**に記載します。

2）正球性貧血へのアプローチ

正球性貧血に分類された場合には、**まず急性出血の臨床所**

表3　鉄分を多く含む食材

鉄は、動物性食品に含まれる「ヘム鉄」と、植物性食品や卵・乳製品に含まれる「非ヘム鉄」の2種類に分類される。ヘム鉄は体内への吸収率が高く、非ヘム鉄は吸収率が低いという特徴がある。タンパク質やビタミンCなどと一緒に摂取することで鉄の吸収が促進されるため、バランスの良い食事を指導する。

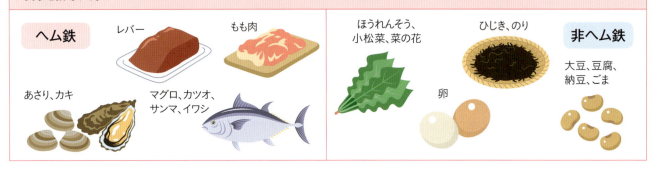

図4　二次性貧血の原因となる基礎疾患

慢性感染症や炎症性疾患	炎症性サイトカインによるエリスロポエチン産生の抑制や赤血球造血の抑制、鉄の利用障害など、複数の要因により二次性貧血をきたす。貧血の程度は軽度から中等度で、ゆっくりと進行していく。CRPの上昇とフェリチンの上昇を認める
悪性腫瘍	出血、二次感染、吸収障害、骨髄転移による造血抑制、腎障害、抗がん薬による骨髄抑制など、複数の要因が複雑に関連して二次性貧血をきたす
肝疾患	肝臓は糖、蛋白質、脂質などの貯蔵臓器であるとともに、鉄、ビタミンB_{12}、葉酸などの各種造血因子の貯蔵臓器でもある。肝障害に伴う、出血、溶血、脾機能亢進、骨髄機能障害、造血因子の代謝障害、栄養障害、血漿増加による希釈などが原因で二次性貧血をきたす。MCV：100～110fL程度の大球性貧血を呈することも多く、特にアルコールが関連した肝疾患において大球性貧血を呈する
腎性貧血	腎障害によるエリスロポエチンの産生低下が主な要因となり二次性貧血をきたす（エリスロポエチンは赤血球の造血を刺激する液性因子であり、腎臓で産生される） 二次性貧血の治療は基礎疾患の治療が原則であるが、腎性貧血による二次性貧血においては基礎疾患の治療以外に、エリスロポエチンを投与することで貧血の治療が可能である
甲状腺機能低下症	甲状腺ホルモンはエリスロポエチンの産生を促し、赤血球造血を促進する作用を有している。甲状腺機能低下症で甲状腺ホルモンが減少すると、身体の酸素消費量の減少も加わり、赤血球産生が低下して二次性貧血をきたす。通常は正球性貧血を呈するが、月経過多などの鉄欠乏が存在すると小球性貧血を、葉酸やビタミンB_{12}欠乏の合併があると大球性貧血を呈する

見はないか確認することが重要となります。急性出血は緊急性が高く、対処が少しでも遅れると重症化する可能性があるため、バイタルサインの再確認とともに必ず消化管出血（吐血やタール便）などの検索を行います。活動性の急性出血の可能性が低そうであれば、次に網赤血球数を確認し貧血の分類を進めます。

網赤血球数上昇があれば溶血性貧血または急性出血を疑います。LDHの上昇とハプトグロビンの低下を認めれば溶血性貧血と判断し、そうでなければ急性出血と判断して再度出血源の検索を行う必要があります（溶血性貧血に対してLDHは感度が高く、ハプトグロビンは特異度が高い検査です。LDH上昇がなければ溶血性貧血をほぼ除外でき、正球性貧血でハプトグロビン低下があれば溶血性貧血を強く疑います）。

網赤血球数上昇がなければ、血液疾患による貧血や二次性貧血を疑います。さらに、汎血球減少を認めれば血液疾患の可能性が高いため、血液内科へのコンサルトを考慮します。汎血球減少を認めない場合には二次性貧血を疑い、肝機能や腎機能、甲状腺機能、炎症反応などの検査を行い、二次性貧血の原因となる基礎疾患を検索します。

3）大球性貧血へのアプローチ

大球性貧血に分類された場合には、MCVの値を確認します。MCV＞110fLの場合には巨赤芽球性貧血（ビタミンB_{12}欠乏、葉酸欠乏など）や骨髄異形成症候群を疑います。ビタミンB_{12}と葉酸の値を確認し、ビタミンB_{12}が低値であれば、胃切除や小腸病変の既往や菜食主義者ではないかを確認し、悪性貧血を鑑別します。葉酸が低値であれば、偏食やアルコールの多飲がないか、静脈栄養が長期間行われていないかを確認します。両者ともに低値でなければ骨髄異形成症候群を疑います。MCVが100〜110fLの場合には、飲酒歴や肝機能、甲状腺機能を確認して、肝疾患や甲状腺機能低下がないかを検索していきます。

おわりに

検査値に基づいた貧血の分類をまとめると**図5**のようなフローチャートとなります。このような、採血による検査データは、患者をある一時点で切り取った「点」で観察するものであり、経時的な「線」で患者を観察している看護師の持つデータと統合させたときに初めて生きた情報となって相乗効

図5　検査値に基づく貧血分類のフローチャート

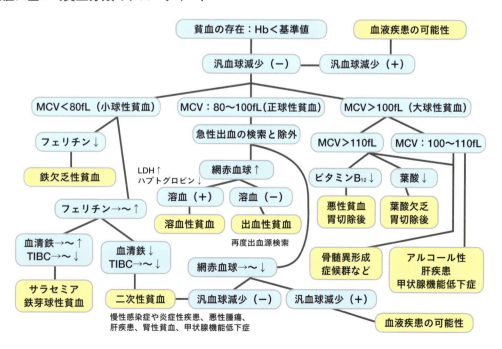

果を発揮するのだと考えています。

〈引用文献〉
1. 厚生労働省：平成25年国民健康・栄養調査報告. http://www.mhlw.go.jp/bunya/kenkou/eiyou/dl/h25-houkoku.pdf.（2016.1.18アクセス）.
2. 野口善令：診断に自信がつく検査値の読み方教えます!. 羊土社, 東京, 2013：26-39.
3. 河合 忠, 屋形 稔, 伊藤喜久, 山田俊幸 編：異常値の出るメカニズム 第6版. 医学書院, 東京, 2013：75-88, 220-224.

〈参考文献〉
1. Holst LB, Petersen MW, Haase N, et al. Restrictive versus liberal transfusion strategy for red blood cell transfusion：systematic review of randomised trials with meta-analysis and trial sequential analysis. *BMJ* 2015；350；h1354.
2. 竹澤由夏, 他：Ⅳ. 身体所見をとるように血液生化学検査を読んでみよう Q17. 貧血. 救急・集中治療 2011：23(11・12)；1678-1683.

Column

幼少時の抗菌薬投与は…

　培養検査で病原菌が見つかれば、抗菌薬投与を医師は考えるだろう。患者もそれを望むことが多い。しかし、マーティン・J・ブレイザー著『失われてゆく、我々の内なる細菌』を読んで大いに考えさせられた。近年増加している肥満、喘息、花粉症、食物アレルギー、胃食道逆流症、潰瘍性大腸炎、湿疹の原因を探る本である。

　人体の口腔、鼻腔、胃、小腸、大腸、皮膚、腟には数100兆個の常在菌が生息している。なかでも大腸の腸内細菌叢は、最も多種類で多数の細菌を有している。この細菌群は単なる居候ではなく、栄養素の生産と供給、免疫系の発達や病気への抵抗性に重要な役割を演じている可能性がある。

　先天性免疫は好中球やリンパ球、マクロファージにより行われ、生まれつき備わっている。後天性免疫は感染症やワクチン接種によって獲得される。人間の体に共生する細菌たちは、さまざまな仕組みを利用して外来者が体内に住み着くことを妨げる。すなわち第3の免疫系として感染を防いでいる。したがって常在菌叢が破綻すると病気が起こる。

　細菌叢を構成する微生物は3歳までの幼児期に決定され、成人してからも幼児期の構成を保つとされる。生後6か月以内に抗菌薬を投与された子どもは、より肥満傾向にあった。生後1年以内に抗菌薬投与を受けた子どもの喘息発症リスクは2倍になるという。幼少時の抗菌薬投与は将来の病気発症の原因になっている可能性がある。

（山中克郎）

状態別

出血傾向
（DICなど）

河合佑亮

なぜ出血傾向を早期に見抜く必要があるのか？

　血液が流れる（循環）、血が出たら止まる（止血）。このあたりまえの現象は、複雑な生体反応のバランス（止血機構）によって維持されています。しかし一度このバランスが崩れると、血液は血管内で固まり（血栓）、血管外で凝固しない（異常出血）という非常事態がもたらされます。

　止血機構を司る主役は「血小板」「凝固系」「線溶系」です。この3役を取り巻く環境、すなわち検査値を的確に捉えることで、出血傾向という非常事態を予測していく必要があります。

止血機構とは？（図1）

1）血小板は「応急絆創膏」として作用する

　血管が損傷すると、まず血小板が集まり、損傷部位を保護する絆創膏のように一次血栓を形成します。つまり止血機構は血小板による応急処置から始まるため、血小板が減少すると、出血傾向をきたします。

2）凝固系はフィブリンという「包帯」を巻く

　血小板を反応の場として多くの凝固因子が集まり、流れ落ちる滝のようにつぎつぎに活性化していきます。

　凝固因子が活性化する経路は「外因系」と「内因系」の2つが存在し、滝の流れ落ちる速さ（＝凝固活性化の速さ）は、外因系ではPT（プロトロンビン時間）、内因系はAPTT（活性化部分トロンボプラスチン時間）で示されます。

　PT、APTTの時間の延長は、凝固活性化の遅延を意味するため、出血傾向をきたします。

　凝固系の異なる2つの経路は、最終的に合流し、トロンビンを産生します。トロンビンはフィブリノゲンから粘着性の高い網状のフィブリンを生成し、フィブリンの包帯で損傷部位を覆うことによって、二次血栓を形成し、止血を完了させます。

　そのため、包帯の原料であるフィブリノゲンが減少すると、二次血栓を形成できずに出血傾向をきたすことになります。

3）傷が治ったら線溶系が「包帯を解く」

　フィブリン（血栓）が形成されると、次に、フィブリンを溶かそうとする線溶系が活性化されます。

　線溶系の主役はプラスミノゲンから変換されたプラスミンです。プラスミンはフィブリンを分解、つまり包帯を解き、血流を再開させます。

　フィブリンがプラスミンに分解されると、フィブリン・フィブリノゲン分解産物（FDP）やDダイマーになります。FDPとDダイマーが増加しているということは、血栓の存在を意味しています。

チェックしたい検査値は?

止血機構(図1)に示したように、以下をチェックする必要があります。
- 応急絆創膏として最前線で活躍する「PLT」
- 「PLT」と協力し、強固な包帯を作るための時間を示す「PT」と「APTT」
- 包帯の原料となる「FIB」
- 包帯の分解で産生される「FDP」と「Dダイマー」

詳細を表1に示します。

検査値の異常には必ず何らかの原因が存在します。検査値の異常を「つらいです」「苦しいです」と話す患者の反応として捉えてケアするとともに、患者を苦しめる原因を明らかにしていくことが重要です。

チェックしたいその他の数値は?(表2)

1)抗凝固因子・AT(アンチトロンビン)の低下も出血傾向にかかわる

出血に対しては、前述した血小板や多くの凝固因子など何重もの止血因子がからみ合い、増幅し、止血します。さらに止血因子の基準値は、"止血に最低限必要な量"の数倍に設定されている傾向があり、例えば血小板数は、基準値の1/10程度の$3×10^4/\mu L$になったとしても、それだけで出血することはほとんどありません。

一方、**過剰な凝固(血栓症)を阻止する抗凝固の機序は最小限**しか備わっていません。その希少な抗凝固因子の代表的なものが**AT(アンチトロンビン)**[*1]です。

ATはトロンビンと結合することでトロンビンを阻害し

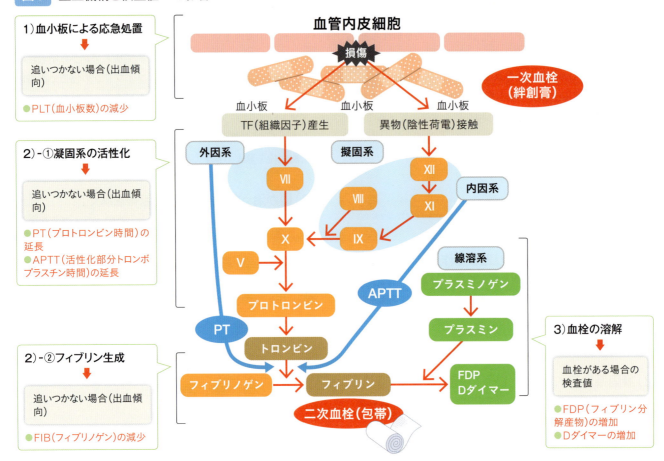

図1 止血機構と検査値への影響

*1【AT(アンチトロンビン)】=現在では「AT」と示されるが、「ATⅢ」と呼称することもある。

「●」は基準値より高値、「●」は基準値より低値

Check! 表1 "出血傾向"の検査値がわかる！ 読める！

	検査値	低	基準値	高
血液	PLT（血小板数）検査値3	●	15～35×10⁴/μL	
凝固	PT（プロトロンビン時間）※1 検査値4		10～12秒	●（延長）
	APTT（活性化部分トロンボプラスチン時間）検査値5		30～40秒	●（延長）
	FIB（フィブリノゲン量）検査値6	●	200～400mg/dL	
	FDP（フィブリン・フィブリノゲン分解産物）検査値8		5.0μg/mL以下	●
	Dダイマー 検査値8		1.0μg/mL以下	●

応急絆創膏（一次血栓）の不足により、出血傾向をきたす

- 血小板数の低下は、主に「骨髄での産生低下」「末梢での消費亢進」「脾臓での補足亢進」によって生じる
- 「骨髄での産生低下」は、血液腫瘍やがんの骨髄浸潤、薬剤、重症感染症が原因となる
- 「末梢での消費亢進」は、微小血栓の形成と線溶の繰り返しで生じる（DIC・播種性血管内凝固症候群や、TTP・血栓性血小板減少性紫斑病など）
- 「脾臓での補足亢進」は、肝障害による門脈圧亢進で生じた脾腫が脾機能を亢進させることで、血小板を破壊していく
- アスピリンなどの抗血小板薬は、血小板数を低下させるのではなく、血小板機能を抑制することで血栓形成を防いでいる

血栓（包帯）の分解で上昇。高度の線溶系亢進では傷が治っていないのに包帯が解かれ、出血傾向をきたす

- プラスミンはフィブリノゲン、不安定フィブリン、安定フィブリンを分解する。これらの分解産物の総和がFDPであり、Dダイマーは安定フィブリンのみの分解産物を指す。つまりFDPの一部の、さらに一部がDダイマーである
- 通常、プラスミンは主に安定フィブリンを分解するため、FDPの大部分はDダイマーであり、両者は相関した上昇を認める。しかし高度の線溶系亢進では通常は分解されないフィブリノゲンまで分解されるため、Dダイマーに比してFDPの上昇が顕著となる
- 線溶療法（ウロキナーゼやt-PA）は、プラスミノゲンからプラスミンへの変換を促進させ、高度の線溶系亢進をもたらす。ほかにも、高度の線溶系亢進（FDP/Dダイマー比の上昇）をもたらす線溶亢進型DICがある
- 一般的に出血症状は、凝固障害よりも線溶亢進により起こりやすいため、注意が必要である

包帯（二次血栓）の原料の不足で包帯を巻けないことにより、出血傾向をきたす

- フィブリノゲンは肝臓で合成されるため、重度の肝障害で減少する
- DICや広範な血栓症、大量出血などではフィブリノゲンの体内消費が亢進するため値が低下する
- フィブリノゲンは炎症によって上昇する急性期タンパクであり、CRP値と一緒に考慮する必要がある。CRP値が高値であればフィブリノゲン値も上昇する

凝固系の滝が流れず（活性化が進まず）、包帯を巻けない（二次血栓を形成できない）ことにより出血傾向をきたす

- 凝固因子の多くは肝臓で合成されるため、肝障害では凝固因子が減少し、PTと、ときにAPTTが延長する。しかし一般的に重度の肝障害でない限り、凝固因子の産生は保たれる
- DICなど凝固系が亢進する病態では、多量の凝固因子が消費されることで凝固因子が減少し、PTとAPTTが延長する
- 一部の凝固因子の合成にはビタミンKが必要なため、ビタミンK欠乏ではPTと、ときにAPTTが延長する
- ワーファリンはビタミンK拮抗薬であり、人為的にビタミンK欠乏状態をつくり出すことで、PTと、ときにAPTTを延長させる
- 外因系にはたらく第Ⅶ因子は半減期が短いため、肝障害、ビタミンK欠乏、ワーファリン内服などではAPTTよりもPTが延長しやすい
- ヘパリンは主にAPTTを延長させるため、ヘパリン投与時はAPTTをモニタリングする

※1：PT（プロトロンビン時間）以外の指標

- PTは「時間値」以外にも下記の指標が使用される
- ・PT%（プロトロンビン活性表示）：基準値70～130%
 ＝正常対照血漿を100%として求められた値で、活性%が低いほどPT延長を意味する
- ・PT-INR（PT国際標準比）：基準値0.9～1.1
 ＝国際標準化された試薬を用いて指数化されたPTの表記法で、PT-INRの値が大きいほどPT延長を意味する。ワーファリン使用時にはPT-INRをモニタし、2.0～3.0程度にコントロールするのが適切な治療域とされる

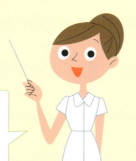

各検査値の絶対値も重要ですが、前回の値との変動も大きな意味をもちます。基準範囲内にあっても上昇傾向や低下傾向を示した場合、注意する必要があります。

出血傾向 39

て、抗凝固作用を発揮します。そのためAT値が低いと凝固が抑制できず（トロンビンの阻害を達成できずに）容易に血栓症を惹起し、止血因子の消費・減少と血栓症による臓器障害（特に肝障害）で止血因子産生減少をもたらし、やがては出血傾向をきたすことになります。

2）凝固活性化と線溶活性化を"直接"見られる検査値（TATとPIC）

図1の最終段階に発生するトロンビンの産生量がわかれば凝固の活性状況を、プラスミンの産生量がわかれば線溶の活性状況を判断できます。しかし、この両者は血中半減期がきわめて短いために、直接測定できません。

そこで代替として測定するものがTAT（トロンビン-アンチトロンビン複合体）とPIC（プラスミン-α2プラスミンインヒビター複合体）です。

TATが上昇していればトロンビン産生量が増加し（凝固活性化）、PICが上昇していればプラスミン産生量が増加している（線溶活性化）と判断できます。

TATやPICはルーチン検査としては選択されませんが、凝固や線溶の活性状況を知りたいときに測定する不可欠な検査です。

出血傾向をきたす複雑な病態・DICとは？

1）DICが最も危険な理由

このような出血傾向の異常をもたらす主な原因を、表3に示します。なかでも**DIC（disseminated intravascular coagulation：播種性血管内凝固症候群）**は、何らかの基礎疾患に続発し、著しい凝固亢進をきたし、全身の細小血管に血栓を多発させる重篤な病態です。DICを続発する基礎疾患はさまざまであり（表4）[1]、「敗血症」「固形がん」「急性白血病」は3大基礎疾患とされます。

DICで多発した微小血栓は、重要臓器の微小循環を障害して臓器症状を引き起こし、やがては臓器不全をもたらします。また血栓の形成により止血因子が消費され出血症状もきたすことになります。さらにDICは著しい凝固の活性化と、同時に線溶の活性化も生じ、出血症状を助長します。

つまり**DICは、「血栓形成による臓器症状」と「止血因子の減少と血栓溶解による出血症状」という、相反する2大症状を特徴とする病態**です。重篤な基礎疾患に追加された凝固と線溶の異常という複雑な病態が治療を困難とし、その死亡率は56.0%[1]とも言われます。

表2　その他の重要な検査値

ATⅢ（アンチトロンビンⅢ）〈検査値7〉　基準値：活性80〜130%　低
- ATⅢは肝臓で産生されるため、肝障害で低下する。また炎症によっても低下する
- 凝固が活性化するとATⅢがトロンビンに結合し消費され減少するが、トロンビンに比してATⅢ量は非常に多いため、その減少量はわずかであり、ATⅢ値の低下は凝固活性の程度とは相関しない

TAT（トロンビン-アンチトロンビンⅢ複合体）　基準値：3.2ng/mL以下　高
- 凝固活性化（トロンビン産生量増加）で上昇し、DICやDIC準備状態、深部静脈血栓症（DVT）や肺塞栓（PE）、心房細動の一部などで上昇する
- TATが基準値内であれば凝固活性化の存在は否定できる

PIC（プラスミン-α2プラスミンインヒビター複合体）　基準値：0.8μg/mL未満　高
- 線溶活性化（プラスミン産生量増加）で上昇し、DICやDIC準備状態、深部静脈血栓症や肺塞栓、線溶療法（t-PAやウロキナーゼ）施行時などで上昇する
- PICが基準値内であれば、線溶活性化の存在は否定できる

表3　出血傾向をもたらす状態・病態

肝機能障害	● 血小板数↓ ● PT（秒）↑、(APTT↑) ● フィブリノゲン↓
薬剤の影響	● ワーファリン：PT（秒）↑、(過量でAPTT↑) ● ヘパリン：APTT↑、(PT（秒）↑) ● 線溶療法（t-PAなど）：FDP↑、Dダイマー↑ ● 抗腫瘍薬：血小板数↓
DIC（播種性血管内凝固症候群）	● 血小板数↓ ● PT（秒）↑、APTT↑ ● フィブリノゲン↓または↑（炎症時） ● FDP↑ ● Dダイマー↑ ● TAT↑ ● PIC↑　　特にDIC診断時は凝固・線溶の指標を見る必要がある

ほか白血病、重症感染症、低栄養、自己免疫疾患（ITP、SLE）、先天性疾患など

2）DICで見るべき検査値（表2）

さまざまなDIC診断基準が存在しますが、DICにおいて最も重要な検査値はTATであると考えられます。DICが存在すれば必ず凝固活性化（TAT上昇）が存在するため、TATが基準値（3.2 ng/mL以下）を示していれば、その1点のみでDICは存在していないと判断できます。

また、DICの病型は、線溶活性化の程度（**PIC上昇**の程度）で分類されます（**図2**）[2]。例えば線溶の活性化が低い**線溶抑制型DIC**（PIC＜2～3 ng/mL）では出血症状は比較的軽度であるものの臓器症状が重症となり、**線溶亢進型DIC**（PIC＞10.0 μg/mL）では出血症状が重症となります。

ATの低下は凝固亢進による消費だけではなく、炎症の進行によるものが大部分を占めます。感染症に起因する線溶抑制型DICでは強い炎症が存在するためAT低下は顕著であり、線溶亢進型DICではAT低下は軽度です。線溶抑制型DICの急性期に測定したAT値は重症度を反映します。

フィブリノゲンは炎症によって増加します。そのため線溶抑制型DICでは低下することなく上昇するため、注意を要します。

検査値に基づくDIC治療の進み方は？

1）基礎疾患の治療

DICの治療薬には生存率を有意に改善するような絶大な効果が示されたものはないため、海外では基礎疾患の治療のみを行い、DICの治療は行わないのが現状です。

一方、DIC研究の進んでいる日本においては、基礎疾患の治療に加えて、後述するDIC治療薬を併用することが多いです。いずれにせよ、DICの背景には必ず基礎疾患が存在するため、基礎疾患の治療が大原則となります。基礎疾患の軽快なくして、DICの改善は期待できません。

2）抗凝固療法

血栓症による重症な臓器症状を呈する線溶抑制型DICには、ヘパリンが考慮されます。抗炎症と抗凝固作用をもつガベキサートメシル酸塩（エフオーワイ®）を使用することもあります。

一方、重症な出血症状を呈する線溶亢進型DICではヘパリンは使用されません。抗凝固作用に加え抗線溶作用をもつナファモスタットメシル酸塩（フサン®）を使用することがあります。

凝固亢進により抗凝固因子のATが減少するため、AT＜70％の症例では、AT濃縮製剤（アンスロビン®P、ノイアート®、ノンスロン®）が使用されます。

ATは抗凝固作用に加え抗炎症作用ももつため、感染症に起因する線溶抑制型DICで特に重要です。また近年、抗凝固と抗炎症作用をもつ可溶性トロンボモジュリン製剤（リコモジ

表4　DICを続発しやすい基礎疾患（内科）

「敗血症」「固形がん」「急性白血病」はDICの3大基礎疾患

順位	基礎疾患名	DIC	基礎疾患	発症頻度（％）
1	敗血症	166	410	40.5
2	非ホジキンリンパ腫	154	777	19.8
3	肝細胞がん	113	3,545	3.2
4	急性骨髄性白血病	91	288	31.6
5	肺がん	82	1,026	8.0
6	呼吸器感染症	78	1,205	6.5
7	肝硬変	72	3,335	2.2
8	急性前骨髄球性白血病	71	91	78.0
9	胃がん	46	1,090	4.2
10	急性リンパ性白血病	45	151	29.8

（文献1より引用、一部改変）

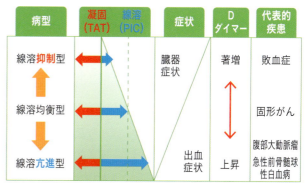

図2　DICの病型分類

（血栓止血誌 2009；20(1)：77-113. 日本血栓止血学会学術標準化委員会DIC部会：科学的根拠に基づいた感染症に伴うDIC治療のエキスパートコンセンサスより引用、一部改変）

図3 出血症状の観察

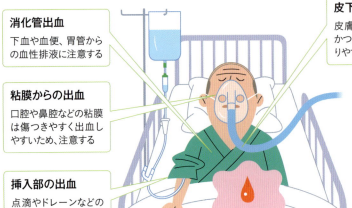

消化管出血
下血や血便、胃管からの血性排液に注意する

粘膜からの出血
口腔や鼻腔などの粘膜は傷つきやすく出血しやすいため、注意する

挿入部の出血
点滴やドレーンなどの各種刺入部からの出血に注意する

皮下出血
皮膚の所見は最初に気づきやすく、かつ重要。殿部など圧や摩擦がかかりやすい箇所に特に注意する

DICの場合は？
出血症状のほかに、以下の症状の有無に注意して観察する
- 心拍数の異常
- 血圧の異常
- 特に呼吸数の上昇(25回/分以上)
- 末梢冷感
- 意識障害や不穏などの精神・神経症状
- 尿量低下などの臓器症状

表5 出血予防のケア

①圧や摩擦などによる皮膚への刺激を最小限にする
- ベッド柵など硬いものに手足が直接触れないようにする
- 点滴ルートやチューブ類が身体に直接触れたり、身体の下敷きにならないようにする。また、長さに余裕をもたせて固定し、引っ張りによる刺入部への負担を軽減させる
- 粘着力の強いテープは避け、剥がす際は剥離剤を使用する
- 移動の介助の際は身体を引きずらないようにする
- 圧や摩擦が予想される部位は、あらかじめ被覆材で保護する
- 髭剃りはかみそりの使用を避け、電動シェーバーを使用する

②粘膜への外的刺激を避ける
- 気管・口腔・鼻腔の吸引は吸引圧26kPa(約200mmHg)以下で必要最小限に、愛護的に行う
- 口腔ケアには軟らかい歯ブラシを使用し、出血傾向が著しい場合は清拭や洗浄のみとする

③出血が予想される処置を避け、止血の確認を徹底する
- 筋肉注射や坐薬・浣腸などは行わないようにする
- 採血や点滴抜去時などには時間をかけて用手圧迫し、止血の確認後も血腫や出血の有無を経時的に観察する

ュリン®)が注目され、DIC治療に使用されることもあります。

3)補充療法(PC、FFP)

実際の臨床症状にもよりますが、血小板数減少(5×10^4/μL以下)には濃厚血小板(PC)の使用が考慮されます。

また、PT延長(活性値30%以下)やFIB低値(100mg/dL以下)には、新鮮凍結血漿(FFP)の使用が考慮されます。

4)出血傾向がある患者への看護

異常の早期発見のために出血症状の観察(図3)を行います。DICでは出血症状のほかに、血栓形成により細胞が酸素不足に陥ることでさまざまな臓器障害が生じます。特に心拍数と呼吸数の上昇や尿量低下は比較的早期に生じるため、経時的変化に注意して観察していきます。出血症状の発生・増悪の防止に出血予防のケア(表5)が大切です。

検査値の異常を認めた際には出血傾向があると考え、出血症状の観察とともに、出血予防のケアを実施します。しかし、検査値と臨床所見は必ずしも一致しないことがあるため、表3に示した状態にあれば検査値に明らかな異常を認めなくても出血傾向があると考え、出血症状の観察と出血予防へのケアを実施していきましょう。

〈引用文献〉
1. 中川雅夫:本邦における播種性血管内凝固(DIC)の発症頻度・原因疾患に関する調査報告. 厚生省特定疾患血液系疾患調査研究班血液凝固異常症分科会平成10年度研究業績報告書, 1999:57-64.
2. 日本血栓止血学会学術標準化委員会DIC部会:科学的根拠に基づいた感染症に伴うDIC治療のエキスパートコンセンサス. 血栓止血誌 2009;20(1):77-113.

〈参考文献〉
1. 岡嶋研二:凝固線溶異常. 日本集中治療医学会 編, 集中治療医学, 秀潤社, 東京, 2001:307-323.
2. 野口善令 編:診断に自信がつく検査値の読み方教えます!. 羊土社, 東京, 2013:54-64, 74-80.
3. 露木菜緒:凝固線溶異常患者のアセスメントとベストプラクティス. 道又元裕 編, 重症患者の全身管理, 日総研出版, 愛知, 2009:125-138.

状態別

糖尿病昏睡
（糖尿病ケトアシドーシス、高浸透圧高血糖症候群）

影浦直子

なぜ糖尿病昏睡を早期に見抜く必要があるのか？

糖尿病は慢性疾患というイメージが強いため、臨床現場では早急に対処する必要がない疾患だと思われているかもしれません。

しかし、糖尿病でも**早急な対処対応が必要な場合があります**。それは、「**糖尿病昏睡**」です。重症になると脱水や意識障害を招き、最終的には生命危機に至る可能性も考えられます。

よって糖尿病昏睡の注目すべき検査値を理解することが重要です。

糖尿病昏睡とその原因

糖尿病昏睡の要因には、以下の2つがあります。
①**糖尿病ケトアシドーシス**（diabetic ketoacidosis：DKA）
②**高浸透圧高血糖症候群**（hyperosmolar hyperglycemic syndrome：HHS）

それぞれの特徴を表1[1]に示します。

1）糖尿病ケトアシドーシス（図1）

糖尿病ケトアシドーシスは、**高度なインスリン作用不足にインスリン拮抗ホルモン上昇が加わって生じる**急性代謝失調[2]で、重症では意識レベルの低下をきたします。

● ケトアシドーシス

インスリン作用不足では、中性脂肪が分解されてできた遊離脂肪酸が肝臓で酸化されてケトン体がつくられます。ケトン体は酸性の物質なので、ケトン体が増加すると血液も酸性となり、この状態をケトアシドーシスと言います。

糖尿病ケトアシドーシスの起こる要因は、インスリン治療を中断したり、感染症などの全身疾患をきっかけに発症するケースがほとんどですが、ときには糖尿病の初発症状であることもあります。

● 脱水

インスリンが不足すると、肝臓内でグリコーゲンの分解が促進され、糖新生も亢進するために血糖値が上昇してきます。

血糖値が上昇することによって浸透圧利尿が起こり、腎からの水、Na、K、Pなどが失われ、脱水状態になります。

さらに血圧低下や循環血液量の低下を引き起こすことで、糖尿病昏睡を起こします。

2）高浸透圧高血糖症候群（図2）

高浸透圧高血糖症候群は、**インスリン抵抗性に伴うインスリン作用不足とインスリン拮抗ホルモンの作用亢進**によって起こる急性代謝失調[2]です。その要因は、以下です。
①高齢の2型糖尿病患者が感染症になった場合
②脳血管障害・手術・高カロリー輸液・利尿薬やステロイド薬の投与により高血糖をきたして発症する場合

重症では高度な脱水により循環不全やショックをきたします。

表1 「糖尿病ケトアシドーシス」と「高浸透圧高血糖症候群」の鑑別

			糖尿病ケトアシドーシス(DKA)	高浸透圧高血糖症候群(HHS)
糖尿病の病態			●インスリン依存状態(1型糖尿病)	●インスリン非依存状態(2型糖尿病)
発症前の既往、誘因			●インスリン注射の中断 ●感染 ●ストレス ●清涼飲料水の多飲	●脳血管障害 ●手術 ●高カロリー輸液 ●感染症 ●利尿薬やステロイド薬の投与
発症年齢			●若年者に多い	●高齢者に多い
前駆症状			●口渇 ●多飲・多尿 ●体重減少 ●全身倦怠感 ●悪心・嘔吐 ●腹痛	●倦怠感 ●頭痛 ●悪心・嘔吐 ●腹痛
身体所見			●脱水(+++) ●アセトン臭(+) ●クスマウル大呼吸 ●血圧低下	●脱水(+++) ●アセトン臭(-) ●血圧低下 ●痙攣 ●振戦
検査所見	血糖		●300〜1,000mg/dL(中〜高度上昇)	●600〜1,500mg/dL(高度に上昇)
	ケトン体		●尿中(+)〜(+++)	●尿中(-)〜(+)
	血液ガス	HCO_3^-	●10mmol/L以下	●16mmol/L以上
		pH	●7.3未満	●7.3〜7.4
	浸透圧		●正常〜300mOsm/L	●350mOsm/L以上(著明に上昇)
	Na		●130mmol/L未満が多い	●140mmol/L以上
	K		●4.0mmol/L未満が多い	●5.0mmol/Lを超えることも少なくない
	BUN/Cr		●高値	●著明に高値
注意すべき合併症 (治療経過中に起こり得るもの)			●脳浮腫 ●腎不全 ●急性胃拡張 ●低カリウム血症 ●急性感染症	●脳浮腫 ●脳梗塞 ●心筋梗塞 ●心不全 ●急性胃拡張 ●横紋筋融解症 ●腎不全 ●動静脈血栓 ●低血圧

(文献1を参考に作成)

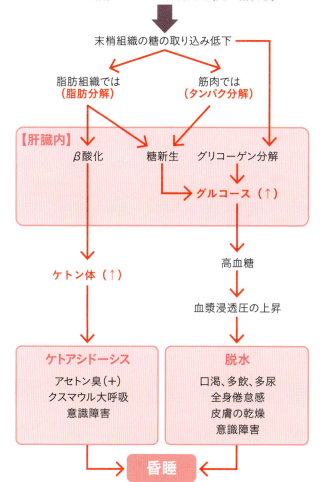

図1 糖尿病ケトアシドーシス(DKA)の病態 1型糖尿病患者に多い

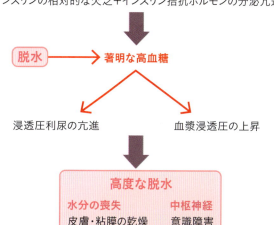

図2 高浸透圧高血糖症候群(HHS)の病態 高齢の2型糖尿病患者に多い

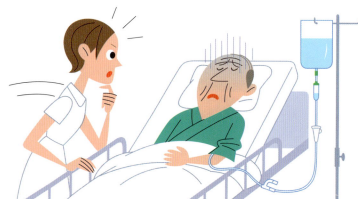

チェックしたい検査値は?(表2)

糖尿病をもつ患者の意識障害を疑った場合は、医師に報告するとともに、下記の検査値をチェックします。

1) まずは血糖値と尿中ケトン体を確認する

糖尿病ケトアシドーシス(1型糖尿病に多い)では**高血糖**と**尿中ケトン体の著しい蓄積**、呼気のアセトン臭が認められます。

高浸透圧高血糖症候群(高齢の2型糖尿病患者に多い)では、**著しい高血糖**と**脱水**が認められるものの、尿中ケトン体を認めることは少ないです。

2) 鑑別の基準は重炭酸イオン(HCO_3^-)と血漿浸透圧(Na、K、BUN)

糖尿病ケトアシドーシスでは、重炭酸イオン(HCO_3^-)は低値を示す**代謝性アシドーシス**を認めます。

一方、高浸透圧高血糖症候群の場合、**血漿浸透圧が著明に**

糖尿病昏睡

Check! 表2 "糖尿病昏睡"の検査値がわかる！ 読める！

「●」は基準値より高値、「●」は基準値より低値

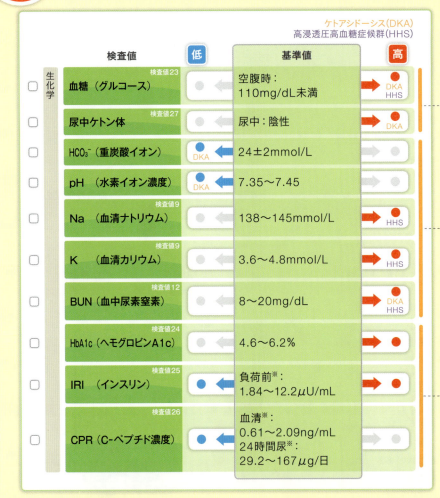

※：CLEIA法におけるSRL社基準値。

血漿浸透圧の計算式

血漿浸透圧(mOsm/L)＝2[Na(mmol/L)＋K(mmol/L)]＋血糖値(mg/dL)/18＋BUN(mg/dL)/2.8

● 基準値：275～295mOsm/L

まずは血糖値と尿中ケトン体を確認する
- いずれも高血糖が認められる（HHSのほうが高度）
- DKAでは著しい尿中ケトン体の蓄積を認める

鑑別の基準はHCO₃⁻と血漿浸透圧（Na、K、BUN）
- DKAではHCO₃⁻が低値を示す代謝性アシドーシスを認める
- HHSでは、Na、K、BUNによって計算される血漿浸透圧（計算式は下記）が著明に上昇する

糖尿病昏睡が改善したら、改めて糖尿病関連の値（HbA1c、インスリン、C-ペプチド）も見る
- HbA1cは、過去1～2か月前までの血糖値の平均であり、血糖値が高いと増える。糖尿病昏睡の場合は著明に高い値となる
- 出血性疾患や溶血性貧血などではHbA1cは低値を示す
- インスリンは、膵臓から分泌されているインスリン量の把握、糖尿病の病型分類、糖尿病の治療薬剤を選択する際に有用な検査項目
- インスリンは、糖尿病患者の場合、基準値より低下していることが多いが、インスリン抵抗性を伴っている糖尿病患者の場合は高値となる。インスリン分泌を判定し、治療を進めていく場合には、インスリンだけでは判定が難しい場合もあるので、血清C-ペプチドもともに測定する
- C-ペプチドとは、インスリンが合成される前段階の物質（プロインスリン）が分解されるときに発生する物質。血中や尿中のC-ペプチドを測定する
- 血清C-ペプチドは糖尿病の治療状態や腎機能の状態に左右されない検査値であり、インスリンが実際どの程度分泌されているかを示す指標となる

上昇します。血漿浸透圧は、Na、K、BUNにより計算されます（表2内）。

なお、感冒、肺炎の恐れがあればWBCやCRPをチェックすることも重要です。

3）糖尿病昏睡が改善したら、改めて糖尿病関連の値（HbA1c、インスリン、C-ペプチド）も見る

糖尿病昏睡が改善し、今後、糖尿病の治療を開始する時点で、これらの検査項目以外にもHbA1c、インスリン、C-ペ

プチドの検査値を見ることも重要です。

これらは糖尿病ケトアシドーシスを初発で発症する患者も少なくないことや、血糖コントロールの状況を把握し、今後、糖尿病治療を進めていくためにも注目してほしい検査項目です。

糖尿病昏睡への対応は？

糖尿病昏睡を放置すると脱水や意識障害をきたし、生命に危険がおよびます。そのため、早期に診断し治療を開始する必要があります。

いずれも基本的な治療のポイントは、①輸液管理、②電解質の補充、③インスリンの適切な投与です。

1）糖尿病ケトアシドーシスへの対応

●輸液管理

糖尿病ケトアシドーシスが疑われたら、ただちに生理食塩液点滴静注（500～1,000mL/時）を開始します。

最初の数時間は水分欠乏量により200～500mL/時で輸液をしますが、それ以降は輸液量を調整しながら正確に輸液管理をしていくことが大切です。高齢者、心機能の低下などを認める場合は、輸液速度などを調整しながら観察をしていくことがとても重要です。

●電解質の補充

血中カリウムがインスリン作用により細胞内に移行するため、治療を行うことで低下します。適切な濃度を維持します。

●インスリン投与

まずは生理食塩液と速効型インスリン（ヒューマリン®R注）が入ったものを持続的に点滴静注します。

それ以降は血糖値の低下により速度を調整していきますが、シリンジポンプを用い、速度調整を正確に管理することが重要です。

●その他

インスリン投与による急激な血糖値の低下や過剰な輸液により、脳浮腫を起こすことがあります。脳浮腫を起こす患者は若い方に多く、治療開始後24時間以内に起こることが多いです。そのため、治療後に頭痛が出現したり、再び意識障害が起こった場合は脳浮腫が疑われるため、意識レベルの変化に注意していきます。

糖尿病ケトアシドーシスは同じ患者が繰り返していることも多いため、特に1型糖尿病患者には自己判断でインスリンを中断しないように指導しておきましょう。

2）高浸透圧高血糖症候群への対応

基本的な治療方針は糖尿病ケトアシドーシスと同じで、①輸液管理、②電解質の補正、③インスリンの適切な投与です。

高浸透圧高血糖症候群になりやすい患者は高齢者が多いため、糖尿病ケトアシドーシスより重症なケースも多くあります。治療中も脳梗塞、心筋梗塞、心不全、横紋筋融解症、腎不全などさまざまな合併症を起こしやすいため、注意深い観察が必要です。

また、高カロリー輸液中の患者は高浸透圧高血糖症候群になる可能性があるため、主治医の指示により血糖値を確認し、高血糖に注意します。

＊

糖尿病昏睡は、早急に対処をしないと生命の危機に至る場合も多く、早急な治療をしていくことが必要です。

症状と検査値を踏まえたアセスメントを苦手に思われるかもしれませんが、いま起きている症状をよく観察し、その症状と検査値が示す意味を理解することは、看護師にとって必要な能力です。患者の症状だけではなく、ぜひ検査値も確認しましょう。そしてその検査値が示していることを看護実践に結びつけていきましょう。

〈引用文献〉
1. 日本糖尿病学会 編：糖尿病治療ガイド2012-2013 血糖コントロール目標 改訂版．文光堂，東京，2013：73-75．
2. 橋詰直孝，弘世貴久，河盛隆造，他監修：病気がみえるVol.3 糖尿病・代謝・内分泌．メディックメディア，東京，2009：42-45．

〈参考文献〉
1. 松岡健平，河盛隆造，岩本安彦 編：糖尿病のマネジメント チームアプローチと療養指導の実際．医学書院，東京，2001．
2. 日本糖尿病療養指導士認定機構 編：糖尿病療養指導ガイドブック2012 糖尿病療養指導士の学習目標と課題．メディカルレビュー社，大阪，2012．
3. 村川裕二 総監修：新 病態生理できった内科学 4内分泌疾患 第3版．医学教育出版，東京，2012．

状態別

低栄養（高齢患者）

西村和子

　高齢患者が入院してきたとき、まず何から観察していくでしょうか。

　NST（nutrition support team：栄養サポートチーム）の活動が全国的に広まり、看護師によるSGA（subjective global assessment：主観的包括的評価）を行うことが一般的になってきました。それではふだん、どのようにSGAを用いているでしょうか。栄養状態に関してまず何をしなければならないか、看護師の役割について解説します。

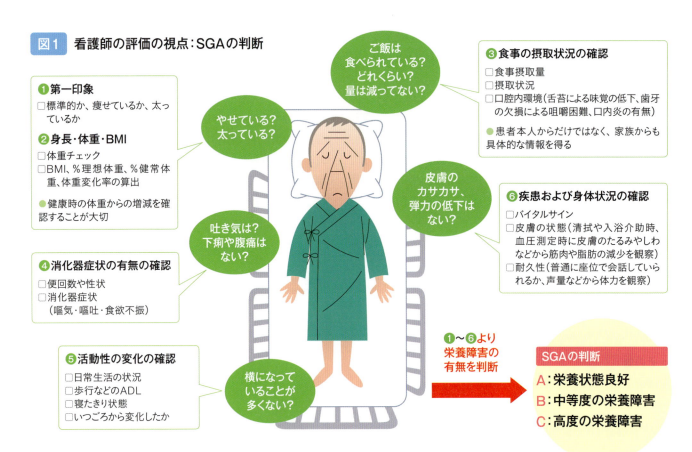

図1　看護師の評価の視点：SGAの判断

患者の全体像をどのように観察する？：SGA

SGAとは栄養アセスメントの方法の1つで、実際に患者を観察することによって栄養状態を評価する方法です。各評価項目を**図1**に、低栄養指標の計算方法と評価を**表1**に示します。

患者の全体像を捉えるためには、看護師の観察力を活かし、問診の中から問題点を考えていくことが必要となります。

図1-①〜⑥までの情報収集ができたら、**栄養障害の有無**を判断しましょう。「A：栄養状態良好」「B：中等度の栄養障害」「C：高度の栄養障害」に分類します。

日々の生活を見守る看護師だからこそふだんの会話や食事の摂取状況、清拭などのケアを通してたくさんの観察を行っています。それらの情報を活かして判断していくことが重要となります。ふだんの患者の状況を観察することが治療の第1歩となります。

血液検査の結果をどうみる？：ODA

SGAで栄養障害があると判断したら、次は血液検査などの数字で示されるデータのチェックを行います。これを**客観的栄養評価**（objective data assessment：**ODA**）と言います（**表2**)[1]。客観的栄養評価のなかで指標とされている臨床生化学検査項目には、**表3**[1]のものが挙がっています。

チェックしたい検査値は？

看護師としてチェックしておきたい検査値項目を**表4**に示します。以下に各項目を見るときのポイントを解説します。

1）ALBで以前の栄養状態を見る

アルブミン（ALB）は肝臓で合成されるタンパクで、血清

表1 低栄養指標の計算方法と評価

1）BMI
BMI＝体重(kg)÷身長(m)^2

<18.5	やせ
18.5〜24	標準
>25	肥満

2）標準体重（理想体重）
標準体重(kg)＝身長(m)×身長(m)×22

3）％理想体重（理想体重に対する現体重の割合）
％理想体重(%)＝現在の体重(kg)÷標準体重(kg)×100

80〜90%	軽度栄養障害
70〜79%	中等度栄養障害
0〜69%	高度栄養障害

4）％健常体重（健康時体重に対する現体重の割合）
％健常体重(%)＝現在の体重(kg)÷通常時の体重(kg)×100

85〜95%	軽度栄養障害
75〜84%	中等度栄養障害
0〜74%	高度栄養障害

5）体重変化率（一定期間の体重変化率）
体重変化率(%)＝(通常の体重kg－現在の体重kg)÷通常の体重(kg)×100

≧1〜2%／1週間	
≧5%／1か月	明らかな体重減少
≧7.5%／3か月	
≧10%／6か月	

表2 ODAの分類

1. 身体測定
2. 血液・尿生化学的検査
3. 免疫能検査
4. 機能検査（握力、呼吸機能等）

（文献1より引用）

表3 血液・尿生化学検査

1. タンパク／アミノ酸関連
- 血液：血清総タンパク（TP）、血清アルブミン（ALB）、急性相タンパク（RTP）［プレアルブミン（トランスサイレチン）、レチノール結合タンパク、トランスフェリン］、アミノ酸パターン、血清酵素ほか
- 尿：尿中クレアチニン、クレアチニン身長計数（CHI）、3-メチルヒスチジン（3-Mehis）、尿中総窒素、尿中尿素窒素（UUN）、窒素平衡（NB）ほか

2. 糖関連
血糖、HbA1c、尿糖、尿ケトン体ほか

3. 脂質関連
トリグリセリド（TG）、コレステロールほか

4. ビタミン・ミネラル（微量元素）
血清カリウム（K）、リン（P）、亜鉛（Zn）、銅（Cu）ほか

（文献1より引用）

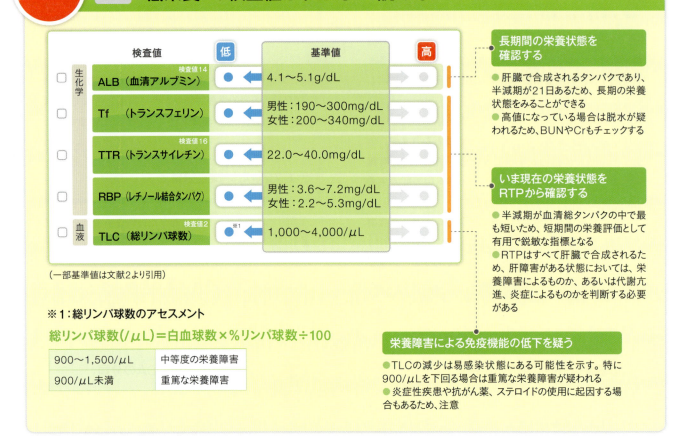

表4 "低栄養"の検査値がわかる！ 読める！

※1：総リンパ球数のアセスメント

総リンパ球数(/μL)＝白血球数×％リンパ球数÷100

900〜1,500/μL	中等度の栄養障害
900/μL未満	重篤な栄養障害

タンパクの60％を占めます。半減期は21日で、血漿浸透圧の維持、各種物質の結合と運搬、生体内におけるアミノ酸供給などの機能があります。

ALBからは3週間前の栄養状態がわかります。半減期が長いため、長期の栄養状態をみることができます（図2）。

脱水で血液が濃縮されている場合は高値になっていることがあるため注意します。なお、脱水の場合はヘマトクリットも上昇します。重度の脱水になると腎血流量の低下から腎機能も低下し血中尿素窒素（BUN）やクレアチニン（Cr）まで高値になっているのでチェックが必要です（［脱水］p.14を参照）。

アルブミンは肝臓で合成されており、肝障害があれば低値となるため、肝機能のチェックもあわせて必要です。

2）RTPで直近の栄養状態を見る

表5[1]に示されるトランスサイレチン（TTR）、トランスフェリン（Tf）、レチノール結合タンパク（RBP）などを、RTP（rapid turnover protein：回転率の速いタンパク質）と称します。半減期が短く、タンパク栄養状態の変化に関する比較的短期の評価に適応されます。

よって、RTPからは現在の栄養状態がわかります。血清総タンパク（TP）の中でも血中半減期が短く、短期間の栄養評価に有用で鋭敏な指標となります。

RTPは代謝亢進や炎症によっても低値を示すため、注意しましょう。すべてのRTPは肝臓で合成されるため、肝機能障害がある状態では注意が必要です。栄養障害によるものか、代謝や炎症によりタンパクが分解されているものなのかを判断する必要があります。C反応性タンパク（CRP）の確認もあわせて行いましょう。

3）TLCで免疫機能を見る

総リンパ球数（TLC）は、末梢血で簡単に測定できる簡便

で安価な指標です。末梢血の白血球数にリンパ球分画の％を乗じて算出します（表4）。

TLCの減少から**栄養障害時による免疫機能の低下**を疑います。TLCの減少は易感染状態にある可能性を示しています。栄養状態の改善は、免疫機能を高めるためにも必要となります。

炎症性疾患や抗がん剤・ステロイドの使用、疾患に起因する場合もあるため、注意が必要です。

チェックしたいその他の数値は？

これらの検査の結果以外にも、BMIや体重、食事の摂取状況なども見て、総合的に栄養状況を判断していくことが重要です。そして、評価後には**継続的に観察を行っていく必要**があります（図3）。

例えば**体重は最低1週間に1回は測定する**必要があります。ただ測定するだけではなく、その変化を追って観察していくことが栄養管理の第1歩です。また、食事は**提供された量を十分摂取できているか**を観察していきます。

交代勤務をしている看護師は、断片的な観察になりがちです。「体重変化や食事の摂取量、経静脈栄養や経腸栄養など十分な栄養が提供できているか？」——それに合わせて検査データをチェックしながら、患者に起きている変化を見抜く観察力を身につけていくことが必要でしょう。

入院後、栄養管理が十分に行われず栄養障害を引き起こすことがあってはなりません。看護師として継続的に十分な観察をしていくことが重要な役割です。

〈引用文献〉
1. 日本静脈経腸栄養学会 編：静脈経腸栄養ハンドブック．南江堂，東京，2011：122,123-124．
2. 東口髙志：NST完全ガイド・改訂版 経腸栄養・静脈の基礎と実践．照林社，東京，2009：2-20．

〈参考文献〉
1. 東口髙志 編：JJNスペシャル「治る力」を引き出す 実践！臨床栄養．医学書院，東京，2010：76-100．
2. 井上善文：栄養管理のエキスパートになる本 看護の「常識」を疑ってみよう！．照林社，東京，2010：16-21．

図2 アルブミン値から栄養状態をみる

21日の半減期

3週間前の栄養状態

この期間に十分な栄養補給を実施 → 現在のアルブミン値は **改善**

この期間に十分な栄養補給が実施されない → 現在のアルブミン値は **さらに悪化**

現在のアルブミン値

表5 RTPとそのはたらき

トランスサイレチン（TTR）	● プレアルブミンとも呼ばれる ● 肝臓で合成され、甲状腺ホルモン（T4：サイロキシン）の運搬に関与する
トランスフェリン（Tf）	● 肝臓でつくられる血清タンパク ● 鉄の運搬にかかわる糖タンパクのため血清鉄の影響を受ける ● 貧血がある場合は注意が必要
レチノール結合タンパク（RBP）	● 肝臓で作られる血清タンパク ● レチノール（ビタミンA）との結合・運搬に関与

（文献1より引用）

図3 継続的な観察で低栄養を防ぐ

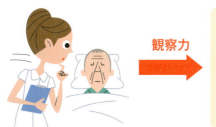

観察力 →

主観的評価（SGA）
● 体重変化
● 食事摂取量
● 消化器症状
● 活動の状況
● 問診
● 身体状況

＋

客観的データ（ODA）
● 体重変化
● Alb
● RTP
● 総リンパ球数など

疾患別

敗血症

宮下照美

敗血症とは、感染によって発症した全身性炎症反応症候群（systemic inflammatory response syndrome：SIRS）であるとされます。例えば傷口などから細菌が血液中に侵襲しただけの状態では、敗血症とは言えません。

敗血症は「重症敗血症」「敗血症性ショック」に分類されます。**重症敗血症（severe sepsis）**は、臓器障害や臓器灌流低下または低血圧を呈する状態であり、臓器灌流低下または灌流異常として乳酸アシドーシス、乏尿、意識障害などが含まれます。

敗血症性ショック（septic shock）は、敗血症にショックを合併した状態で、ショックの進行に伴って代謝性アシドーシスが進行しやすく、さらに血中乳酸値の上昇が持続し、十分な輸液負荷を行っても低血圧が持続する状態です。

SIRSの診断基準

敗血症を見抜くために、看護師はまずバイタルサインの異常に敏感になり、SIRSの徴候を見逃さないことが重要です。SIRSの約3分の1が、**予後不良な感染を伴った敗血症や多臓器不全症候群（multiple organ dysfunction syndrome：MODS）に進展する**ため、早期に診断し、全身管理を含めた治療を迅速に開始することが必要です。

診断基準として、**「体温」「心拍数」「呼吸数」「白血球数」の4つの指標のうち、2つ以上に異常**を認めればSIRSとされます（表1）[1]。

このうち体温や心拍数は、加齢や内服製剤の影響を受けます。そのため、高齢者ではSIRSの基準に該当しないのに（特に体温や心拍数で）、重症感染症であることがあります。

呼吸数は、最も重要なバイタルサインです。呼吸数は体調不良時に早期から異常をきたし、呼吸数が25回/分以上の場合は要注意です。高齢者のショックの初期症状は、不穏と呼吸数の増加であることが多くあります。

チェックしたい検査値は？（表2）

『日本版敗血症診療ガイドライン』[1]の考え方と合わせ、検査値に関する項目について示します。

表1　SIRSの診断基準

❶	体温	>38℃または<36℃
❷	心拍数	>90回/分
❸	呼吸数	>20回/分 または$PaCO_2$<32Torr
❹	末梢血 白血球数	>12,000/μLまたは<4,000/μL、あるいは未熟型顆粒球（band）>10%

＊4項目のうち2項目以上が該当する場合SIRSと定義される

（文献1より引用）

Check! 表2 "敗血症"の検査値がわかる！読める！

「🔴」は基準値より高値、「🔵」は基準値より低値

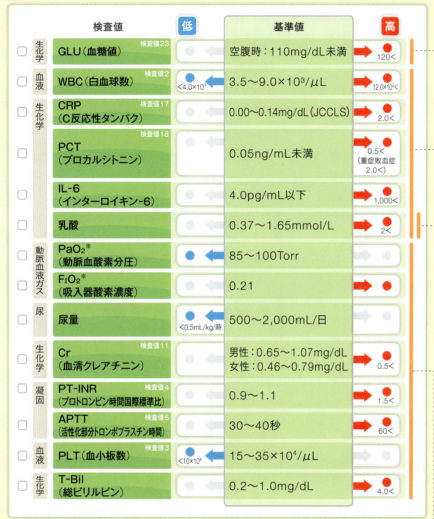

※PaO_2/F_IO_2が300以下　　　（検査値項目は文献1を参考に作成）

「全身的指標」で敗血症の徴候を見る

- 敗血症では、全身的指標を確認する必要がある。バイタルサイン（発熱もしくは低体温、深部温≧38℃あるいは＜36℃、20回/分以上の頻呼吸、心拍数＞90回/分）や、血管透過性に伴う著明な浮腫または体液増加（24時間で＞20mL/kg）、精神状態の変化、高血糖などを早期に見つける
- 敗血症では、急性相反応に伴い耐糖能が低下し、グルコース負荷により高血糖になりやすい

「炎症反応の指標」は炎症傾向を示す

- 敗血症発生時に、WBCは$4.0×10^3/\mu$Lまで減少し、PMN（多核白血球）は20％まで低下することがある。しかしこの状況は1〜4時間以内に逆転し、通常、WBCが$15.0×10^3/\mu$L以上、PMNが80％以上という有意な変化が生じる
- CRPは、侵襲約6〜8時間以内に上昇する。炎症反応の指標だが、感染以外の侵襲でも上昇する
- PCTは、侵襲後約2.5時間と、CRPに比べ早期に上昇する。全身感染症、細菌感染症時に全身臓器で産生され、血中濃度が上昇するためである
- IL-6は侵襲後6時間ほどでピークに達するが、CRPやPCTはIL-6によって誘導されるため、IL-6より約24〜48時間遅れて増加する
- IL-6の測定により、SIRSをより早期に診断することが可能であるが、現在IL-6測定は保険適用ではないため測定されない場合も多い

「臓器障害の指標」は多臓器不全のサインを示す

- 尿量は、敗血症性ショック時に末梢血管が拡張することにより、腎灌流圧が減少するため減少する。また、Crは腎機能不全の結果として、進行性に上昇する
- 敗血症による凝固障害は、播種性血管内凝固症候群（DIC）により、血管内凝固が大量の凝固因子を消費することで生じる。よって、PT-INRやAPTTは延長し、PLTはしばしば早期に$5.0×10^4/\mu$L以下まで急激に減少する
- T-Bilは、低酸素性肝障害や細胞障害によって上昇する（高ビリルビン血症）

「臓器灌流の指標」は低酸素状態を反映する

- 乳酸値は、敗血症性ショック時に代謝性アシドーシスが進行するため上昇する
- 乳酸値が5mmol/L以上、pH＜7.25（アシドーシス）では、予後不良となる

1）全身的指標を見る

前述のようにバイタルサインを見ることが重要です。

なかでも血糖値についてはガイドラインにも言及されているように、**目標血糖値は144～180mg/dL未満に管理する**ことを推奨しています。高血糖の持続は、易感染状態を招くばかりでなく、血管内皮細胞保護の観点からも血糖コントロールは重要です。

2）炎症傾向を見る

敗血症では炎症徴候を、WBC、CRP、PCT、IL-6、乳酸で見ます。特にIL-6は好中球に反応して上昇し、乳酸は代謝性アシドーシスのため、炎症反応として現れやすくなります。

なかでも**PCT**は、他の検査に比べ敗血症（細菌性）に対する感度特異性に優れ、敗血症の重症度スコアとの相関もあるため、必ずチェックされます。

3）臓器障害の指標を見る

敗血症が臓器障害として現れるのは、サイトカイン産生の制御機構が破綻し、高サイトカイン血症となるためです。その結果、ショック、DIC、多臓器不全にまで進展します。そのため、**酸素化**や**腎機能**、**凝固系**の検査値を読みとる必要があります。

4）臓器灌流の指標を見る

敗血症では、組織での血液灌流の低下等により酸素供給が低下します。その結果、組織で嫌気性代謝が亢進し、**血清乳酸値は上昇**します。

すなわち、血清乳酸値の高値が持続する場合は、臓器虚血が進行していることを示しています。血清乳酸値は、敗血症の重症度と予後を示す優れた指標とされています。

チェックしたいその他の数値は？

炎症などの検査値とあわせ、**心拍数と体温**から計算することにより、細菌感染症の可能性を読みとることができます（Δ20ルール、**図1**）。

加えて、尿路感染症との鑑別を行うために、**尿中白血球や尿細菌**も確認する必要があります。

SIRSの診断上、血液培養で病原微生物が検出（菌血症）、

図1　体温・心拍数から細菌感染症を見抜く

$$\frac{\Delta 心拍数（発熱時の心拍数－ふだんの心拍数）}{\Delta 体温（発熱時の体温－ふだんの体温）} > 20$$

計算例（図3の症例の場合）
- ふだんの心拍数：70回/分
- ふだんの体温：36.5℃
- 発熱時の心拍数：110回/分
- 発熱時の体温：37.8℃

$\Delta 心拍数 / \Delta 体温 = (110-70)/(37.8-36.5) \fallingdotseq 30.8$

> この場合は、微熱でも細菌感染症の可能性が高いと考えられる！

> $\Delta 心拍数 / \Delta 体温 > 20$ のため、細菌感染症の可能性が高い

あるいは血液中に病原微生物の毒素が検出される（エンドトキシン血症など）必要はないと述べられていますが、その後の治療を行うために通常、**血液培養**が進められます。

敗血症の管理のポイントは？

1）呼吸・循環の管理

初期の循環管理では、敗血症の治療方針である**early goal-directed therapy（EGDT）**に沿って治療が行われていきます（**図2**）[1]。

MODSへの移行を防ぐための**酸素投与**と**輸液**、および**血管収縮薬の投与（ノルアドレナリン、バソプレシンなど）**を行います。また、**血液ガス分析**の結果や**経皮的酸素飽和度（SpO$_2$）**を観察し、酸素化能を評価します。血液ガス分析により、非侵襲的な人工呼吸や気管挿管による人工呼吸管理の導入を行います。

2）感染症

感染による原因がわかっているならば、まず手術などによるドレナージを行います。

血液、尿、便、咽頭、喀痰、ドレーン等のグラム染色や**細菌培養**を定期的に行い、適切な**抗菌薬の投与**を行います。

3）DICの予防と治療

敗血症が重症化するとDICとなります。よって継続的なモニタリングを行い、出血や血栓の徴候がないか観察するとともに、検査値では凝固・線溶異常がないか確認します。

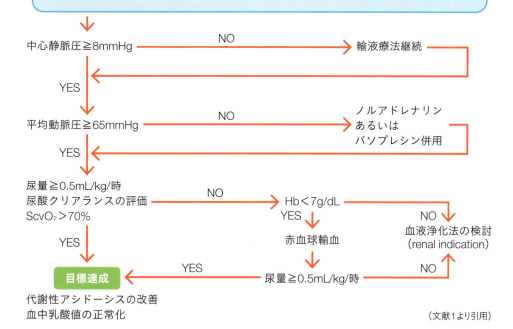

図2 敗血症の初期蘇生の例

（文献1より引用）

　もしDICの合併があれば、抗凝固薬などの治療が必要となります[2]。

4）血液浄化療法

　重症敗血症や尿量減少がある場合は、**腎保護、血中メディエーター除去、水・電解質バランスの管理**を目的として、血液浄化療法（血液透析濾過法〈HDF〉、持続的血液濾過透析〈CHDF〉、エンドトキシン吸着〈PMX〉など）が積極的に行われます[3]。

5）早期経腸栄養と血糖コントロール

　SIRSにおける**バクテリアルトランスロケーション**（Bacterial Translocation）や二次感染を予防するために、早期に経腸栄養を行います。

　また、**血糖コントロール**は150mg/dLを超えないようにします。

検査値に基づく対処は？（症例）

　以下、症例をもとに、敗血症のケアに検査値をどのように活かしていくか考えてみましょう。図3に、発熱が2〜3日続き、意識消失で搬送された患者Aさんの症例を示します。

1）バイタルサイン評価時の視点

　Aさんの救急外来（ER）入室時のバイタルサインは、体温37.8℃、血圧116/59mmHg、心拍数110回/分、呼吸数29回/分で、心拍数・呼吸数が**SIRSの診断基準**を満たしています。

図3　症例「敗血症疑いの患者の検査データ」

現病歴
- 50代の患者Aさん、女性
- 2〜3日前から発熱と食欲不振があった
- 自宅で意識を消失しているところを夫に発見され、救急車で救急外来(ER)に搬送された
- 救急外来(ER)入室後、輸液や酸素投与が開始となり、血液および尿培養検査が実施された

臨床所見
- 左背部叩打痛あり
- CTにて左腎周囲脂肪濃度の上昇

経過
- 約30分後、心拍数110回/分、NIBP(非観血的血圧)84/54(MBP64)mmHg、呼吸数29回/分と血圧が低下。ただちに輸液投与を増量し、血管収縮剤が開始された
- 尿路感染に伴う敗血症の診断で救命救急センターに緊急入院となる
- 血液培養では大腸菌が検出された

入室時のバイタルサインと検査データ

意識レベル・バイタルサイン

意識レベル	JCSⅡ-10
体温	37.8℃
血圧	116/59(MBP96)mmHg
心拍数	110回/分
呼吸数	29回/分

尿検査

尿潜血	3+ ↑
尿中白血球	多数 ↑
尿細菌	3+ ↑

血液検査

白血球数(WBC)	$3.4×10^3/\mu L$ ↓
血小板数(PLT)	$5.9×10^4/\mu L$ ↓
C反応性タンパク(CRP)	4.4mg/dL ↑
プロカルシトニン(PCT)	3.77ng/mL ↑
乳酸	7.6mmol/L ↑

血液ガス

pH(水素イオン濃度)	7.305
PCO_2(炭酸ガス分圧)	21.7Torr
PO_2(酸素分圧)	74.8Torr
HCO_3^-(重炭酸イオン)	16.7mEq/L
BE(過剰塩基)	−4.7mEq/L

　Aさんのふだんの血圧は140/80mmHg、心拍数は70回/分、体温は36.5℃でした。⊿心拍数/⊿体温 ≒ 30.8となるため、**細菌感染症**が疑われます(計算方法は図1参照)。

　その他、バイタルサインで注目したい点を以下に示します。
- 収縮期血圧＜心拍数は危険なサイン
- 酸素飽和度の値は呼吸数とセットで評価する
- 心拍数と呼吸数増加を伴う発熱は、重症の可能性が高い

2) 検査値のアセスメント

● SIRSの診断基準

　心拍数110回/分、呼吸数29回/分、白血球数$3.4×10^3/\mu L(3,400/\mu L)$と3項目が満たされ**SIRSと診断**されます。

● 他の検査値

　血小板は低値を示しており、出血傾向やDICを考えます。C反応性タンパク(CRP)、プロカルシトニン(PCT)は高値を示します。乳酸は7.6mmol/Lで、**末梢循環不全**の状態を表します。

　尿の潜血、尿中白血球と尿細菌は**陽性**を示します。

　なお血液ガスは、HCO_3^-およびBE低下のため**代謝性アシドーシス**を認めており、CO_2の低下にて呼吸性に代償しています。

3) 全身状態の観察と把握

　意識レベルの変化や、膀胱留置カテーテルを挿入することで**尿量**や**性状**を把握します。

4) 治療と看護

　Aさんは尿路感染に伴う敗血症の診断で救命救急センターに緊急入院となりました。SIRSの原因は尿路感染症に起因するものと考えられ、**敗血症性ショック**に陥った状態であると考えられます。

　よって、気道確保により呼吸・循環状態を安定化させ、並行して血液浄化法や抗菌薬投与などによる尿路感染症の治療を行います。

　また、二次感染を予防し、病態の悪化を防ぐことが重要です。各種ラインからの感染予防(**図4**)[4]には注意しなければなりません。

5) 生体に加わる侵襲を最小限にとどめるケア

　身体的苦痛や不安は、交感神経の緊張を招き**酸素消費量を増加**させます。よって、心身の安静を保つ援助が重要です。

＊

　敗血症の重症化を防ぐために重要なことは、SIRSの徴候を見逃さないことです。バイタルサインの評価に強くなり、SIRSの基準を満たしているかを判断する習慣をつけましょう。

看護におけるSIRSのとらえ方で大切なことは、眼の前の患者が「今」どのような症状なのか、その疾患でSIRSを呈することがあり得るかどうかを判断することです。そして、患者の全身状態から見逃すことなく読み取り看護実践へつなげることが、私たち看護師の重要な役割だと思います。

〈引用文献〉
1. 日本集中治療医学会Sepsis Registry委員会：日本版敗血症診療ガイドライン．http://www.jsicm.org/pdf/SepsisJapan2012.pdf（2014.3.20アクセス）
2. 田村哲也, 松田直之：sepsisにおける生体反応の変容—過剰炎症反応と免疫抑制—, 久志本成樹 編：特集sepsis・SIRS—いま生かす！　最新の病態把握に基づく適切な診療へ—. 救急・集中治療 2012；24(9)：1021.
3. 林下浩士：sepsis resuscitation bundle, 久志本成樹 編：特集sepsis・SIRS—いま生かす！　最新の病態把握に基づく適切な診療へ—. 救急・集中治療 2012；24(9)：1103.
4. 池松裕子 編著：クリティカルケア看護の基礎 生命危機状態へのアプローチ. メヂカルフレンド社, 東京, 2003：314.

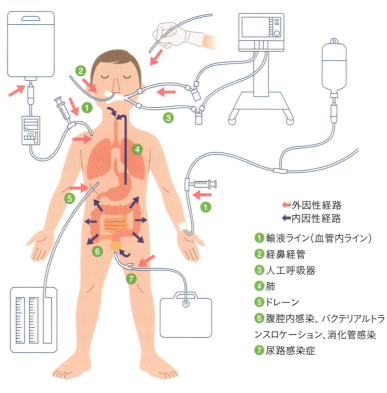

図4　クリティカルな患者の感染経路

（文献4を参考に作成）

疾患別

感染症

木下輝美

　臨床現場で見抜きたい感染症は、敗血症、誤嚥性肺炎のほか、腎盂腎炎、胆道系感染症、細菌性髄膜炎、亜急性心内膜炎、発熱性好中球減少症などさまざまであり（**表1**）、診断によって対処もそれぞれ異なってきます。

　感染症が疑われる場合、まずその原因が本当に感染症かどうかを検討し、次に感染部位（臓器）と起因病原体を推定して、臨床的診断を行います。最終的に起因病原体を特定して確定診断を行います[1]。

　感染症かどうかの判断は、患者の背景、病歴や身体所見、一般検査データなどから行います。特に、感染症の代表的な症状である「発熱」では、臨床的診断のために患者からの情報収集は有用で、看護師の腕の見せどころです。発熱で何らかの感染症を疑った場合は、**図1**のような内容を聴取します。

チェックしたい検査値は？

　チェックしたい検査値について、**表2**に示します。
　主に血液一般検査にて白血球の状態を見ます。
　また、炎症マーカーのうち①CRPと赤沈は主に体内の炎症や組織破壊の確認とその程度、治療中の経過観察の指標、②PCT（プロカルシトニン）は細菌感染症の指標であり、特

表1 臨床で見抜きたい緊急性を有する感染症（例）

局所所見が明らかな場合	● 肺炎 ● 腎盂腎炎 ● 胆道系感染症 ● 細菌性髄膜炎 ● 急性壊死性筋膜炎
臨床症状から疑う場合	● 敗血症性ショック ● 亜急性心内膜炎 ● 単純ヘルペス脳炎
その他	● 発熱性好中球減少症 ● 腹膜透析患者の腹膜炎

図1 発熱の原因が"感染症"にあることを疑った場合の問診

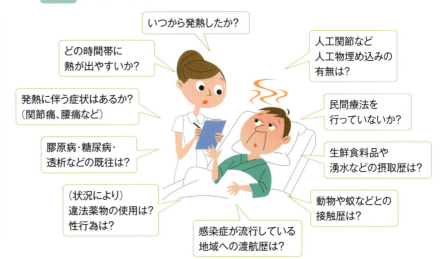

- いつから発熱したか？
- どの時間帯に熱が出やすいか？
- 発熱に伴う症状はあるか？（関節痛、腰痛など）
- 膠原病・糖尿病・透析などの既往は？
- （状況により）違法薬物の使用は？性行為は？
- 人工関節など人工物埋め込みの有無は？
- 民間療法を行っていないか？
- 生鮮食料品や湧水などの摂取歴は？
- 動物や蚊などとの接触歴は？
- 感染症が流行している地域への渡航歴は？

Check! 表2 "感染症"の検査値がわかる！ 読める！

「●」は基準値より高値

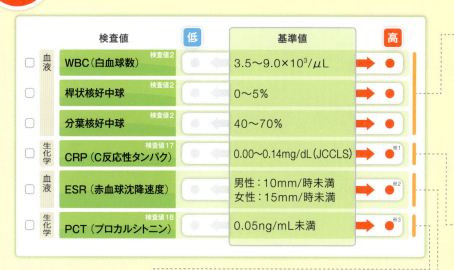

白血球数、好中球数が増加する
- WBCは感染症や炎症の指標に用いられる（なお、感染部位や起因微生物を示すものではない）
- 各分画には特有のはたらきがあり、その増減を調べることで異常の原因を細かく推測することが可能となる
- 好中球増加を示す代表的疾患は感染症、炎症であるため、特にWBCに占める好中球の割合（数値）を確認する

CRP上昇が認められれば感染を疑う
- CRPは、体内で炎症が生じると増加するタンパク質成分（C反応性タンパク）の含有量を測定している。健常人の血中にはほとんど存在しない
- 細菌感染、肺炎、虫垂炎などで上昇する（ただし、ウイルス感染、重度の肝障害では上昇しにくい）
- 外傷、熱傷、悪性腫瘍などでも上昇する

感染症を疑う場合はプロカルシトニンをチェックする
- PCTは特に細菌感染症で上昇する
- PCTの血中濃度は、感染による炎症の程度を反映する。したがって敗血症ショック、多臓器機能不全症候群、重症細菌感染症などで、すでにPCTが高値の際には、濃度の経過を見ていくことが予後判定に有用である
- PCTの循環血液中の半減期は約24～30時間と非常に短い。つまり、病態が検査値にリアルタイムに現れる

炎症を伴う疾患の有無・程度を鑑別する
- ESRは検査手順が簡単で、疾患のスクリーニング検査として用いられる
- 貧血や高γグロブリン血症など、炎症以外のさまざまな病態でも異常値になるため、これだけで判定はできない

※1：CRP"上昇"のアセスメント

単位(mg/dL)	範囲	高頻度に出現する病態
～1	軽度上昇	● 軽症急性炎症性疾患 ● 炎症性疾患の初期および回復期
～10	中等度上昇	● 細菌感染症、悪性腫瘍、心筋梗塞 ● 関節リウマチ、血管炎、リウマチ熱 ● 外傷　など
10以上	高度上昇	● 重症細菌感染症 ● 関節リウマチの活動期

（文献2より引用）

※2：ESR"亢進"のアセスメント

単位(mm/時)	範囲	高頻度に出現する病態
～25	軽度亢進	● 貧血・感染症の初期 ● 膠原病を含むさまざまな炎症性疾患 ● 骨髄腫など血清タンパク異常を示す疾患 ● 心筋梗塞　など
～50	中等度亢進	● 感染症、炎症性疾患 ● 骨髄腫など血清タンパク異常を示す疾患
50以上	高度亢進	● 悪性腫瘍、心筋梗塞　など

（文献2より引用）

※3：PCT"上昇"のアセスメント

単位(ng/mL)	範囲	高頻度に出現する病態
～0.5	軽度上昇	● 局所細菌感染の可能性（全身感染は否定的）
～2	中等度上昇	● 敗血症（細菌性）
2以上	高度上昇	● 重症敗血症（細菌性） →ショックを伴う細菌性重症敗血症では10以上となることが多い

（文献2より引用）

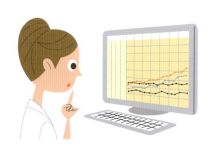

に敗血症の診断と重症度診断に利用されます。

検査データの解釈で注意したいことは？

1）白血球数（WBC）と好中球数の解釈で注意したいこと

WBCは体調によっても数値が変動し、基準値にも幅があります。重症感染症ではかえって減少傾向を示すこともあり、症例によってWBC増加・減少の意味づけを慎重に行う必要があります。

白血球数に異常がある場合は、白血球の総数だけで判断せず、好中球数を含む白血球分画を確認する習慣をつけましょう（表3）。例えば細菌感染症では好中球、なかでも桿状核好中球が増え、ウイルス感染症ではリンパ球が増大します。またアレルギーや寄生虫疾患では好酸球が増えるとされ、何による感染症なのか、臨床的診断につながります。

2）WBCとCRPのどちらを見るか

WBCとCRPは、それぞれ検出のピークの時期が異なります（図2）[3]。

炎症が起きると数時間以内にWBCが上昇し、6〜12時間後より今度はCRPが上昇します。CRPは炎症以外で上昇することはないため炎症の程度を反映していますが、WBC上昇から約48時間後がCRPの上昇ピークとなります。そのため、炎症が起きてから半日程度までは、WBCが主な指標となります。

しかしウイルス感染症や小児の感染症では、CRPが正常であったり、高齢者の感染症ではWBCが正常であったりすることも多く、感染症の経過においてはWBCとCRPの変化を総合的に判断します。

3）ESRの現在における臨床的意義

ESRは比較的多くの血液を必要とし、さらに炎症が起こってからESRが変化するまでに時間を要すること、貧血や高γグロブリン血症などでも異常値になることから、リアルタイムの炎症マーカーとしては現在、臨床的意義が下がってきています。

4）PCTと敗血症と感染症

敗血症は、全身性炎症反応症候群（systemic inflammatory response syndrome：SIRS）の1病態とされ、その診断にはCRP、赤沈などの炎症マーカーが有用です。しかし"感染徴候のない侵襲の強い外傷によるSIRS"でもこれらのマーカーは上昇するため、"感染症によるSIRS"との区別が困難です。

一方PCTは、細菌感染に対する全身的な反応過程でのみ生成され、CRP・赤沈等の血中マーカーよりも細菌感染に特異的であるため、敗血症（細菌性）の鑑別のほか、重症度

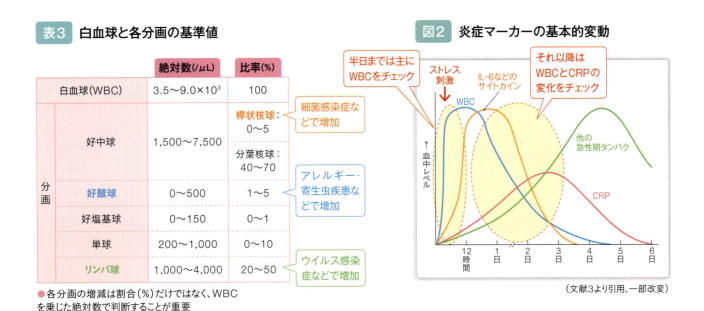

表3　白血球と各分画の基準値

		絶対数（/μL）	比率（%）	
白血球（WBC）		3.5〜9.0×10³	100	
分画	好中球	1,500〜7,500	桿状核球：0〜5	細菌感染症などで増加
			分葉核球：40〜70	
	好酸球	0〜500	1〜5	アレルギー・寄生虫疾患などで増加
	好塩基球	0〜150	0〜1	
	単球	200〜1,000	0〜10	
	リンパ球	1,000〜4,000	20〜50	ウイルス感染症などで増加

●各分画の増減は割合（%）だけではなく、WBCを乗じた絶対数で判断することが重要

図2　炎症マーカーの基本的変動

（文献3より引用、一部改変）

評価の指標とされています。

検査値に基づく対処は？

ここでは、発熱性好中球減少症（febrile neutropenia：FN）を例に挙げ、対応について解説します。

FNとは、好中球減少に伴って発熱を示し、薬剤・腫瘍・膠原病・アレルギーなどの原因が除外できるものと定義されます。白血病治療などでよく経験し、ときに重篤な細菌感染に発展し致死的になることから、その対応には緊急を要します（表4）。

好中球が1,000/μL以下になると感染症の頻度が増加し、さらに500/μL以下では菌血症や重症感染症が急激に増加します。しかしFNでは好中球が少ないため、感染を起こしても、炎症が十分に起きません。そのため肺炎でも"典型的な胸部X線画像を呈しない""発熱がみられない"など、通常の感染症で見られる典型的な臨床像が得られない場合があります。それでも血液一般検査（白血球分画）、炎症マーカー（CRP、PCT）の変化に加え、問診、血液培養（2セット*）、感染を疑う部位から採取した検体のグラム染色など、感染徴候を示す複数の指標を総合的に判断することで、早期から臨床的診断がある程度可能です。

好中球減少時の感染の原因となる主な微生物は、黄色ブドウ球菌や表皮ブドウ球菌などのグラム陽性球菌、緑膿菌や肺炎桿菌などのグラム陰性桿菌、アスペルギルスやカンジダなどの真菌です。しかし広域抗菌薬のすみやかな投与によって80％以上が解熱するため、起因菌が特定されなくても、発熱の原因の多くは感染症であるとみなされています。グラム陰性桿菌による敗血症では一晩で死に至ることもあり、発熱性好中球減少症では細菌検査などの結果を待たずに抗菌薬治療を開始します。そのためには好中球の減少だけではなく、**熱型や全身の観察**、医療チーム内でのこれらの情報共有など、看護師から積極的に行うことが重要です。

FNで感染を起こす要素には、主に以下があります。
①好中球の絶対的な減少（特に500/μL以下）
②好中球減少の速度（急激な減少は感染を起こしやすい）
③好中球減少の期間
④放射線療法や化学療法、ステロイド使用に伴う好中球の機能低下
⑤血管内カテーテルの使用や治療に伴う皮膚・粘膜障害

表4 発熱性好中球減少症（FN）の定義と発熱の原因

好中球数	●500/μL未満 ●1,000/μL未満で500/μL未満になることが予測される
発熱	●1回の腋窩温≧37.5℃、または1回の口内温≧38℃ ●薬剤熱・腫瘍熱・膠原病・アレルギーなどの発熱の原因が除外できる
発熱の原因	●10％：敗血症 ●10〜20％：臨床的感染症、肺炎、口内炎、血管炎 ●70〜80％：原因・起因菌不明

また、FNでは、CRPとPCTは、特に菌血症の経過の指標となります。例えばCRP高値が遷延すれば「予後不良」、発熱が続くのにPCTが低値であれば「細菌感染は否定的」、抗菌薬に反応しない軽度のPCT上昇では「深在性真菌症」等が予測できます。また好中球の回復状況より「熱型や全身状態の改善が予測」できます。**これらの指標から、口腔や肛門など皮膚・粘膜のケアや血管カテーテル管理の方法・頻度**など、いつから強化または緩和するのか、ケアを見直しQOLの向上につなげましょう。

＊

感染に関する検査値の解釈にはまず、検体採取日や入院（来院）した経緯、患者背景や発熱状況などが重要です。

ただ、血液一般検査も炎症マーカーも、感染症の判断のヒントにはなりますが、感染部位や起因病原体を示すものではありません。感染症の経過を評価するうえでの1指標として活用されるべきものです。各検査値が示す意味を理解し、感染症か否かのアセスメントに結びつけましょう。

〈引用文献〉
1. 藤本秀士 編：わかる！身につく！病原体・感染・免疫．南山堂，東京，2010：41．
2. 髙久史麿 監修，黒川 清，春日雅人，北村 聖 編：臨床検査データブック2011-2012．医学書院，東京，2011．
3. 山田俊幸：SAA（血清アミロイドA蛋白）の臨床について．医学検査 1996；45（5）：957-960．

〈参考文献〉
1. 細川直登 編：感度と特異度からひもとく感染症診療のDecision Making．文光堂，東京，2012．
2. 新井隆男，他：プロカルシトニン．モダンメディア 2006；52（12）：14-18．
3. 田村和夫：Febrile Neutropenia診療の現状と課題．感染症学雑誌 2006；80（4）：358-365．

＊【血液培養2セット】＝異なる2か所から採血を行い、血液培養ボトル2セット（計4本）に分注すること。

疾患別

褥瘡

山村真巳、松永佳世子、岩田洋平

　日々臨床で働いている皆さんは、毎日のように褥瘡ケアを行っていると思います。

　低栄養は褥瘡発生の危険因子であるとともに、治癒を阻害する因子でもあり、褥瘡ケアにおいて低栄養を予防・改善することはとても重要なことです。このことは『褥瘡予防・管理ガイドライン』[1]にも明記されています。

　しかし、臨床では褥瘡の局所ケアやポジショニングの手技などについては関心が向けられやすいものの、栄養管理については"二の次"になってはいないでしょうか（図1）。苦手な人も多いと思います。

　栄養状態を評価するためには、血清アルブミン値（ALB）を用いて評価することが有用であると報告されています[1,2]。しかし、血清アルブミンは長期的な栄養状態を表しており、最近の栄養状態を知ることはできません。さらに全身の影響を受けやすいのも欠点です。

　より正確に栄養状態を評価するには、他の検査値もあわせて評価することが必要です（表1）。

チェックしたい検査値は？：「長期的な栄養状態」と「炎症・感染」を見る

　チェックしたい栄養指標の詳細について表2に示します。

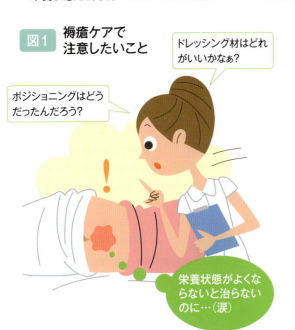

図1 褥瘡ケアで注意したいこと
- ドレッシング材はどれがいいかなぁ？
- ポジショニングはどうだったんだろう？
- 栄養状態がよくならないと治らないのに…（涙）

表1 褥瘡ケアで把握したい栄養指標

静的指標 （長期的な栄養の状態を評価）	● 血清アルブミン（ALB） ● 総タンパク（TP） ● ヘモグロビン（Hb） ● 免疫検査
動的指標 （短期的な栄養の状態を評価）	● RTP ▶ プレアルブミン（PA） ▶ トランスフェリン（Tf） ▶ レチノール結合タンパク（RBP） ● 亜鉛（Zn） ● 銅（Cu） ● 鉄（Fe） ● 電解質（Na、K、Cl）
炎症／感染	● C反応性タンパク（CRP） ● 白血球（WBC）

この3カテゴリの検査値を組み合わせて評価することが必要

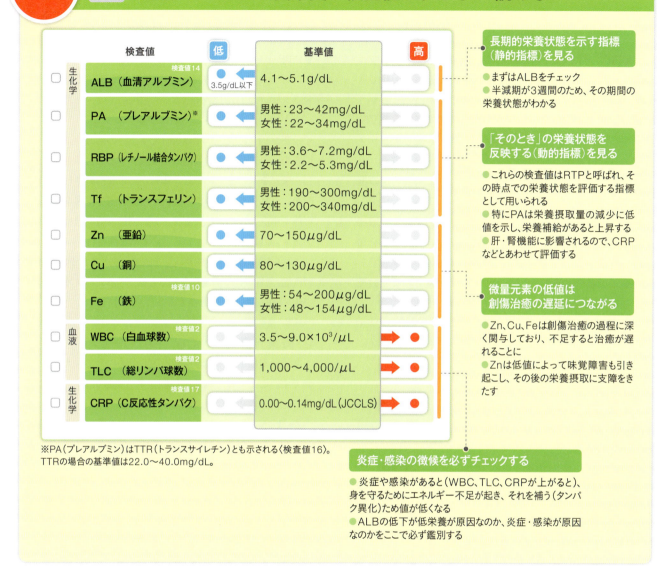

表2 "褥瘡"にかかわる低栄養の検査値がわかる！ 読める！

※PA（プレアルブミン）はTTR（トランスサイレチン）とも示される〈検査値16〉。TTRの場合の基準値は22.0〜40.0mg/dL。

1）ALBは長期的な栄養状態を反映する

まずは長期的な栄養状態を反映する「静的指標」に注目します。

血清アルブミンは血漿の約60%を占め、肝臓で合成される内臓タンパクです。**ALBが3.5g/dL以下になると褥瘡が発生するリスクが高まる**と報告されています[1]。

ALBの半減期は2〜3週間と長いため、長期的な栄養状態を評価するのに適しています（詳細は[低栄養（高齢患者）]p.48を参照）。つまり"3週間前から適切な栄養管理ができているか"を確認でき、もしできていれば値は改善するし、で

きていなければ悪化します。なお、急速な栄養状態の変化は反映されにくいのが特徴なので、RTP（rapid turnover protein）やC反応性タンパク（CRP）との併用が必要です。

アルブミンは肝臓で合成されるため、**肝機能に異常が見られたり、感染を起こしたりしていると、ALBは低値**になります。その理由として、肝機能異常の場合は、肝臓でのアルブミン合成が低下するため、血清ALBは低値になります。また感染を起こしていると生体防御のためにエネルギー消費量は20〜50%程度上昇するとされており[3]、このとき不足したエネルギーを補うために身体は自身のタンパク質を壊し、

エネルギーに変えます（これをタンパク異化といいます）。これによりALBが低くなるのです。

このようにALBは身体の状態を反映するため、値が低いだけでは低栄養とはいえないので注意が必要です。

2）WBC、TLC、CRPで炎症・感染をチェック

低栄養状態を見抜くには、炎症・感染の有無もあわせて見ていくことが必要です。

リンパ球とは白血球の一種であり、**TLCは免疫系を反映**します。栄養状態と免疫系は関係が深いので、ぜひチェックしておきたい項目です。ただし、褥瘡による発熱や感染、炎症などによりWBCが増加している場合は、低栄養判定の指標として用いるのは難しいでしょう。

CRPは急性炎症、術後、熱傷などの組織崩壊病変で増加する炎症マーカーとして最も代表的なものです。その値を知ることで、炎症や組織障害の存在と程度がわかります。

感染・炎症や組織破壊の程度が大きいほど高値になり、炎症や破壊がおさまってくるとすみやかに減少します。

このように、WBC、TLC、CRPをチェックすることで、ALB等の低下が低栄養によるものなのか、もしくは炎症によるものなのかを鑑別します。

> ### チェックしたい検査値は？：
> 「短期的な栄養状態」と「微量元素」を見る

1）PA（TTR）は短期的な栄養状態を反映する

半減期が短く、"そのとき"の栄養状態評価が可能な指標をRTP（rapid turnover protein）と呼びます。プレアルブミン（PA）、レチノール結合タンパク（RBP）、そしてトランスフェリン（Tf）が代表的なRTPです。

なかでもよく使用される値は**プレアルブミン（トランスサイレチン〈TTR〉とも呼ばれる）**です。**この半減期は2日と短いため、タンパクや栄養摂取量が減少することで急速に反応し、低値**を示します。また、体外から栄養補給されるとすみやかに上昇します。つまり直近の栄養状態を把握することが可能です。さらにプレアルブミンは創傷治癒過程に必要なビタミンAの運搬にもかかわるといわれます[4]。

これらRTPは現在の栄養状態を鋭く反映しますが、肝機能や腎機能、急性炎症や感染症などでも低下するため、CRPなどで炎症・感染もあわせて評価することが大切です。

2）微量元素（Zn、Cu、Fe）もチェック

微量元素は全身の生理機能を司るためのとても大切な栄養素です。ここでは**創傷治癒に関連する亜鉛（Zn）、銅（Cu）、鉄（Fe）**について解説します。

ZnはRNA合成などに必須であり、創傷治癒のなかでもコラーゲン形成などに関与しています。低値では味覚障害を引き起こすことも知られており、今後の栄養摂取障害にも影響を及ぼします。なお、ZnはCuと拮抗作用があります。

Cuはヘモグロビン合成の補酵素であり、不足するとエネルギー産生が低下し、また、Feの利用が進まず、貧血になりやすいです。コラーゲン、エラスチンなどの結合組織代謝に関与し、これらを結合（架橋形成）させるはたらきがあります。

Feは創傷治癒に必要なタンパク合成、コラーゲン形成にはたらきます。また、ヘモグロビン（Hb）と結合し、酸素を運搬しエネルギーを産生するために関与します。不足すると酸素の供給が低下するため、エネルギー産生不足となり、創傷治癒遅延となる可能性があるので注意が必要です。

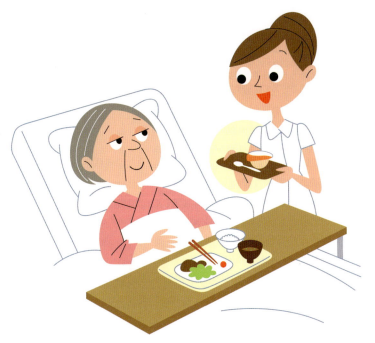

褥瘡における低栄養への対応は?

1)炎症・感染状態と判断されたとき…まずは感染制御!

褥瘡が感染をきたしている場合は、局所をしっかり洗浄したうえで、感染制御作用を有するカデキソマー・ヨウ素(カデックス®軟膏)、スルファジアジン銀(ゲーベン®クリーム)、ポビドンヨード・シュガー(ユーパスタ®)などの外用薬の使用、または銀含有ハイドロファイバー(アクアセル®Ag)、アルギン酸Ag(アルジサイト®Ag)などのドレッシング材を用いて管理することが大切です[1]。

感染の温床となりうる黄色〜黒色の壊死組織が認められたり、局所に膿瘍や滲出液の貯留があったりする場合にはデブリードマンを行います。発熱や炎症所見の著しい場合には、抗菌薬の全身投与なども検討します[1]。

2)炎症・感染もなく、低栄養状態であると判断されたとき

低栄養状態である場合は栄養(の補充)療法を行います。身長・体重・日常生活活動度から患者ごとの必要栄養量の評価を行い、不足しているエネルギー量を投与します。投与方法、投与量や割合(タンパク質、脂質、ミネラル、ビタミンなど)については基礎疾患や全身状態によっても左右されます。主治医やNST(栄養サポートチーム)とともに、よりよい栄養療法が提供できるよう検討します[1]。

＊

このように、"長期的"な栄養状態を表す静的評価指標であるALB、"短期的"な栄養状態を表す動的評価指標であるRTP、そして炎症・感染を見るWBC、TLC、CRPをあわせて見ることで、患者の真の栄養状態のみならず、全身状態をとらえ、より的確な褥瘡予防・治療ケアを実践することが可能となります。

さらにエネルギー量が足りているにもかかわらず創傷治癒が思うように進まない場合には、微量元素についても測定し、不足しているようなら積極的に補充していくことで創傷治癒を促進させ、適切な栄養管理が可能になります。

〈引用文献〉
1. 日本褥瘡学会 教育委員会 ガイドライン改訂委員会:褥瘡予防・管理ガイドライン(第4版). 褥瘡会誌 2015;17(4):487-557.
2. 中条俊夫,大石正平:褥瘡の予防と管理 栄養管理―特に血清アルブミン及びヘモグロビンのカットオフ値について.Geriatr Med 2002;40(8):1023-1028.
3. 東口髙志 編:JJN スペシャル「治る力」を引き出す 実践! 臨床栄養. 医学書院,東京,2010:145-152.
4. 渡辺 皓,菊地憲明,館 正弘 監訳:創傷管理の必須知識.エルゼビア・ジャパン,東京,2008:211-230.

疾患別

虚血性心疾患
（心筋マーカー）

西嵜政仁

なぜ虚血性心疾患を早期に見抜く必要があるのか？

虚血性心疾患は、冠動脈の動脈硬化もしくは痙攣が原因となって**心筋への酸素供給が不足し、心筋虚血によって発症**する病態です。

虚血性心疾患のうち、「冠動脈の狭窄」「一過性の心筋虚血」の状態を**狭心症**、「冠動脈が狭窄し心筋が壊死した」状態を**心筋梗塞**といいます。さらにこの状態が進行すると、致死性不整脈、急性心不全、心室瘤・心破裂、心停止にまで移行する緊急性の高い疾患です。

虚血性心疾患の診断を確定する検査として、心電図、生化学、心筋マーカー検査、X線検査、動脈血ガス、心エコー、治療を視野に置いたカテーテル検査などがあります。

しかし高齢者や糖尿病患者では特徴的な胸痛を訴えず、また心電図上も特徴のある異常所見（異常Q波、ST-T変化）が現れない非貫通性梗塞も少なからず存在します。その状態での診断を補助する目的で、いくつかの心筋マーカー検査が開発されており、簡便かつ信頼性の高い検査としてその有用性が広く認められています。

例えば胸部症状の訴えが乏しく心電図上も変化を認めない患者に対し虚血性心疾患を疑った場合、心筋マーカーを検査することで、異常を早期に発見・対応できます。心筋マーカーの特徴を理解し活用することで、虚血性心疾患患者のベッドサイドケアの充実につながります。

心筋マーカーとは？

心筋マーカーとは、**心筋細胞の壊死により血液中に逸脱して増える物質**をいいます。バイオマーカー（鑑別したい疾患、臓器にフォーカスを当てた物質）とも言えます。

心筋マーカーの種類として、傷害された**心筋細胞から逸脱**して増える「生化学的マーカー」と、それに伴って生じる**生体反応**による「炎症マーカー」が代表的です（**表1**）[1]。

表1 心筋マーカーの種類

①生化学的マーカー	超急性期	● 心筋型脂肪酸結合タンパク（H-FABP） ● ミオグロビン（Mgb）
	急性期	● トロポニンT（TnT）、トロポニンI（TnI） ● クレアチンキナーゼMB（CK-MB） ● AST
	慢性期	● ミオシン軽鎖 ● 乳酸デヒドロゲナーゼ（LD/LDH）
②炎症マーカー		● 白血球数（WBC） ● C反応性タンパク（CRP） ● 赤血球沈降速度（ESR）

（文献1より許可を得て転載、一部改変）

Check! 表2 "虚血性心疾患"の検査値がわかる！ 読める！

「●」は基準値より高値

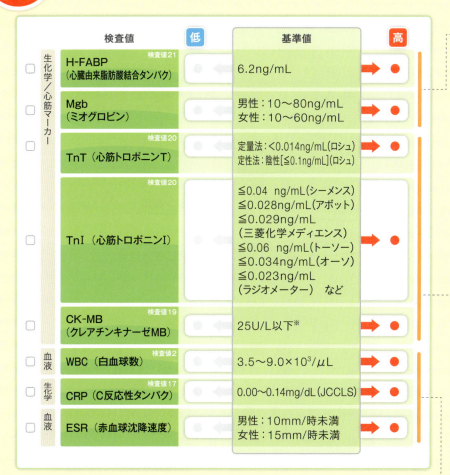

超急性期心筋マーカーは上昇する

- H-FABPは、細胞内で脂肪酸の運搬や貯蔵に関与している低分子タンパクで、心臓型、肝臓型、小腸型の3種類がある。心臓由来FABP（heart-FABP）は、心筋の細胞質にある可溶性成分で、心筋障害において血液中に逸脱する
- Mgbは、骨格筋や心筋にあり、ヘモグロビンよりも酸素親和性が高く、酸素を貯蔵したミトコンドリアへ運搬する低分子タンパク（骨格筋や心筋が傷害されると血液中に逸脱する。尿中にも排出され、ミオグロビン尿になる）。筋肉注射、電気的除細動、胸骨圧迫などで筋肉が傷害されても血液中濃度が上昇するため、心筋の再灌流評価には注意が必要
- いずれも発症後3時間以内に上昇し、数日後には正常化する。また、冠状動脈の再灌流時には洗い出し（washout）現象によって血液中濃度が上昇するので、治療によって虚血となった心筋再灌流の程度がわかる

※＝CK-MB活性。免疫阻害法による測定。

心筋梗塞と関連した炎症マーカーも上昇する

- WBCは好中球、好酸球、好塩基球、リンパ球、単球から構成され、病原体に対する防御作用や抗体を産生して免疫反応を司る。よって数値の変動で組織の傷害の修復状況がわかる
- CRPは肺炎球菌の細胞壁にあるC多糖体と反応するタンパク質のことであり、炎症によって活性化されたマクロファージが放出するIL-1、IL-6、腫瘍壊死因子（TNFα）などサイトカインの刺激を受けて肝臓ですみやかに合成される。急性炎症の場合、6～8時間で急速に増加し、48～72時間で最高値になり、炎症が治まるとすみやかに減少する。疾患を特定することはできないが、炎症の存在、活動性、重症度、経過の判断に有用である[2]
- 炎症によって血漿中にグロブリンやフィブリノゲンが増加すると、赤血球が凝集しやすくなり沈降速度が速くなる。炎症や組織破壊をきたす疾患の診断、経過観察に役立つ

急性期心筋マーカーは上昇する

- TnTは、筋肉の収縮を調整しているタンパクである。発症12～18時間後にピークに達するものはこの細胞質から逸脱したもので、4～5日後にピークを迎えるものは筋原線維の壊死と考えられる。梗塞後の心筋壊死は徐々に起こるので、血中への逸脱も徐々に起こり、長時間持続する。1g未満の心筋壊死でも検出でき、心筋特異性の高いマーカーである
- トロポニンのサブユニットに、トロポニンTのほかにトロポニンIがある。発症2時間後に上昇を始め、10～16時間後にピークに達し、5～8時間後に正常化する。トロポニンTのように二峰性の変化はないため、心筋の再灌流評価に用いる
- CK-MBは、B（brain）とM（muscle）の2つのサブユニットからできており、組み合わせによってBB、MB、MMの3種のアイソザイムが存在する。CKは心筋細胞膜の傷害により、これらのアイソザイムが血液中に遊出し、心筋梗塞発症後4～8時間で上昇する
- 総CK遊出量は心筋梗塞のサイズの推定に役立ち、発症からCKピーク値までの時間は通常24時間であるが、冠動脈再灌流に成功すれば洗い出し（washout）現象により12時間まで短縮するといわれる
- CK-MBは最も心筋細胞の特異性が高く、早期より上昇し早期に消失する。骨格筋にも1～3％含まれるため骨格筋疾患痙攣、横紋筋融解症などでも上昇する[2]

図1 心筋梗塞発症後の生化学的マーカーの変動

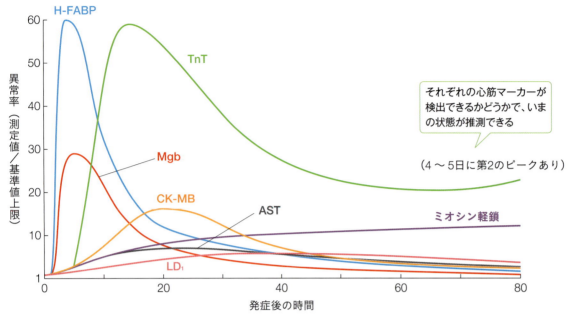

それぞれの心筋マーカーが検出できるかどうかで、いまの状態が推測できる

（4〜5日に第2のピークあり）

（文献1より許可を得て転載、一部改変）

チェックしたい検査値は？（表2）

胸痛や関連痛により心筋梗塞を疑った場合は、以下の心筋マーカーの値をチェックします。

1）超急性期の生化学的マーカーを見る

心筋梗塞発症後の生化学的マーカーの変動を図1[1]に示します。

心筋型脂肪酸結合タンパク（H-FABP）とミオグロビン（Mgb）は、発症"数時間後"から上昇を始め、8時間前後でピークに達し、数日以内に正常化します。発症直後から2時間では、他のマーカーよりも著しく高くなるので超急性期マーカーとして優れています。

特にH-FABPはMgbよりも特異性が高く、異常率が大きいのでわかりやすいです。

2）急性期の生化学的マーカーを見る

しかし、H-FABPもMgbも血液中からの消退速度が速いので、発症後長時間が経過すると検出感度が低下してしまいます。

そのため、トロポニンT（TnT）、トロポニンI（TnI）、CK-MB、ASTもチェックする必要があります。これらの数値は、発症数時間後から上昇を始め、1日以内にピークに達します。

その後、CK-MBとASTは、5日ほどで正常化します。しかし、トロポニンT、トロポニンIは、筋原線維の壊死が進むのに伴って再度血液濃度が上昇し、発症4〜5日後に第2のピークがあり、2週間程で正常化してきます。

3）炎症マーカーを見る

白血球数（特に好中球数）は発症2〜3時間後から増え始め、5〜10時間前後にピークに達し、1週間で正常化します。血液中に漂っている心筋壊死による破壊産物を貪食するべく、毛細血管に付着している白血球や骨髄中にプールされている白血球が動員されるためです。

C反応性タンパク（CRP）は発症1〜2日後に上昇を始め、中等度に（1mg/dL以上）上昇し、3〜4週間後に正常化します。

赤血球沈降速度（ESR）の亢進は、CRPよりも遅く、発症2〜3日後に亢進しはじめます。亢進は軽度で（50mm/時以下）、5〜6週間後に正常化します[1]。

表3 ASTとALTに異常をきたす疾患の鑑別

疾患		ASTとALT	備考
心疾患	心筋梗塞	AST＞ALT	CK（クレアチニンキナーゼ）が上昇
肝疾患	急性肝炎	AST＜ALT	ごく初期にはAST＞ALT
	慢性肝炎	AST＜ALT	急性増悪期にはAST＞ALT
	肝硬変	AST＞ALT	
	肝がん	AST＞ALT	
	脂肪肝	AST＜ALT	
	アルコール性肝障害	AST＞ALT	
筋疾患	多発性筋炎	AST＞ALT	CKが上昇
溶血性貧血		AST＞ALT	LDHが上昇

> ASTとALTとの関係を見ることで、肝疾患の可能性を除外する

（文献3を参考に作成）

チェックしたいその他の数値は？

1）ASTとALTとの関係を見る

"障害部位が心臓か肝臓か"を鑑別するために、ASTとALTを見ます。

AST（GOT） はアスパラギン酸、2-オキソグルタル酸とグルタミン酸、オキサロ酢酸の間でアミノ酸が転移するのを触媒する酵素です。**心臓、肝臓、脳、骨格筋、腎臓** などに含まれており、炎症や腫瘍外傷などで細胞が壊れると血中に逸脱します[3]。

ALT（GPT） はアラニン、2-オキソグルタル酸とグルタミン酸ビリルビン酸の間でアミノ基の転移を触媒する酵素です。**肝臓、腎臓** などに存在します（ただしASTよりも少なく、最も多い肝臓でもASTの1/3程度しかない）。

ASTもALTも肝細胞傷害の指標になりますが、ASTは心疾患や筋疾患で高値を示します。つまりASTとALTを同時に測定し、ASTとの関連性を考えれば、**表3**[3]のように肝疾患との鑑別ができます。

2）BNP、NT-ProBNPを見る

心筋梗塞を含む**急性冠症候群（ACS）***において、現在、話題の検査値に**B型ナトリウム利尿ペプチド（BNP）**、および**N末端プロBNP（NT-proBNP）**（いずれも〈検査値22〉p.164参照）があります。

BNPとNT-proBNPの血中濃度は、ACSの発症早期から上昇します。しかも短期および長期予後の強い予測因子であることから、この測定はACS診療に役立つことが期待されています。

ACSにおける血中濃度の機序は、心筋虚血ストレス自体もしくは虚血による左室拡張末期圧上昇が分泌亢進を引き起こすと推測され、心筋ストレスマーカーともいわれています[4]。

基準値は、BNP≦18.4pg/mL以下、NT-proBNP≦55pg/mL以下となります。

検査値に基づく虚血性心疾患治療の進め方は？

「急性心筋梗塞診断の検査のフローチャート」（**図2**）[5]をもとに、その治療の経過に応じた観察のポイントについて説明します。

1）臨床症状

①心筋虚血による胸部症状（30分以上持続する**胸痛**の有

---

*【急性冠症候群】＝acute coronary syndrome：ACS。冠動脈粥腫の破裂・破壊とそれに伴う血栓形成から、冠閉や高度の冠狭窄をきたす症候群全般を指す。急性心筋梗塞、不安定狭心症が含まれる。

図2 急性心筋梗塞診断の検査のフローチャート

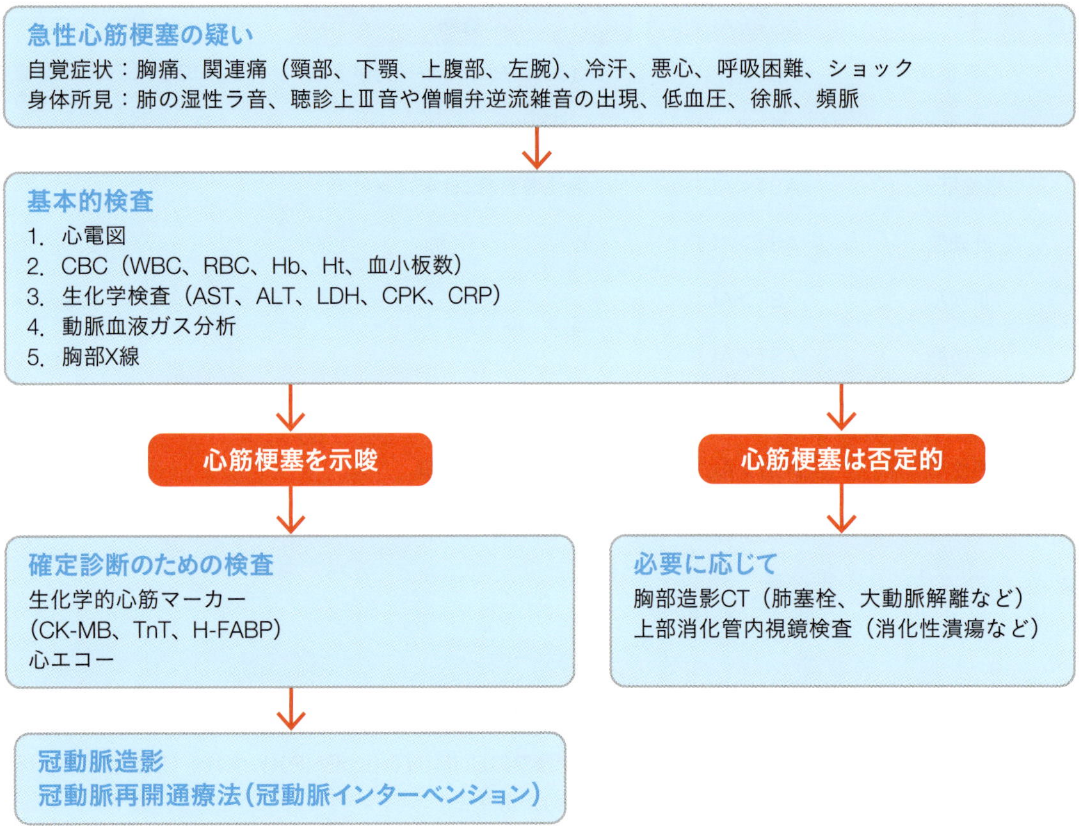

急性心筋梗塞の疑い
自覚症状：胸痛、関連痛（頸部、下顎、上腹部、左腕）、冷汗、悪心、呼吸困難、ショック
身体所見：肺の湿性ラ音、聴診上Ⅲ音や僧帽弁逆流雑音の出現、低血圧、徐脈、頻脈

↓

基本的検査
1. 心電図
2. CBC（WBC、RBC、Hb、Ht、血小板数）
3. 生化学検査（AST、ALT、LDH、CPK、CRP）
4. 動脈血液ガス分析
5. 胸部X線

↓ **心筋梗塞を示唆** / **心筋梗塞は否定的**

確定診断のための検査
生化学的心筋マーカー
（CK-MB、TnT、H-FABP）
心エコー

必要に応じて
胸部造影CT（肺塞栓、大動脈解離など）
上部消化管内視鏡検査（消化性潰瘍など）

↓

冠動脈造影
冠動脈再開通療法（冠動脈インターベンション）

（文献5、p.239より許可を得て転載）

無）、②**心電図変化**（ST上昇型or非上昇型）、③**生化学的心筋マーカー**（CK-MB、TnT）上昇によって診断されます。

2）治療

　一般に発症12時間以内であれば**冠動脈インターベンション**による再灌流療法の適応となります。急性心筋梗塞患者の予後は、迅速な閉塞冠動脈の再疎通にかかっており、それを裏づける的確な臨床検査は診断に重要です。

3）看護

　心筋マーカーの値は、高ければ高いほど心筋へのダメージが大きく、患者の予後に影響します。"正確な心筋マーカー結果"に基づくアセスメントが必要ですが、いくつか**心筋マーカー値に影響を与えやすい看護行為**があります（**表4**）。その内容を理解し、検査値への影響を知り、患者状態の悪化を避けることがポイントです。

*

　虚血性心疾患が疑われた場合は、「どの検査値が発症何時間後に上昇し」「何時間でピークを迎えるのか」、またその後の「再発作時や心筋マーカーの上昇」に対して、必要な対応を検討しておく必要があります。また予測される緊急検査に対する準備も、日ごろから意識しておく必要があります。

　虚血性心疾患の患者は、胸痛という死への恐怖感と、今後行われる検査・処置に不安を抱きながら緊急入室されます。そのような患者の心理は、表出されなければつい忘れがちですが、繰り返し行われる心電図や採血において正確なデータを得るためには、患者の受容・協力、また信頼関係が不可欠です。その重要な役割は、患者のそばにいる私たち看護師の感性や力量にかかっています。

表4 心筋マーカー値に影響を与えやすい虚血性心疾患患者への看護行為

看護行為	理由
採血時間	● 心筋マーカーの継時的変動を捉え診断の裏づけとするため、確実な時間に採血を行う
安静	● 体動により心筋酸素消費量の増大や心筋障害のダメージが拡大する ● 結果、胸痛再発作の誘発や心筋マーカー値が上昇し予後に影響する
絶食	● 食物の消化・吸収に利用される消化器系への血流が増大し、心筋虚血がさらに進行する
薬剤投与方法	● 薬剤投与の経路としての筋肉注射は、心筋マーカー値に影響するため避ける
その他	● 胸骨圧迫、除細動を行った場合は、値に数倍の影響が出ることを理解する

〈引用文献〉
1. 安倍紀一郎, 森田敏子：関連図で理解する 循環機能学と循環器疾患のしくみ 第3版. 日総研出版, 愛知, 2010：210-211.
2. 日本循環器学会 編：急性冠症候群の診療に関するガイドライン. Circ J 2002；66(SupplIV)：136-138.
3. 奈良信雄：臨床栄養別冊 臨床検査値の読み方・考え方Case Study. 医歯薬出版, 東京, 2004：34.
4. 石井潤一：虚血性心疾患の心筋ストレスマーカー(BNP、ANP、NT-proBNP). 生物試料分析 2009；32(2)：135.
5. 日本臨床検査医学会ガイドライン作成委員会：臨床検査のガイドライン JSLM2012：239.

Column

「ベッドサイド教育」は失われつつあるアート

　私は「ベッドサイド教育」を大切にしている。多くの病院で検査を重視する傾向があるが、診断の90％は病歴と身体所見で決まる。ベッドサイドにおける実際の診療では、共感を示しながらどう患者さんに声をかけるか、診断のキーワードを見つける病歴聴取法、鑑別診断に基づき何に着目して身体所見をとるかを医学生に見せることができる。もちろん私自身が診断に難渋することもある。しかし、これらをすべて見せることにより、教科書からは学べない患者さんへの思いやりや診察技術、医学の奥深さを医学生は学ぶはずだ。失われつつあるアートである「ベッドサイド教育」を通じて、これからも若い世代に教え続けて行きたい。

（山中克郎）

疾患別

腎機能障害

辻井しず

腎不全の原因

腎機能障害がやがて腎不全へと進行すると、全身に浮腫などさまざまな症状が出現します。それは体液の恒常性を維持する腎臓のはたらきが低下していることの現れです。

腎不全について、まずは原因から考えると理解しやすいでしょう。腎不全は大きく分けて**急性**と**慢性**に分かれます。そして急性腎不全の原因は**腎前性**、**腎後性**、**腎性**に分けられます。例として「乏尿」の場合の、それぞれの原因を**図1**に示します。

このうち腎前性（図1-①）、腎後性（図1-②）の原因であれば早期治療により腎機能の回復が期待できますが、治療が遅れれば回復までに時間を要したり、ときに腎虚血に陥ると、不可逆的な障害へと進行する可能性があります。また、すでに慢性的な腎障害の経過にある患者の場合、これらが原因で急激に進行し人工透析を必要とする状況に至ることが多くあるため、注意が必要です。

一方、腎性（図1-③）の腎不全は、多くは緩徐に進行する慢性腎不全です。慢性腎不全は進行が緩やかで、症状も自覚されないことが多く、またそれが特徴でもあります。このように慢性的に経過し、末期腎不全に至る可能性をもつ病態は、近年では**慢性腎臓病（chronic kidney disease：CKD）**と称され、新たな国民病として注目されています。

慢性腎臓病（CKD）とは？

CKDは日本人8人に1人以上の割合で起こるとされます[1]。CKDの定義を**表1**[2]に示します。前述のように、**進行するとやがて末期腎不全に陥る可能性をもつ、従来の腎不全という概念よりもさらに広い疾病概念**です。

増加の一途をたどる人工透析の導入をくい止め、さらにCKDがもたらす多くの関連疾患を防ぐという意味で、CKDの早期発見・治療が重要とされています。

このCKDの早期発見・治療のためには、「検査値が示す意味を読み取り」「それを患者の症状と生活に結びつける」看護の視点が重要です。

以下に腎機能障害の病態理解のための検査データについて述べます。

チェックしたい検査値は？（表2）

1）身体症状である乏尿と浮腫の程度を見る

CKDは定義（表1）にもあるように、尿検査により早期発見され、受診の契機となることが多いですが、腎機能障害の進行に伴う症状（図1）のなかでは、**浮腫**や**乏尿**などといった症状が患者に自覚されやすく、受診時の主訴となることもあります。また、入院患者のフィジカルアセスメント時に看護師が発見することもあると思います。

図1 乏尿の原因（腎前性、腎後性、腎性）

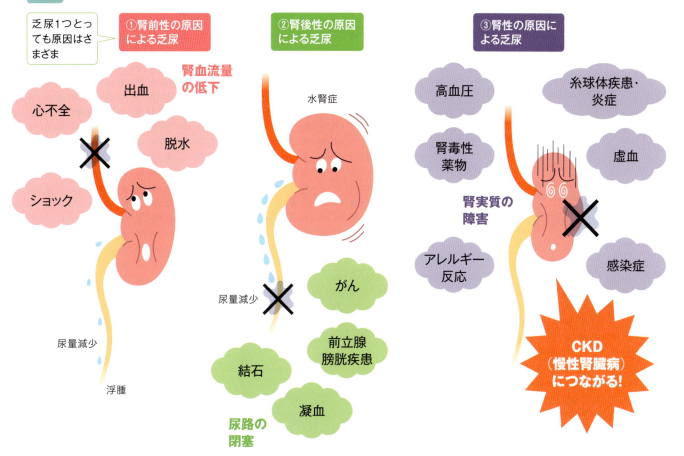

よって、まず、**尿量**、**尿タンパク**、**総タンパク（TP）**、**アルブミン（ALB）**、**ナトリウム（Na）**により、その症状を再確認することが重要です。

2）CKD（慢性腎臓病）が隠れていないかをチェックする

浮腫や乏尿が観察されたとき、患者の背景にCKDがないかアセスメントしましょう。

腎機能の程度を反映する**BUN**、**Cr**、**Cys-C**を確認し、より正確には**イヌリンクリアランス（Cin）**、**クレアチニンクリアランス（Ccr）**を測定します。

また、糸球体濾過量を評価するために、CinやCcrよりも簡便な方法として推算式を活用する方法が提示されました[3]。この推算式で算出されたものを**eGFR（推算糸球体濾過量）**といい、臨床で活用されています。

表1 CKDの定義

①尿異常、画像診断、血液、病理で腎障害の存在が明らか。
特に0.15g/gCr以上のタンパク尿（30mg/gCr以上のアルブミン尿）の存在が重要

②GFR＜60mL/分/1.73m^2

＊①、②のいずれか、または両方が3か月以上持続する

（文献2より引用）

g/gCr＝1gクレアチニン当たりの尿アルブミンまたはタンパク。
GFR＝glomerular filtration rate：糸球体濾過率。腎臓の血液濾過を担う糸球体が実際に濾過している量。イヌリンやクレアチニンを用いて測定する。

Check! 表2 "腎機能障害"の検査値がわかる！　読める！

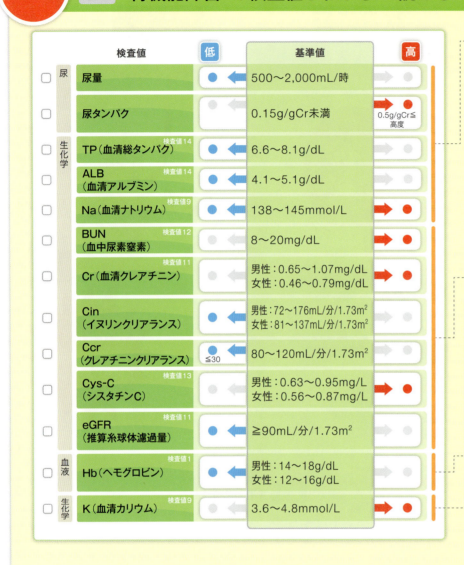

3) 腎性貧血の徴候を見る（Hb）

腎臓は、赤血球前駆細胞から赤血球への分化を促すエリスロポエチンを産生しています。ここに腎機能障害があると、エリスロポエチン産生量が低下し赤血球への分化が障害されます。この病態を**腎性貧血といい、Hbが低下**します。

腎機能障害が慢性的に進行した場合、CKDステージがG3b*以上になると腎性貧血を高頻度に合併します。

4) 腎機能障害の進行に伴う電解質異常がないか見る（特にK）

腎機能障害が進行すると電解質バランスに異常を認めるようになります。

最もよくみられるものに高カリウム血症、低ナトリウム血症、高リン血症、低カルシウム血症、代謝性アシドーシスなどがあります。また最近ではビタミンD製剤投与に関連した高カルシウム血症も認めます。これらの異常値は、**腎臓の調節能の低下**を意味します。

*【G3b】＝CKDステージにおいて「中等度～高度低下」。ステージの詳細は〈検査値11〉、「慢性腎臓病（CKD）重症度分類」(p.143)を参照。

「●」は基準値より高値、「●」は基準値より低値

CKD（慢性腎臓病）が隠れていないか見る

〈血中尿素窒素（BUN）、血清クレアチニン（Cr）〉
- 一般に尿毒症物質と言われるBUNやCrは、腎機能障害が疑われるときに注目される検査項目である
- BUNやCrはそれ自体が毒性をもつものではない。BUNはタンパク由来、Crは筋肉由来の代謝産物である［透析］p.109参照）。いずれも腎機能障害によりそれらが排泄されず血中に上昇するため、腎機能を測定する指標となり、尿毒症症状の出現とよく相関する
- BUNはタンパク摂取量、Crは筋肉量によって左右されるため、正確な腎機能（糸球体濾過量＝GFR）を把握したいときは、Cin、Ccrの測定が必要

〈イヌリンクリアランス（Cin）、クレアチニンクリアランス（Ccr）〉
- GFRは実測できないため、その評価にCinとCcrを用いる
- イヌリンは糸球体で濾過され、尿細管で再吸収や分泌の影響をほとんど受けない物質であることから、糸球体濾過能を評価するのに適する
- Cinの検査にはイヌリン製剤を静脈注射する必要があり、何度か採血をしなければいけないことから、臨床現場ではCcrのほうが用いられやすい
- クレアチニンもイヌリンと同様、ほとんど尿細管の再吸収、分泌の影響を受けない物質であり、Ccrが糸球体濾過量の評価に用いられる
- Ccrでは尿細管の再吸収や分泌の影響がわずかにあり、実際の糸球体濾過量よりも過大に評価される。そのため係数（×0.715）で補正した値を用いる

〈eGFR（推算糸球体濾過量）〉
- GFR推算式（表3）[3]は、日本人の実測GFR（イヌリンクリアランス）、年齢、性別、血清クレアチニン値を用いて作成され、年齢と血清クレアチニン値から推定できる簡便なものである
- CKDの診療を行うために多く用いられるが、年齢と性別が同じであれば筋肉量がみな同じであると仮定して算出される。筋肉量の多い場合・少ない場合は不正確となりやすい
- 特に臨床現場では、痩せた体格の小さな患者のeGFRがあたかもよい値に見えることがあるが、実際には筋肉由来のクレアチニンの産生量が少ないだけであって腎機能障害はかなり進行している場合があるため注意が必要

〈シスタチンC（Cys-C）〉
- クレアチニンに代わり、より早期に腎機能障害を検出できるため、近年、Cys-Cという検査項目が用いられている
- Cys-Cは、全身の有核細胞から分泌される低分子タンパクで、年齢、性別、筋肉量、炎症の有無の影響が少ないと言われる
- 甲状腺異常、副腎ステロイドの使用により影響を受けるため、注意が必要[4]
- Cys-Cの測定は3か月に1回保険請求でき、Crとともに見ていくと、より正確に腎機能を評価できる

表3　日本人のGFRcreat推算式

$$\text{eGFRcreat}(\text{mL}/\text{分}/1.73\text{m}^2) = 194 \times sCr^{-1.094} \times 年齢^{-0.287} （女性は \times 0.739）$$

（文献3より引用）

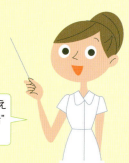

血液データは目に見えない"患者の日常生活"を反映する

特にKにおいて、腎臓の代償機能は大きいため、腎機能障害がかなり進行するまで、K値は正常範囲内に維持されます。そのような代償過程にあるCKD患者に以下の要因が加わると、高カリウム血症に至ります。
- 代謝性アシドーシス
- インスリン欠乏と高血糖
- β-遮断薬
- 外傷、組織崩壊による細胞外へのカリウム放出
- 食事によるカリウム負荷　など

高カリウム血症は、筋力低下、致死的な不整脈、心伝導障害のような重大な症状の原因になります。**進行した腎機能障害患者では高カリウム血症は慢性的に持続**しているため、健常者よりも高カリウム血症による症状が発症しにくく、不整脈もなく、無症状な症例も見受けられます。しかし突然に症状が発症し死に至ることもあるので注意が必要です[5]。

他の疾患からCKDのリスクを予測する

あわせて他の疾患の推移から、CKDのリスクを予測することも重要です。

1）高血圧

高血圧はCKDのリスク因子でもあり、また結果でもあります。

長期間の高血圧は輸出入細動脈圧を上げ、大量の血液が糸球体に流入し過濾過となり、糸球体にダメージを与えます。また腎機能障害によるレニン・アンジオテンシン活性の増加やナトリウムの排泄障害は高血圧を招きます。ここで負の循環となってしまいます。

2）CVD（cardiovascular disease）[6]

心腎関連は現在、研究が進んでいますが、互いのリスクがそれぞれの病態に影響することが明らかになっています。

心不全や虚血性心疾患は腎機能障害に、腎機能障害は軽度のときから心血管疾患の危険因子として影響を及ぼしていることがわかっています[7]。そのため腎機能障害が診断される前に心血管疾患が原因で医療機関にかかり、腎機能障害を初めて指摘されるという例も少なくありません。**心血管疾患が既往症にあれば、腎機能障害の有無を予測してみる**ことも大切な視点です。

3）糖尿病

近年、透析導入原因疾患の第1位を占める糖尿病では、腎症合併は当然視野に入れるべきですが、**腎機能障害が早期の段階であっても、ネフローゼ症候群を呈し**、浮腫や体液過剰をきたします。

また、糖尿病腎症では虚血性心疾患の合併が高頻度にみられるため、その点も注意して病態をみていくことが大切です。

検査値に基づく対処は？

CKDと診断された場合、その管理は、①進行抑制、②合併症・尿毒症予防、③透析療法の準備を行っていくことになります（**表4**）[7]。

前述の検査項目で経過を追い、そのときの患者の状態に合わせて、薬物療法や食事療法、患者教育を行います。特にGFRに基づく管理の例を、以下に示します。

1）GFRが軽度低下しているときのポイント（血圧管理）

GFR60～89（mL/分/1.73m^2）は「軽度腎機能低下を伴う段階」で、CKDステージG2の段階に当たります。この時期は、**腎障害の進行を予測し、把握と抑制**に努めます。

腎機能低下因子となる因子を避ける生活指導が必要です。なかでも**血圧管理**は重要です。『エビデンスに基づくCKD診療ガイドライン2013』[8]では、降圧目標は診察室血圧130/80～140/90mmHg以下が推奨されています。

高齢者にとって過度な塩分制限は、食欲を減退させ、脱水から急激な腎障害を招く可能性があるということを考慮しなければいけません。降圧療法はRAS阻害薬を主体として、長期作用型Ca拮抗薬や利尿薬が選択されます[9]。

2）GFRが中等度～高度に低下しているときのポイント（栄養管理）

GFR30～59（mL/分/1.73m^2）は軽度～高度に腎機能低下を伴う段階で、CKDステージG3a～G3bの段階に当たります。この時期は、**腎障害の進行を抑制しながら、合併症を把握し管理**していくことになります。

腎への負荷を軽減する目的で**タンパク質摂取**は0.8～1.0g/kg/体重/日、**食塩**は基本的に3g/日/以上6g/日未満が推奨されています[8]。これらを患者や家族が実施・継続するには、管理栄養士による栄養相談を組み入れるなどし、チームで患者介入ができるシステムづくりが望まれます。

また合併症としての**貧血**が検査データに表れてくるようになりますが、緩徐に進行した腎性貧血は自覚症状に乏しい場合が多く、問診が重要です。日常生活に支障はなくても、注意深く聞くと、階段昇降時に息切れを自覚していたりすることがあるので、質問の仕方を工夫します。

3）GFR高度低下～腎不全のときのポイント（合併症管理、透析準備）

腎機能障害が進行すると、合併症の出現が顕著となります。これまでの管理を継続し、**タンパク摂取**の制限はさらに厳しくなります。しかし厳しいタンパク制限はエネルギー量の低下を伴いやすくなり、高齢者などは栄養障害をきたすことも

表4 CKD重症度分類と臨床行動計画

腎機能区分	推算GFR値 (mL/分/1.73m^2)	重症度の説明	診療計画
	CKD危険因子が存在する（糖尿病、高血圧など）（≧90）	リスクの増大（CKDには至っていない病期）	①CKDスクリーニングの実施（アルブミン尿など） ②CKD危険因子の減少に努める
G1	≧90	腎障害(+) GFRは正常または亢進	＜CKDの診断と治療の開始＞ ● 併発疾患の治療 ● CKD進展を遅延させる治療 ● 心血管疾患リスクを軽減する治療
G2	60〜89	腎障害(+)GFR軽度低下	CKD進行を予測
G3a	45〜59	腎障害(+)GFR中等度低下	CKD合併症を把握し治療する（貧血、血圧上昇、二次性副甲状腺機能亢進症など）
G3b	30〜44		
G4	15〜29	腎障害(+)GFR高度低下	透析または移植を準備する
G5	<15	腎不全	透析または移植の導入（もし尿毒症の症状があれば）

（文献7より引用、一部改変）

あるため、個別に対応していくことが大切です。

また、血清カリウム値の上昇を認める場合は、**カリウム摂取を減らす**必要が生じます。このとき注意したいのは、CKD患者が服用する内服薬には高カリウム血症をきたすものがある（ACE阻害薬、ARBなど）ことです。

このころは、透析や腎移植といった末期腎不全治療について準備を始める時期です。検査データで示される腎機能障害の悪化と自覚症状とが患者の気持ちのうえで合致せず、葛藤が多くある時期です。患者の思いをよく聴き取り、患者の生活に合う治療法が選択されるよう支援する必要があります。

＊

CKDの管理には患者自身の自己管理に負う部分も多く、患者の疾患に対する理解と、治療に向かう主体性が維持される必要があります。看護師は患者のモチベーションを維持する大きな役割をもちます。

毎回の検査データが示す値から、患者の自己管理状況をアセスメントし、エンパワメントできるためにも、看護師は自らのコミュニケーション技術やアセスメント能力の向上に努めることが大切です。

〈引用文献〉
1. 井関邦敏：CKDの疫学―日本人のCKDの特徴．今井圓裕 編，別冊「医学のあゆみ」CKD診療ガイド2012ガイドブック，医歯薬出版，東京，2013：5．
2. 日本腎臓学会 編：エビデンスに基づくCKD診療ガイドライン2013．日腎会誌 2013；55(5)：xiii．
3. 堀尾 勝：腎機能の評価法：成人．今井圓裕 編，別冊「医学のあゆみ」CKD診療ガイド2012ガイドブック，医歯薬出版，東京，2013：32．
4. 西崎祐史，渡邊千登世：シスタチンC．ケアに生かす検査値ガイド，照林社，東京，2011：108．
5. 林 松彦：カリウム(K)．黒川 清 監修，深川雅史，山田 明，秋澤忠男 編，透析患者の検査値の読み方 改訂2版，日本メディカルセンター，東京，2007：51．
6. 常春信彦：心血管疾患の進行が始まっている．斉藤 明，角田隆俊 編，腎不全ハンドブック―CKDから先端透析療法：up to date―，医薬ジャーナル社，大阪，2009：31-42．
7. 塚本雄介：慢性腎臓病(CKD)分類と早期発見・早期治療．斉藤 明，角田隆俊 編，腎不全ハンドブック―CKDから先端透析療法：up to date―，医薬ジャーナル社，大阪，2009：29．
8. 日本腎臓学会 編：エビデンスに基づくCKD診療ガイドライン2013．東京医学社；東京，2013
9. 田村功一，湧井広道：血圧管理：成人．今井圓裕 編，別冊「医学のあゆみ」CKD診療ガイド2012ガイドブック，医歯薬出版，東京，2013：91-99．

疾患別

肝機能異常

鈴木朝子

肝機能異常とは？

肝機能異常とは、何らかの原因により、肝臓の機能である代謝・解毒・胆汁の合成と分泌などに異常をきたした状態を意味します。

なぜ肝機能異常を早期に見抜く必要があるのか？

肝臓は再生能力・代償能力などの予備能力が高いため、ダメージを受けても残った正常細胞が肝臓の機能を維持することから、自覚症状として現れにくく、また症状が出てもすぐに治まることがあります。異常に気づいたときには病気がかなり進行していることがあるため、肝臓は「沈黙の臓器」と呼ばれています。そのため、症状として現れていない段階でも、検査データから肝機能の異常を早期に見抜く必要があります。

チェックしたい検査値は？（表1）

肝臓には、肝細胞・胆管細胞に接するように血管があります。肝細胞や胆管細胞に問題が起こると、肝臓内の物質が血液中に漏れ出します。そのため、肝臓から漏れ出た物質の種類と検査値を見ることで肝機能の異常を知ることができます。

1）"肝実質細胞の変性・壊死"を見抜くためにチェックする

肝機能検査で最もよく知られている検査項目に、アスパラギン酸アミノトランスフェラーゼ（AST、GOT）とアラニンアミノトランスフェラーゼ（ALT、GPT）があります。これらはともにアミノ酸の代謝にかかわる酵素で、肝細胞の変性や壊死で肝臓が障害されると肝細胞から漏れ出てくることから、肝の逸脱酵素の1つに挙げられています。

ASTは肝臓の他に心臓、骨格筋、腎臓などさまざまな組織細胞に広く分布していますが、ALTは肝臓に特異的であり、腎臓に肝臓の約1/3程度存在している以外は、他の臓器にはあまり存在していません。また、病態が異なるとASTとALTの上昇の度合いも変わってきます。そのため、ASTとALTの個々の上昇を見るほかに、ASTとALTを同時に測定したAST/ALT比を求めることも臨床的にきわめて有用です[1]。

2）"肝臓の機能障害"を見抜くためにチェックする
●代謝機能の低下

肝細胞は、糖・タンパク質・脂質（三大栄養素）をからだが利用しやすい形に分解・合成するはたらきがあり、これを代謝と呼びます。血清アルブミン（ALB）や総コレステロール（T-Chol）の一部、血清コリンエステラーゼ（ChE）は肝臓で合成されています。そのため、肝臓の合成能が低下するとこれらが低値を示すため、肝臓の代謝機能の指標として用いられています。

また、血液凝固因子も肝臓でつくられるタンパク質です。肝臓の代謝機能の低下に伴い、血液凝固能の低下にもつなが

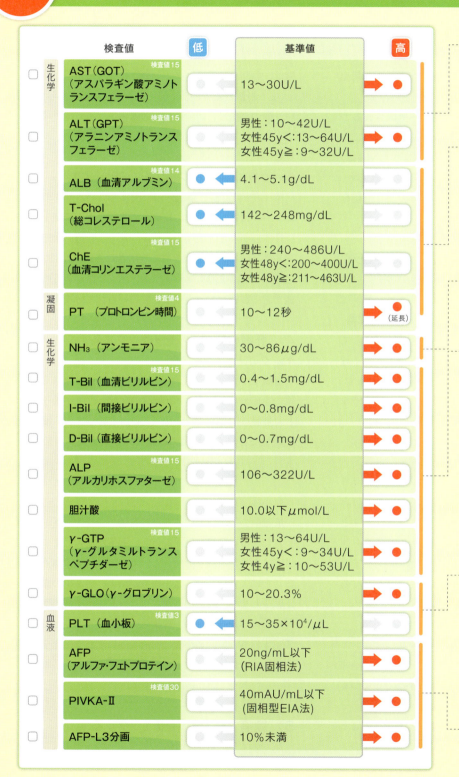

り、プロトロンビン時間（PT）の延長として検査結果に反映されます。

●解毒機能の低下

肝臓には、消化管から送られてくる有害物質や異物を分解・処理し、人体にとって無害なものに変えて、**体外へ排出するという解毒作用**があります。

アンモニア（NH$_3$）は、腸内で食物が消化・吸収されるときやアミノ酸が分解されるときに発生するもので、人体にとって有害な物質です。門脈を通って肝臓に運ばれたNH$_3$は、タンパク質代謝機能により水溶性で無毒の尿素に変えられ、尿中に排泄されます。そのため、血中アンモニア値が高値を示す場合、解毒機能の低下を表します。

3）"胆汁の流れの障害"を見抜くためにチェックする

肝臓には胆汁の合成と分泌を行う機能があります。胆汁は脂肪の消化・吸収に欠かせないものですが、それ以外にも、尿と同じように体内の不要なものを排泄する役割も果たしています。何らかの原因により胆汁の流れが障害されてうっ滞すると、胆汁中の成分が血液中に漏れ出し、高値を示します。

胆汁は、ビリルビン、リン脂質、胆汁酸、コレステロールなどを成分として、肝細胞でつくられます。

●血清ビリルビン

血清ビリルビンには、間接ビリルビン（I-Bil）と直接ビリルビン（D-Bil）があり、その合計を総ビリルビン（T-Bil）といいます。任務を終えた赤血球は脾臓で破壊されたあとI-Bilとなって肝臓に運ばれ、肝臓で水溶性のD-Bilとなり胆汁中に排泄されます。そのため、T-Bilが高値の場合、それがI-BilとD-Bilのどちらがより多く増加しているか確認する必要があり、D-Bilの高値は胆汁の流れの障害を表します。

●アルカリホスファターゼ（ALP）

ALPはほとんどすべての臓器組織に広く分布されていますが、その中でも骨、小腸粘膜上皮、肝臓、胎盤などでつくられている酵素で、肝臓では胆汁中に分泌されています。それぞれの臓器に由来するアイソザイムの動向を検討することで、生じている疾患の推測範囲を狭めることができます。アイソザイムに関してはALP$_1$とALP$_2$の大部分が肝臓由来となるため、ALPの高値は胆汁のうっ滞や肝疾患の指標とな

ります。

●胆汁酸

胆汁酸は胆汁の主成分であり、胆汁中の有機物の約50％を占めます。コレステロール排泄の最終代謝産物である胆汁酸は、脂肪や脂溶性ビタミンなどの吸収に重要な役割を果たし、また肝臓からの胆汁分泌を調整する作用を持っています。胆汁酸の高値は、胆汁の流れの障害を見抜く検査項目となっています。

●γ-グルタミルトランスペプチダーゼ（γ-GTP）

γ-GTPは肝臓の解毒作用に関係している酵素で、特にアルコールに対して敏感に反応します。また胆管細胞の破壊や胆汁うっ滞などで血中に漏れ出すため、胆道の疾患やアルコール性肝障害の検査法として利用されます。ASTやALTなどの他の酵素よりも早く異常値を示す特徴があるので、肝機能異常の敏感なマーカーとして用いられています。

4）"肝臓の線維化"をチェックする

●γ-グロブリン（γ-GLO）

肝臓でつくられるタンパク質で、血液中を流れるタンパク質の主成分の1つです。肝細胞の破壊と再生が繰り返されると、肝臓の線維化が進みγ-GLOが上昇します。慢性肝炎や肝硬変などによる肝臓の線維化の進展を疑う指標になります。

●血小板（PLT）

肝細胞の線維化が起こると、肝臓の血流が低下して肝臓の上流にある脾臓に血液が貯留し、脾臓が肥大します。脾臓では古くなった血液を分解しているので、脾臓に血液が貯留することにより壊される血小板数が増え、血液中の血小板の数が減少します。肝細胞の線維化は、肝硬変や肝細胞がんへ進行する確率が高いため、線維化の程度を知ることは非常に重要です。さらに、血小板は血液凝固に重要な働きをしているため、他の血液疾患とも合わせて確認していく必要があります。

5）"腫瘍マーカー"をチェックする

我が国では、肝細胞がんの腫瘍マーカーとしてアルファ・フェトプロテイン（AFP）、PIVKA-Ⅱ、AFP-L3分画の3種類が保険適用となっています。肝細胞がんの診断において

は2種類以上の腫瘍マーカーを測定することが推奨されています[2]。

肝疾患にはどんなものがあるのか？

1）アルコール性肝疾患（ALD）
　アルコールの過剰摂取により最初に起こる肝臓の変化は脂肪肝です。アルコール性脂肪肝の人がさらに継続して大量に飲酒すると、10〜20％の人にアルコール性肝炎が発症します。この肝炎は、重症になるとしばしば致命的な劇症肝炎（肝炎のうち症状発現後8週以内に高度の肝機能障害に基づいて肝性昏睡Ⅱ度以上の脳症をきたし、プロトロンビン時間40％以下を示すもの：第12回犬山シンポジウムより）になります。また、飲酒をし続けていると、肝臓の線維化が進行し肝硬変に移行します。

2）非アルコール性脂肪性肝疾患（NAFLD）・非アルコール性脂肪性肝炎（NASH）
　NAFLDとは、飲酒歴のない人に起こる一連の脂肪性肝疾患群です。その中には、単純な脂肪肝やNASH、そこから進行する肝硬変や肝細胞がんが含まれています。NAFLDは肥満、糖尿病、脂質代謝異常などインスリン抵抗性を基盤とする疾患です。

3）ウイルス性肝炎
　ウイルス性肝炎は、A、B、C、D、E型の5つがあります（表2）。A型とE型に関しては、まれに劇症化することがありますが、慢性化することはありません。しかし、B型とC型に関しては慢性化することがあり、肝硬変や肝細胞がんへ進行することがあります。HBV無症候性キャリアの多くは非活動性キャリアとなり回復しますが、10〜15％の人が慢性化します（B型肝炎ウイルスマーカーの臨床的意義としては、表3を参考）。

　また、我が国のHCV感染者数は150万人から200万人と推測されており、さらに慢性肝疾患（慢性肝炎、肝硬変、肝細胞がん）の約7割がHCVによるものとされています[3]。

4）肝硬変
　我が国での肝硬変の成因は、B型およびC型のウイルス性とアルコール性が大多数を占めています（図1）。また、最近ではNASHから肝硬変への移行が増加傾向にあります。慢性の肝疾患により肝細胞が破壊され、組織の線維化が進むため、肝臓が硬化・萎縮する病態です。肝臓は予備力が大きいため、形態的に肝硬変になっても、初期には機能が代償されますが（代償性肝硬変）、進行した状態では機能不全（非代償性肝硬変）に陥ります。

表2　ウイルス性肝炎の種類と特徴

	A型肝炎	B型肝炎	C型肝炎	D型肝炎	E型肝炎
原因ウイルス	A型肝炎ウイルス	B型肝炎ウイルス	C型肝炎ウイルス	D型肝炎ウイルス	E型肝炎ウイルス
主な感染源[感染経路]	患者の便で汚染された生水、生の貝類[経口]	血液、体液[経皮]	血液[経皮]	血液、体液[経皮]	患者の便で汚染された生水、生もの[経口]
母子感染	なし	あり	あり（まれ）	あり	なし
好発年齢	全年齢層	青年	青・壮年	青年（B型キャリア）	全年齢層
劇症肝炎	あり（まれ）	あり	あり（まれ）	あり（まれ）	あり（まれ）
キャリア化	なし	あり	あり	あり	なし
慢性化	なし	あり	あり	あり	なし
肝硬変・肝がん	なし	あり	あり	あり	なし

表3 B型肝炎ウイルスマーカーの臨床的意義

ウイルスマーカー	臨床的意義
HBs抗原	HBVに感染している（通常HBc抗体も陽性） HBs抗原量は肝細胞中cccDNA量を反映
HBs抗体	HBVの感染既往（多くはHBc抗体も陽性） HBVワクチン接種後（HBc抗体は陰性）
HBc抗体	HBVに感染している（HBs抗体も陽性） HBVの感染既往（多くはHBs抗体も陽性）
IgM-HBc抗体	B型急性肝炎（高力価：COI≧10.0） B型慢性肝炎の急性増悪（低力価）
HBe抗原	HBVの増殖力が強い
HBe抗体	HBVの増殖力が弱い
HBV DNA	HBV量を反映

（文献3より一部改編）

図1 肝硬変の成因別頻度（2011年）

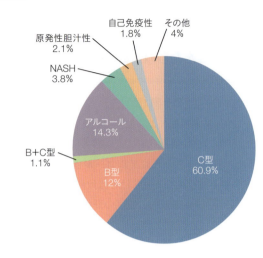

（文献6より一部改変）

5）肝細胞がん

慢性C型肝炎後に発生する肝細胞がんが最も多く、その多くは肝硬変を伴います。肝細胞がんの危険因子はB型あるいはC型慢性肝炎患者以外にも、男性、高齢、アルコール多飲、喫煙、肥満、糖尿病などとされていますが、危険因子はおのおのが独立しており、危険因子が増えるにしたがって連続的に肝細胞がんの発生率が増加すると考えられています[3]。

肝機能異常がもたらす症状と観察ポイントは？

「沈黙の臓器」といわれる肝臓は、機能異常があっても自覚症状がないことが多いのですが、以下のような症状が現れることがあり、放置することで病気を進行させる恐れもあるため注意が必要です。

1）全身の倦怠感

肝臓の機能が衰えると、エネルギー代謝や解毒などの役割を適切に果たすことができなくなるため、全身の倦怠感や疲労として症状に現れることがあります。肝機能の検査値を確認することで、早期に異常を発見できる可能性があります。

2）黄疸

胆汁の流れが障害されると、ビリルビンや胆汁酸が血液中に漏れ出します。ビリルビンは緑がかった暗い黄色の色素であるため、皮膚や眼球結膜を黄色に染めます。T-Bilの値が2.0〜2.5mg/dL以上になると黄疸が出現します。

さらに、胆汁酸が皮膚の末梢神経を刺激するため、瘙痒感を伴うことがあります。また、過剰なビリルビンが腎臓を通して排泄されるため、尿の色が濃く（ビリルビン尿）なったり、胆汁が小腸に排泄されないために便の色が灰白色になることがあります。

3）手掌紅斑・クモ状血管腫・女性化乳房

肝機能異常により、女性ホルモンであるエストロゲンの代謝機能が低下して血中に増えることで、末梢の毛細血管が拡張し、手掌の母子の付根から手関節部に沿って小指の付け根に及ぶ馬蹄状の異常な赤み（手掌紅斑）や、前胸部や上背部、上腕などの上大静脈領域にクモ状血管腫がみられたり、男性では乳房が女性のように大きくなる（女性化乳房）ことがあります。そのため、このような症状が現れた場合には、肝機能の検査値を確認する必要があります。

表4 肝性脳症の昏睡度分類

昏睡度	精神症状	参考事項
I	睡眠－覚醒リズムの逆転 多幸気分、ときに抑うつ状態 だらしなく、気に止めない態度	retrospectiveにしか判定できない場合が多い
II	指南力（時、場所）障害、物をとり違える（confusion） 異常行動（例：お金をまく、化粧品をゴミ箱に捨てるなど） ときに傾眠状態（普通の呼びかけで開眼し、会話ができる） 無礼な行動があったりするが、医師の指示に従う態度を見せる	興奮状態がない 尿、便失禁がない 羽ばたき振戦あり
III	しばしば興奮状態またはせん妄状態を伴い、反抗的態度を見せる 嗜眠状態（ほとんど眠っている） 外的刺激で開眼しうるが、医師の指示には従わない、または従えない（簡単な命令には応じ得る）	羽ばたき振戦あり（患者の協力が得られる場合） 指南力は高度に障害
IV	昏睡（完全な意識の消失） 痛み刺激に反応する	刺激に対して、払いのける動作、顔をしかめるなどがみられる
V	深昏睡 痛み刺激にも全く反応しない	

（第12回犬山シンポジウム）

4）腹水・浮腫

　肝機能異常によりタンパク質合成能が低下すると、血中のアルブミン値が低下し、浮腫をきたすことがあります。また、肝硬変などにより門脈圧が亢進すると、タンパク質を含む体液が肝臓や腸の表面から腹腔に漏れ出て、腹水の貯留につながることがあります。そのため、アルブミン値の低下による腹水の貯留は、肝硬変を見つける指標となります。

5）吐血・下血

　肝硬変や慢性肝炎、あるいは門脈や肝静脈の狭窄や閉塞などにより門脈圧が亢進すると、側副路として食道の粘膜下層の静脈が太くなり食道静脈瘤をつくります。それが破裂を起こすと、吐血や下血が起こります。血液凝固因子は肝臓でつくられるため、肝機能異常の人が吐血を起こすと血が止まりにくくなる危険性があります。
　肝機能の値とともに、血小板数の低下やPT延長などがないかについても確認を行う必要があります。

6）肝性脳症

　進行した肝硬変や劇症肝炎などの重症な肝障害では、解毒機能の低下により血液中のアンモニア値が上昇し、肝性脳症といわれる意識障害を引き起こすようになります（表4）。アンモニア値の確認と合わせて、症状の観察を行う必要があります。

他の疾患から肝機能異常のリスクを予測する

　食べ物が体に摂り入れられると、基本的には肝臓を経由して栄養の代謝合成や解毒分解・貯蔵などが行われます。そのため、生活習慣によっては肝臓への負担がかかり、機能低下や関連する疾患を悪化させることにつながることがあります。

1）メタボリックシンドローム（内臓脂肪症候群）

　メタボリックシンドロームとは、内臓脂肪型肥満に加えて、高血糖、高血圧、脂質異常のうち2つ以上を合わせもった状態のことをいい、診断基準を表5に示します。
　肝臓では糖や脂肪の代謝を行っていますが、肝臓の機能が弱まると高血糖や脂質異常をきたします。高血糖や脂質異常は、脂肪肝を引き起こし、さらなる肝機能低下をまねくとい

表5 メタボリックシンドロームの診断基準

必須項目	内臓脂肪の蓄積	ウエスト周囲径　　　　　男性≧85cm 　　　　　　　　　　　　女性≧90cm （内臓脂肪面積　男女とも≧100cm²に相当）
選択項目 （これらの項目のうち 2項目以上）	血清脂質	高トリグリセライド血症　　≧150mg/dL かつ／または 低HDLコレステロール血症＜40mg/dL
	血圧	収縮期(最大)血圧　　　　≧130mmHg かつ／または 拡張期(最小)血圧　　　　≧85mmHg
	血糖値	空腹期高血糖　　　　　　≧110mg/dL

1) CTスキャンなどで内臓脂肪量測定を行うことが望ましい。
2) ウエスト周囲径は立ったまま、軽く息を吐いた状態でへそまわりを測定する。
3) 高トリグリセライド血症、低HDLコレステロール血症、高血圧、糖尿病に対する薬剤治療を受けている場合は、それぞれの項目に含める。

（文献7より引用一部改変）

う悪循環に陥ります。
　このように、メタボリックシンドロームと肝機能異常との関係は深く、肝炎や肝硬変に進行するリスクも高まるため、肝機能検査の結果も合わせて確認していく必要があります。

2) 糖尿病

　糖尿病は、膵臓からのインスリン分泌不足や、その働きが悪くなることで血糖値が上昇する疾患で、長期間高血糖の状態が続くと、腎症や網膜症、神経障害などの合併症を起こす場合があります。
　肝臓は、血中のブドウ糖に対しインスリンの支配下にある臓器であるため、インスリンの血中濃度や肝臓のインスリン感受性のレベルに応じて働きが変化します。そのため血糖値が高いと、肝臓に余分なブドウ糖が取り込まれ、脂肪として貯蓄されるため脂肪肝をきたすことがあります。脂肪肝になると、脂肪を利用して血液中にブドウ糖として放出する働きが強くなり、血糖値が上昇します。この状態で食事を摂取しても、肝臓ではブドウ糖の代謝がしきれず、さらに血糖値が上がります。血糖値の上昇に伴いインスリンが過剰分泌され、膵臓の機能低下を起こしてインスリンの分泌不足へとつながっていきます。血糖値が高くても、糖尿病によるインスリンの分泌不足や、肝臓のインスリン感受性レベルの低下があると、血糖値が低いと判断してグリコーゲンをブドウ糖にもどして放出し続けるため、さらに高血糖を助長させることになります。このような悪循環により、肝臓そのものにダメージを与え、さらに糖尿病を悪化させることで、糖尿病特有の合併症を引き起こすことにもなります。
　肝機能の検査値を確認し、肝機能異常への対策も同時に進めることで、糖尿病の悪化を防ぐことにもつながっていきます。

〈参考文献〉
1. 河合 忠, 屋形 稔, 伊藤喜久, 山田俊幸 編：異常値の出るメカニズム 第6版. 医学書院, 東京, 2014：237-253.
2. 日本肝臓学会 編：科学的根拠に基づく肝癌診療ガイドライン2013年版. 金原出版, 東京, 2014：42.
3. 日本肝臓学会 編：慢性肝炎・肝硬変の診療ガイド2013. 文光堂, 東京, 2013：23.
4. 日本消化器病学会 編：NAFLD/NASH診療ガイドライン2014. 南江堂, 東京, 2014：2-46.
5. 犬山シンポジウム記録刊行会 編：第12回犬山シンポジウム A型肝炎・劇症肝炎. 中外医学社, 1982：110-230.
6. 高後 裕 監：我が国における非B非C肝硬変の実態調査2011. 響文社, 2012：8-9.
7. メタボリックシンドローム診断基準検討委員会：メタボリックシンドロームの定義と診断基準. 日本内科学会雑誌 94(4)：2005, 794-809.

疾患別

甲状腺機能異常

片岡優実

甲状腺機能異常とは？

甲状腺は体内で最も大きな内分泌腺であり、**新陳代謝を高め成長を促進するホルモン（T_4：サイロキシン、T_3：トリヨードサイロニン）と骨のカルシウム沈着を促進するカルシトニンを分泌**します。

甲状腺ホルモンの分泌は、下垂体前葉から分泌される甲状腺刺激ホルモン（thyroid stimulating hormone：TSH）によって恒常性を保つように、フィードバック機能により調節されています。この調節が何らかの異常をきたした状態が機能異常です。ホルモンの分泌が過剰になる甲状腺機能亢進症（バセドウ病、甲状腺炎など）と分泌が低下する甲状腺機能低下症（橋本病、クレチン症など）が挙げられます（図1）。

甲状腺ホルモンの分泌過程とは？

甲状腺ホルモンは、視床下部から分泌されるTSHが甲状腺濾胞上皮細胞のTSH受容体と結合して甲状腺ホルモンの産生と分泌を促進します。TSHの作用によって甲状腺の濾胞上皮細胞内でTg（サイログロブリン）が合成され、濾胞腔内へ分泌されます。

また、濾胞上皮細胞内にヨウ素イオン（I）が取り込まれ、濾胞腔内で濃縮されます。ヨードは海藻や魚に多く含まれますが、体にあるヨードの大部分は甲状腺ホルモンの合成に使われます。そして、TPO（甲状腺ペルオキシダーゼ）という酵素の作用によってTgとヨード化と縮合が起こり、甲状腺ホルモン（T_3、T_4）が合成されます。濾胞内に貯蔵された甲状腺ホルモンは、加水分解されて血中に分泌されます。

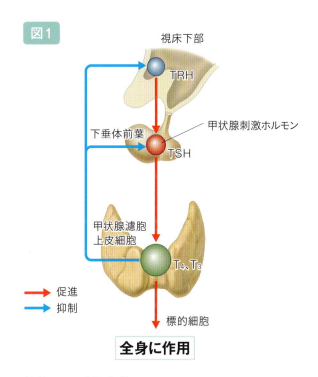

図1

（文献1、p.211を元に作成）

甲状腺ホルモンの種類は？

甲状腺ホルモンは、チロシン残基へのヨード結合の数と場所によって3種類に分けられます(**図2**)。ベンゼン環にヨードが3つついているのが、T_3とrT$_3$(リバーストリヨードサイロニン)で、4つついているのがT_4です。甲状腺から最も多く分泌されているのはT_4であり、ホルモン作用を発現するのはT_3です。rT$_3$はほとんど作用をもちません[1]。

甲状腺ホルモンは、サイロキシン結合グロブリン(TBG)やアルブミンなどの血漿蛋白と結合している血漿蛋白型と血漿蛋白と離れた遊離型(FT$_3$:Free T$_3$、FT$_4$:Free T$_4$)があります。

甲状腺から分泌されたT_4は、末梢組織にある脱ヨード酵素の働きで数日のうちに1つのヨードが取れてT_3となります。つまり組織に作用するのはT_3です。蛋白結合型は細胞内に入ることができないため、このT_3は末梢組織で血漿蛋白と離れたFT$_3$となり、初めて細胞に作用します。そのため甲状腺ホルモンの検査では、FT$_4$、FT$_3$を測定するのが一般的です。

チェックしたい検査値は？(表1)

1. 血中濃度測定

1)FT$_3$、FT$_4$

血中のグロブリンと結びついていないT_3、T_4を測定するものです。

TBGやTBG濃度に影響を受けるT_3、T_4測定よりも測定意義が高くなります。

2)TSH

下垂体前葉から分泌されるホルモンで、甲状腺ホルモン(T_3、T_4)によって調節されます。甲状腺ホルモンが増加すればTSHは抑制され、減少すれば増加します(フィードバック機構)。血中甲状腺ホルモンが上昇するとフィードバック機構によりTSHが抑制されて低くなることを利用した甲状腺機能検査として有用です。

図2 T_4が最も多く分泌される甲状腺ホルモンの種類

- 甲状腺ホルモンは、チロシン残基へのヨード結合の数と場所によって下記の3種類に分けられる。このうち甲状腺から最も多く分泌されているのはT_4である
- 一方、核内でレセプターに結合してホルモン作用を発現するのはT_3である。血中T_3の約80％は末梢組織でT_4から産生される。rT$_3$はほとんど作用をもたない

甲状腺ホルモン	ホルモン作用	分子構造	分泌割合
T_4(サイロキシン)	T_3に代謝され作用をもつ		98%
T_3(トリヨードサイロニン)	強い生理作用をもつ		1.5%
rT$_3$(リバーストリヨードサイロニン)	ほとんど作用をもたない		0.5%

(文献1、p.211より引用)

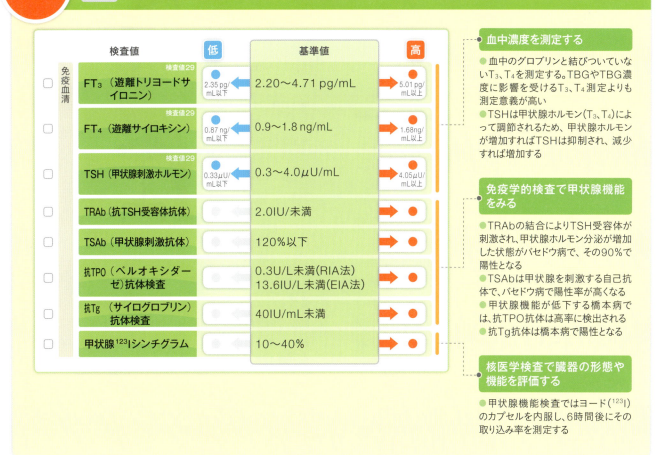

2. 免疫学的検査

1) TRAb（抗TSH受容体抗体）

TSHに対する自己抗体で、TSHが受容体に結合するのを自己抗体がどれだけ阻害するかをみるための検査です。この抗体の結合によりTSH受容体が刺激され、甲状腺ホルモン分泌が増加した状態がバセドウ病で、その90%で陽性となります。

2) TSAb（甲状腺刺激抗体）

甲状腺を刺激する自己抗体で、バセドウ病で陽性率が高くなります。

3) 抗TPO（ペルオキシダーゼ）抗体検査

TPOは、甲状腺ホルモンを生成する際の酵素であり、これを抗体（攻撃目標とみなされてつくられる物質）する物質を測定します。甲状腺機能が低下する橋本病では、高率に検出されます。

4) 抗Tg（サイログロブリン）抗体検査

甲状腺ホルモンが合成される過程でTSHの作用によって合成されるのがTgであり、このTgに対する抗体です。TPOと同様に甲状腺ホルモン分泌が低下するので、橋本病で陽性となります。

3. 核医学検査

放射性同位元素を含む製剤を体内に投与し、その分布や取り込み率を調べることによって、臓器の形態や機能を評価することができます。甲状腺機能検査としては、ヨードの取り

込みによって検査することができます。

1）甲状腺 ^{123}I シンチグラム

ヨード（^{123}I）のカプセルを内服し、6時間後にその取り込み率を測定します。

甲状腺機能異常による疾患は？

甲状腺疾患は甲状腺ホルモンの分泌・作用状態によって、甲状腺機能亢進症と機能低下症に分類されます。

1．甲状腺機能亢進症（バセドウ病）

甲状腺機能亢進症として代表的なのは、**甲状腺ホルモンの合成・分泌が亢進した状態のバセドウ病**が挙げられます。

下垂体から分泌されるTSHが甲状腺のTSH受容体に届くことで甲状腺ホルモンが分泌されますが、このTSH受容体を免疫系が誤って異物と認識して攻撃してしまうこと（自己免疫疾患*）で刺激を受け続け、そのため甲状腺ホルモンが過剰に分泌され続け、機能亢進した状態となります。甲状腺ホルモン（T_3、T_4）は高値となり、そのかわり下垂体前葉からのTSHの分泌は抑制され、低値となります。

甲状腺ホルモンの働きはすべての細胞の働くスピード、つまり代謝速度を速める作用です。この作用は情報を受け取った細胞が本来どのような働きを持った細胞かで異なるため、甲状腺ホルモンの過剰分泌は全身に多様な作用を現します。

甲状腺ホルモンが大量に分泌された場合、基礎代謝率は通常の1.5～2倍にもなります。反対に甲状腺ホルモンがまったくない場合には基礎代謝率は半分近くまで落ちてしまいます。

1）症状（図3）

バセドウ病の典型症状として、下記の①～③を**メルセブルク3徴**といいます。

①**眼球突出**：何らかの自己抗体が関与して、眼球の後ろ側にある組織に起こる炎症・腫脹と外眼筋の変性のため、眼窩内が狭くなり眼球が前方に押し出されるためと考えられています。

②**甲状腺腫**：びまん性に腫脹がみられ、触診すると圧痛はありませんが弾性があり軟らかく、可動性のあるものが触れます。

③**頻脈**：組織や細胞の代謝亢進は、より多くの酸素や栄養を

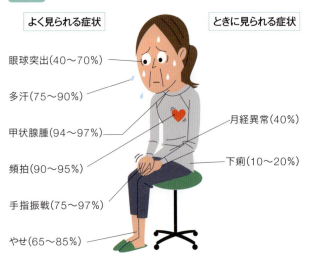

図3 バセドウ病の特徴

よく見られる症状／ときに見られる症状
- 眼球突出（40～70%）
- 多汗（75～90%）
- 甲状腺腫（94～97%）
- 頻拍（90～95%）
- 手指振戦（75～97%）
- やせ（65～85%）
- 月経異常（40%）
- 下痢（10～20%）

（文献1を参考にして作成）

必要とします。それらを供給するため、体組織のほとんどの部位で血管の拡張と血流の増加が起こります。そこで、心臓がより多くの血液を送り出すことが必要となり、心拍数が増加します。また甲状腺ホルモンそのものが直接心拍数を増やす作用をもつため、心拍数が増加（安静時でも100回/分以上）します。

④**体重減少**：甲状腺ホルモンの過剰分泌により全身のほとんどの細胞の代謝が亢進しているため、より多くのエネルギーが必要となります。食欲を亢進させる働きもある甲状腺ホルモンですが、摂取エネルギー以上にエネルギーが消費されてしまいます。そのため体重が減少します。

⑤**発汗・暑がり**：代謝が亢進することにより、暑がりになりよく汗をかきます。

④**下痢・排便回数の増加**：腸管の蠕動運動が亢進するので、便回数が増えたり、下痢になりやすくなります。

⑤**情緒不安定**：中枢神経系の働きが亢進し、神経過敏になることで情緒不安定になりやすく、落ち着きがなくなったりもします。

⑥**手指振戦**：神経の働きが亢進して起こるものです。細かく震えるのが特徴で、パーキンソン病などの振戦にくらべて、より細かく早いのが特徴です。

*【自己免疫疾患】人間の体は、自己（自分の臓器や細胞など）と非自己（他人の臓器や細胞・ウイルスなど）を区別し、体内に侵入してきた異物を非自己として排除する免疫機能が働きます。自己であるものを誤って非自己と認識して、自己に対する抗体が過剰に産生され、さまざまな病状と呈するのが自己免疫疾患です（関節リウマチなどの膠原病も同様）。

2）治療
①薬物治療
- **抗甲状腺薬**：TPOの酵素活性を抑制する薬です。ただし副作用として、白血球・顆粒球が激減する無顆粒球症があるので、感染症の併発に注意が必要です。
- **β遮断薬**：交感神経系の緊張症状である頻脈、振戦、発汗、動機などを抑える薬です。

②放射線療法
^{131}Iが甲状腺に摂取され、β線を放射し甲状腺を破壊してホルモンの生成を抑制することを利用する放射性ヨード療法です。

③手術療法
甲状腺（亜）全摘術が施術されます。

3）バセドウ病患者への看護ケア
代謝が亢進している状態なので、日常生活で注意が必要であることを説明し、状態の改善を図ります。食事は、消費にみあった高エネルギー食、高タンパク食を勧めます。また、エネルギー消費をできるだけ抑えることも必要であり、重労働や激しい運動は控えるよう指導します。また、暑さに過敏なので涼しい環境を整え、衣服を調節すること、さらに精神的にもリラックスするために無理をしないように過ごす方法を考える必要があります。

2. 甲状腺機能低下症（橋本病）（図4）

甲状腺機能低下症は、甲状腺ホルモンの分泌不足によってさまざまな症状を呈しますが、病変部位により**原発性（甲状腺性）、二次性（下垂体性）、三次性（視床下部性）、甲状腺ホルモン不応症**に分けられます。ここでは、機能低下症の多くを占める橋本病（慢性甲状腺炎）について述べます。

橋本病は、甲状腺ホルモンを分泌する甲状腺組織が自分自身の甲状腺組織そのものを異物と誤認し、甲状腺組織を破壊する指令を出してしまいます（**甲状腺細胞のアポトーシス**）。それにより炎症を起こし、進行すると甲状腺ホルモンの生成が阻害され、機能低下を起こします。

なぜこのような免疫異常が起こるのか原因不明ですが、家系性の発生があること、ある種のHLAタイプの人に多くみられることから、遺伝的な素因に何らかの誘因が重なって発症すると考えられています。男女比は他の自己免疫疾患と同様、1：15と圧倒的に女性に多い病気です。

血液検査では、FT$_4$が低下し、TSHが上昇します。また、甲状腺ホルモンには血中コレステロールを下げる作用があるため、甲状腺ホルモンが低下すれば血中コレステロールが上昇し、脂質異常症や動脈硬化にも注意する必要があります。

自己免疫性の疾患として、甲状腺の自己抗体である抗Tg抗体や抗TPO抗体も測定して診断します。

1）症状
甲状腺ホルモンの低下により全身の代謝が落ちている状態であり、身体活動や精神活動が全体的に低下します。また、粘液水腫症状も特徴的です。粘りのある液体がつまっているようなむくみで、指で押しても圧痕が残りません。これは、皮膚線維芽細胞で産生されるヒアルロン酸やコンドロイチン硫酸など、水を抱える性質をもった物質が皮下組織に沈着するためです。甲状腺ホルモンはもともとその産生を抑制する働きがあるのですが、ホルモンの低下によって産生が増加するために粘液水腫が生じます。

①代謝低下症状
- **易疲労と記憶力低下**：疲れやすい、意欲低下（更年期障害と混同されやすい）。
- **寒冷過敏**：代謝低下でエネルギー消費が少なくなり、日常的に寒さを訴えます。室温が高いとき、身体を動かしたときなど以前だったら汗をかくような状況でも汗をかかなくなるのも特徴です。
- **食欲不振と体重増加**：エネルギー消費の低下と水代謝の障

図4 甲状腺機能低下症に伴うさまざまな症状

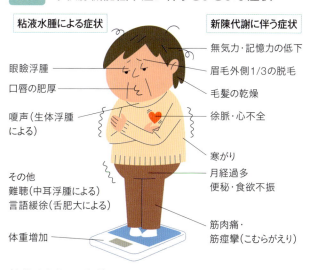

（文献1を参考にして作成）

害で水分が体内に貯留するため、腸管の蠕動運動低下で便秘がちになります。

他に脱毛、月経過多、アキレス腱反射の弛緩層相（筋収縮の後にもとに戻るまで）があります。

②粘液水腫症状

・嗄声：声帯浮腫によるもの。風邪症状がないのに嗄声があったら、いつからか、声が変わったといわれてないかを確認します。

他に眼瞼浮腫、唇の肥厚などもみられます。

2）治療

血中TSHが高く、甲状腺の腫大が著しい場合には甲状腺ホルモン製剤（サイロキシン）を補充することで甲状腺機能の改善と甲状腺腫大の縮小を図ります。また、食事でわかめや昆布などヨードを多く含む海藻類の摂取を制限することで甲状腺機能が回復することもあります。ヨードの過剰摂取が甲状腺ホルモンの合成を過剰に促進しているためと考えられるからです。アナムネで食事内容を聞き取ることが重要となります。

①ホルモン補充療法

合成サイロキシン（T_4製剤）を投与します。ホルモン補充療法を行うとき、生体が本来もっているフィードバック機構が破綻しているなかで行うため、常にホルモンの血中濃度をモニターしながら慎重に行います。FT_4やFT_3、TSHをモニターしながら少量ずつ始めます。注意することとして、投与したホルモンの効果が出すぎて頻脈や代謝亢進症状が出ていないかを確認します。特に、治療開始当初は、ホルモンが低下した状態で全身の均等が保たれている状態のところへホルモンが追加されるので、効果が強く出る傾向にあります。十分な観察が必要であり、特に高齢者で心疾患を抱えている場合、胸痛などの狭心症や心筋梗塞の徴候に常に注意が必要となります。

さらに治療は継続が重要となり、生涯にわたって体外からホルモンを補充し続けることになります。退院後も治療を中断することのないよう、患者教育が重要となります。

②食事や生活環境の調整

食事は代謝の低下に伴い、カロリーを控えめにして便秘解消のために繊維成分の多い食事を勧めます。水分が貯留しやすい状態なので心臓に負担をかけるため、特に塩分も控える必要があります。また、寒がりになるので室温を24度くらいに保つように環境を整えるとともに、体を動かすのがおっくうになって体循環の低下を招いているため、できるだけ五感に刺激を与えるような環境と、身体を動かすことを勧めます。

3）橋本病患者への看護ケア

代謝の低下によって活動性が低下しているため、言動が緩慢で表情も無関心様となり誤解を受けやすいことがあります。しかし、疾患からくる症状であることを考慮して接することが重要です。食事のとり方についての指導や、寒冷に過敏であることに対して環境を整える、皮膚や粘膜の乾燥に対するスキンケアなど、1つ1つの症状について対応方法を支援していくケアが必要です。

また、他の疾患で薬を内服する場合、全身的な代謝機能が落ちていて服薬した薬の代謝も低下してしまうので、薬の効き目が強く出過ぎることがあります。処方薬、市販薬ともに指導が必要になります。

内服治療を継続することにより精神症状も軽減します。内服は継続していかなければ効果がなくなってしまうこと、維持量を確認するために血液検査を行うことなど、**受診と治療の継続が重要であることを患者に理解していただき、通院継続ができるよう支援していくことも重要です。**

〈引用文献〉
1.医療情報科学研究所 編：病気がみえるvol.3 糖尿病・代謝・内分泌 第4版.メディックメディア,東京,2014.

〈参考文献〉
1.西崎 統：図解 知っておきたい病態生理.医学書院,東京,2002.

疾患別

誤嚥性肺炎

松下寛代

　誤嚥性肺炎は、**細菌が唾液や胃液、食物などとともに肺に流れ込んで生じる肺炎**です。
　厚生労働省による調査では現在、死亡原因の第3位が肺炎となっています[1]。高齢になるほど肺炎で死亡する割合も増え、この肺炎の多くが誤嚥性肺炎といわれています。

誤嚥性肺炎が起こる要因は？

　皆さんも"食事中にむせる"経験をしたことがあると思います。気道内に食物などが流入した場合、気道の防御反応として「むせ」が起こります。そこでしっかりと咳反射があり、流入したものを喀出できれば、肺炎を起こす可能性は低くなります。しかし、脳神経疾患や神経筋疾患、認知症など、あるいは鎮静薬、睡眠薬、抗コリン薬、向精神薬などの使用により、**咳反射や嚥下反射が起こりにくい状態であれば、誤嚥物を排除することが困難であり、肺炎を起こす可能性は高くなります。**
　また、むせがないから誤嚥していないわけではなく、**不顕性誤嚥**＊が起きている場合もあります。嚥下障害を自覚していない場合、あるいは嚥下障害がなさそうな場合の患者でもむせがなくても誤嚥していることがあるため、注意が必要です。
　また、**脳血管疾患患者**であれば神経伝達物質（ドーパミン不足からサブスタンスPの放出低下）の欠乏によって咳反射や嚥下反射の神経活動が低下します。
　誤嚥性肺炎の発症には、誤嚥した内容物・量・頻度などがかかわると考えられます。丸茂ら[2]は、誤嚥から呼吸器疾患の発生への条件として、「誤嚥されるものと気道側の抵抗力のバランスがとれなくなったときに、嚥下障害性に呼吸器疾患が発症する」と述べ、嚥下性呼吸器疾患の発症する条件は以下であるとしています。
1) 誤嚥内容：食事や口腔、鼻腔、咽頭などの分泌物、胃食道逆流物
2) 誤嚥頻度：疾患や加齢変化に関連（誤嚥の頻度が高くなるほど、気道が誤嚥されたものにさらされる時間が長くなるほど発症しやすい）
3) 宿主条件：咳嗽反射に始まる気道クリアランス機構が保持されているかどうか

どんな患者の誤嚥を見抜きたいか？

　看護師が"誤嚥をしているかどうか"を早期発見することが大切です。具体的に注意したい患者を考えていきましょう。

1）基礎疾患や患者状態でチェックする

　まず、嚥下障害が存在するか、誤嚥をきたしやすい疾患を確認していきます（**表1**）[2]。加えて、入院中の患者は疾患の侵襲的治療に加え、**ADLの低下やストレス**、あるいは治療によっては、**経鼻経管栄養チューブの挿入や気管挿管、気管切開術**による口腔咽頭クリアランスの低下や嚥下機能の低下を招く可能性があります。このように複数の要因が相まって誤

＊【不顕性誤嚥】＝睡眠中や口腔周辺の麻痺、加齢に伴う反射や神経系の衰えなどにより、本人の無意識のうちに、唾液や食物に混じって細菌類が気管に入ってしまうこと。silent aspiration（サイレントアスピレーション）。

表1 誤嚥をきたしやすい主な基礎疾患

	口腔・咽頭	食道
器質的要因	●舌炎 ●アフタ ●歯槽膿漏 ●扁桃炎 ●扁桃周囲膿瘍 ●咽頭炎・喉頭炎 ●咽後膿瘍 ●口腔・咽頭腫瘍 　（良性・悪性） ●口腔咽頭部の異物 ●術後 ●外からの圧迫 　（甲状腺腫、腫瘍など）	●食道炎 ●潰瘍 ●ウェブ ●憩室 ●狭窄 ●異物 ●腫瘍 　（良性・悪性） ●食道裂孔ヘルニア ●外からの圧迫 　（頸椎症、腫瘍など） ●気管食道瘻 ●胃切除後
機能的要因	●脳血管障害 ●脳腫瘍 ●頭部外傷 ●脳膿瘍 ●脳炎 ●多発性硬化症 ●パーキンソン病 ●筋萎縮性側索硬化症 ●末梢神経炎 ●ギラン・バレー症候群 ●重症筋無力症 ●筋ジストロフィー ●各種筋炎 ●代謝性疾患	●脳幹部病変 ●アカラシア ●筋炎 ●強皮症・SLE
心理的要因	●神経性食思不振症 ●認知症 ●心身症 ●うつ病・うつ状態	

誤嚥性肺炎のリスクの高い患者。既往もあわせて注意が必要！

（文献2より引用、一部改変）

表2 嚥下障害を疑う主な症状

症状	観察のポイント
むせ	どのような食品を食べたときにむせるか
咳	食事中や食後の咳は多くないか、夜間の咳はないか
痰の性状、量	食物残渣はないか、食事を開始してから量は多くないか
咽頭の異常感、食物残留感	部位はどこか
嚥下困難感	食品による差異はあるか
声	食後に声の変化はないか、がらがら声ではないか
食欲低下	むせたり、苦しいから食べないなど嚥下障害が原因のことがないか
食事内容の変化	飲み込みやすいものだけ選んでいないか
食事時間の延長	口の中にいつまでも食べものを溜めている、なかなか飲み込まない
食べ方の変化	上を向いて食べる、汁ものと交互に食べている、口からこぼれる
食事中の疲労	食事に伴う低酸素血症はないか
口腔内の汚れ	ひどい歯垢、食物残渣、口臭

嚥性肺炎の発症につながります。

2）直接訓練中にチェックする

嚥下障害患者で直接訓練（食物を使って行う訓練）中は、かなり誤嚥予防に留意し訓練を行っているため、**誤嚥性肺炎の徴候を早期に発見できる**と考えています。日常生活場面で観察をして摂食・嚥下障害を疑う症状を、表2[3]に示します。

食事を経口摂取していない状態でも、唾液誤嚥や胃食道逆流での吐物による誤嚥については、誤嚥性肺炎の発症のリスクは高いと考えます。特に高齢者では**睡眠薬や向精神薬を服用している場合は咳反射が低下**している可能性があり、寝ている間に誤嚥をしてしまう危険性が高いので、夜間に咳こむことがないかなどの観察も必要になります。

なお、注意したいのは、"嚥下障害患者が必ず誤嚥性肺炎を引き起こすわけではない"ことです。摂食・嚥下障害患者は誤嚥の可能性は高いですが、むせと誤嚥は必ずしも一致せず、前述した不顕性誤嚥に十分に注意しなければなりません。

上記で述べた全身状態の観察を行い、「誤嚥して肺炎になるから食事は中止」と単純に考えず、多職種で患者の嚥下状態、全身状態の評価を行い、適切に援助することで肺炎を防ぐことができると考えます。

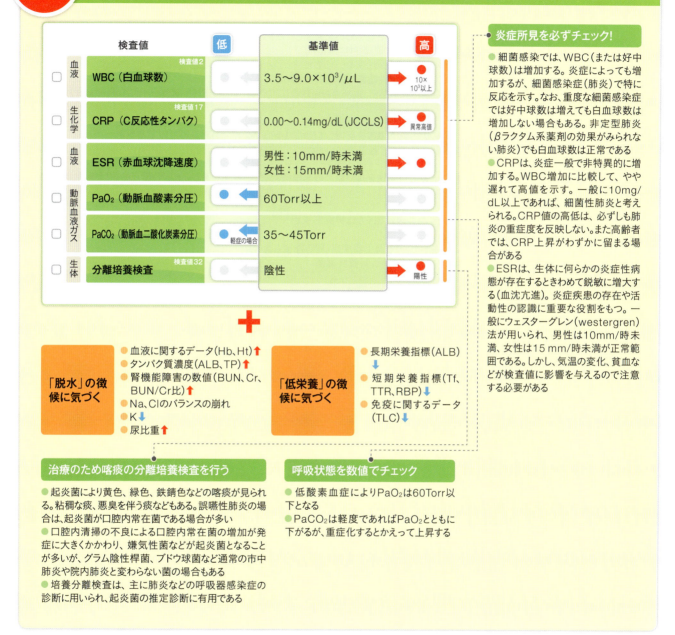

表3 "誤嚥性肺炎"の検査値がわかる! 読める!

チェックしたい検査値は?(表3)

誤嚥性肺炎の診断基準を**表4**[4]に示します。

このうち末梢血液中の**WBC、CRPの異常高値**が特徴として挙げられます。ただし、高齢者ではCRPの上昇がわずかにしか認められない場合があります。

呼吸状態は、重症化により低酸素血症が起こり、PaO_2は60Torr以下に低下します。なお、$PaCO_2$は軽症であれば頻呼吸により低下します。

喀痰培養(分離培養検査) など培養検査によっては誤嚥性肺炎の診断は確実になされないのですが、治療に際して、起炎

表4　誤嚥性肺炎の診断基準

分類	診断基準
Ⅰ．確実症例	A. 明らかな誤嚥が直接確認され、それに引き続き肺炎を発症した症例 B. 肺炎例で気道より誤嚥内容が吸引等で確認された症例 　　肺炎の診断は、次の①、②を満たす症例とする 　　①胸部X線または胸部CT上の肺胞性陰影（浸潤影）を認める 　　②37.5℃以上の発熱、CRPの異常高値、末梢血白血球数9,000/μL以上の増加、喀痰など気道症例のいずれか2つ以上存在する場合
Ⅱ．ほぼ確実症例	A. 臨床的に飲食に伴ってむせなどの嚥下障害を反復して認め、上記①および②の肺炎の診断基準を満たす症例 B. ⅠのAまたはBに該当する症例で肺炎の診断基準のいずれか一方のみを満たす症例
Ⅲ．疑い症例	A. 臨床的に誤嚥や嚥下機能障害の可能性を持つ以下の基礎病態ないし疾患を有し、上記の肺炎の診断基準①または②を満たす症例 　　a. 陳旧性ないし急性の脳血管障害 　　b. 嚥下障害をきたしうる変性神経疾患または神経筋疾患 　　c. 意識障害や高度の認知症 　　d. 嘔吐や逆流性食道炎をきたしうる消化器疾患（胃切除後も含む） 　　e. 口腔咽頭、縦隔腫瘍およびその術後、気管食道瘻 　　f. 気管切開 　　g. 経鼻管による経管栄養 　　h. その他の嚥下障害をきたす基礎疾患

（文献4より引用、一部改変）

菌を同定し適切な治療をするために必要です。

加えて、誤嚥性肺炎を起こしやすい状態では、肺炎以前に脱水状態や低栄養状態をきたしている場合があるため、炎症反応だけではなく、**脱水、低栄養**に関する血液データも要因として確認したほうがよいでしょう。

チェックしたいその他の要素は？

●画像（胸部X線、胸部CT画像）

画像検査は、肺炎の診断には必須です。

胸部X線写真では、正面・側面から観察し、浸潤影の分布を確認します。誤嚥性肺炎では気管支肺炎を呈する場合があり、両側背部や肺底部で気管支肺炎（**散在性斑状影、粒状影**）や**無気肺像**が認められます。誤嚥がひどい場合は両肺に**広範な陰影**が見られます。

胸部X線写真では、誤嚥をして時間が経過してから肺胞浸潤影として確認されますが、確実な診断のためには、胸部CT画像が用いられます。

誤嚥が起きたときは、左右の気管支角度の違いにより右気管支に入りやすく、また肺の下側に誤嚥物が入りやすくなり、側胸部・背部での聴診音聴取が必要です。

●呼吸

大量に誤嚥した場合には、低酸素血症、チアノーゼ、意識障害を伴って死に直結する場合もあります。少量ずつ食事や唾液の誤嚥を繰り返している場合は、十分な酸素交換が維持できないため**呼吸回数が増加**し、臥床が長い患者やADLが低下している患者は胸郭運動も十分ではないため**呼吸が浅い**状態となります。そして、低酸素状態になりやすいため**酸素飽和度の低下**を認めます。

高齢者や脳卒中既往がある場合、睡眠薬や向精神薬を内服されている場合は、十分な痰の喀出が自身で行えないことがあるため、**胸部聴診で呼吸音の減弱、断続性ラ音や水泡音の聴取**を認めます。そして、呼吸困難や心臓疾患がないにもかかわらず**胸痛**など症状を訴えます。またはそのような症状を訴えない代わりに、食欲がないことや、食事を嫌がったり元気がないという様子から、誤嚥性肺炎を発見することもあります。

● 体温

38℃以上の高熱は誤嚥性肺炎発症の可能性があります。数日繰り返す発熱の場合も誤嚥が存在している場合が多くありますが、高齢者では発熱が37℃前後の場合、あるいは発熱がない場合でも肺炎を発症していることがあります。

"誤嚥性肺炎かも"と思った場合の対応は？

1）早期治療と再発予防が重要

誤嚥性肺炎は、悪化に伴い死に至る疾患でもあります。発見した場合はただちに治療ができるように、**起炎菌に適した抗菌薬**を選択し、症状を最小限に留めるようにしていく必要があります。急性期には、酸素投与、ベッド上安静など活動の制限などで廃用症候群をきたす恐れがあります。患者の症状を観察しながら、日常生活援助を行い、必要以上に筋力低下を招くようなことがないようにします。

回復に向かったときには、再発しないように予防します。

2）チームで問題解決に取り組む

誤嚥性肺炎が発症した場合は、経口摂取以外の**栄養・水分投与**が必要になります。しかし、経鼻経管栄養や胃瘻でも胃食道逆流をきたすことがあり、完全に誤嚥を防止できるとは言えません。

必要時は、栄養サポートチームがかかわり、多職種で総合的に判断し、全身状態の回復への援助が必要です。

3）姿勢を検討する

不顕性誤嚥においては、睡眠時の体位や、食後も半座位であることが胃食道逆流防止になると言われています。また、バイタルサイン等を加味し、少し**頭部をギャッチアップし、頭部を伸展させない体位**をつくるとよいでしょう。

4）呼吸ケア（ポジショニング）を行う

体位変換を行い下側肺症候群（肺の下側に生じる肺障害。無気肺など）の併発を防ぐことも大切です。**40～60°の半側臥位**がよいとされており、半腹臥位が望ましい場合もあります。ただし、窒息などのないように観察し、唾液が口腔内から流出できるように配慮する必要があります。

5）口腔ケア

口腔ケア時、洗浄した**汚水が誤嚥されないように**留意することが必要です。食事をしていなくても患者の口腔内の観察を十分に行い、安全に口腔ケアを励行しましょう。

＊

皆さんの病院ではこのような医師指示はありませんか？「食べられそうなので、水を飲ませてみてよければ、流動食から再開」。

このようなときには誤嚥性肺炎を発生・再発させるリスクを念頭に置き、嚥下評価を行い、適切な摂食・嚥下リハビリテーションの実施、食事形態、体位の工夫などを検討し、安全に経口摂取ができるような援助が必要です。

〈引用文献〉
1. 厚生労働省：平成24年（2012）人口動態統計（確定数）の概況．http://www.mhlw.go.jp/toukei/saikin/hw/jinkou/kakutei12/index.html（2016.1.18.アクセス）
2. 丸茂一義, 本間請子, 手塚知子, 他：嚥下障害と呼吸器疾患. 藤島一郎 編, よくわかる嚥下障害 改訂第3版. 永井書店, 大阪, 2012：79.
4. 平成8年長寿科学総合研究事業「嚥下性肺疾患の診断と治療に関する研究班」による誤嚥性肺炎臨床診断基準.

〈参考文献〉
1. 大熊るり, 藤島一郎, 小島千枝子, 他：摂食・嚥下障害スクリーニングのための質問紙の開発. 日摂食嚥下リハ会誌 2002；6(1)：3-8.
2. 浅田美江, 鎌倉やよい：ナースが気づきたい！誤嚥を起こすリスクの高い患者. 特集 知ると変わる！ナースの行う摂食・嚥下・口腔ケア, エキスパートナース 2008；24(3)：34-42.
3. 三鬼達人 編：今日からできる！摂食・嚥下・口腔ケア. 照林社, 東京, 2013.
4. 藤島一郎：脳卒中の摂食・嚥下障害. 第2版, 医歯薬出版, 東京, 1998.
5. 宮城征四郎 監修, 石原享介, 谷口博之, 藤田次郎 編：呼吸器病レジデントマニュアル 第4版. 医学書院, 東京, 2008.
6. 岡安大仁, 岩井郁子 編：ナーシング・マニュアル 4 呼吸器疾患看護マニュアル. 学研メディカル秀潤社, 東京, 1986.
7. 深谷智子, 岩永智恵子, 藤野彰子 編：ナーシング・グラフィカ 健康の回復と看護① 呼吸・循環機能障害 第2版. メディカ出版, 大阪, 2013.
8. 才藤栄一, 向井美惠 監修, 鎌倉やよい, 熊倉勇美, 藤島一郎, 他 編：摂食・嚥下リハビリテーション 第2版. 医歯薬出版, 東京, 2007：223-228.

疾患別

関節リウマチ

片岡優実

関節リウマチとは？

　関節リウマチ（rheumatoid arthritis：RA）は膠原病の代表的な疾患の1つで、原因不明の自己免疫疾患です。**自己の組織を攻撃する免疫異常によって関節滑膜の炎症が起こり、それに引き続いて起こる骨破壊性関節炎を主とする慢性進行性の炎症性疾患**です。

　滑膜炎は、関節滑膜と腱滑膜の両者に発症し、長期間持続します。リンパ球やマクロファージの細胞浸潤が認められ、サイトカインなどの炎症性メディエーターの産生があり、関節組織破壊が起こります。関節や腱には構造変化を生じ、これが変形や運動機能障害につながります。他に、さまざまな関節外病変を伴うことも少なくありません。

　免疫異常を起こす原因は不明ですが、遺伝的な素因やいくつかの環境因子が関与していると考えられています。環境因子としては、ウイルスや歯周病の細菌などによる感染症、ストレス、妊娠、出産、また喫煙も関係しています。

関節リウマチの病態とは？

　遺伝的要因、環境要因などが関与して免疫系のマクロファージやT細胞、B細胞などに自己免疫の異常が起こり、マクロファージの活性化、T細胞やB細胞へのリンパ球の浸潤、コラーゲンなどの自己免疫反応の惹起によって関節滑膜細胞に炎症反応が起きると考えられています。病理組織学的には滑膜組織の増殖、血管の増生がみられ、これらに伴うリンパ球浸潤がみられます。

　この滑膜炎により、関節の滑膜組織は増殖性や侵襲性の強い炎症性肉芽組織パンヌスを形成します。パンヌスは軟骨や骨と骨膜の移行部から骨髄組織に侵入して、関節軟骨や骨の浸食（骨びらん）・骨破壊を起こします。また、滑膜腫脹、関節液貯留増加も起こります。最終的には関節破壊である軟骨・骨破壊、関節裂隙狭小から関節融合となり、関節変形に至ります（図1-A、B）。

　炎症性細胞からは、炎症性サイトカイン（TNF-α、IL-17など）やタンパク分解酵素（MMP）が放出されます。マクロファージの活性化により産生された炎症性サイトカインIL-6はB細胞の分化を促進し、リウマトイド因子（RF）や炎症性物質（CRP）などの産生を刺激します。これらの物質も関節軟骨の破壊や骨吸収・骨破壊を引き起こします。その結果、関節の亜脱臼や脱臼、靱帯や腱の断裂、関節の変形などを生じます。

チェックしたい検査値は？

1. 自己抗体検査（表1）

　RAなどの膠原病患者の**血清中には、自己細胞成分と反応するさまざまな自己抗体が検出される**ことが特徴的で、疾患

図1-A 関節リウマチにおける関節炎の基本病態

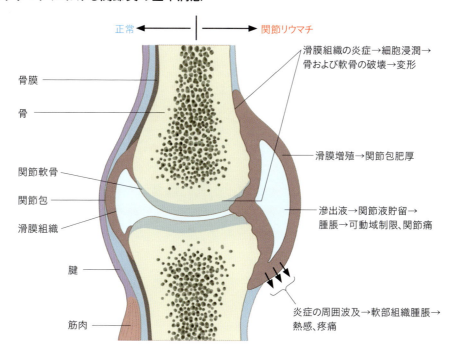

図1-B 滑膜炎によって引き起こされる関節リウマチの関節像

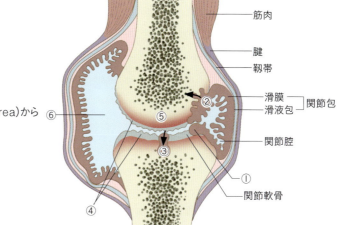

①関節軟骨を侵食するパンヌス
②関節軟骨や関節包付着部（bare area）からのパンヌスの侵入
③パンヌスによる骨破壊
④変性し菲薄化した関節軟骨
⑤関節近傍の骨萎縮
⑥関節腔と連続した滑液包の腫脹

の状態と関連することが知られています。

1）リウマトイド因子（rheumatoid factor：RF）

　RAが自己免疫疾患とされるのは、自分の身体の成分に対する抗体、つまり自己免疫の産生がみられるためです。免疫グロブリンG（IgG）のFc部分に反応する自己抗体の1種です。RFは70～80％のリウマチ患者で検出されます。

　RFの免疫グロブリンは、5つのクラス（IgA、IgD、IgE、IgG、IgM）に分類され、通常のRFは血清中では最もよく検出されるIgM型を測定します。

　RFはRAの診断に欠かせない検査であり、米国リウマチ

Check! 表1 "関節リウマチ"の検査値がわかる！ 読める！

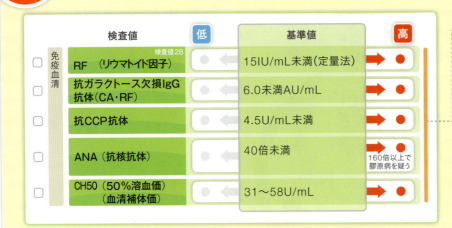

自己細胞成分と反応する自己抗体を見る

- RFは70〜80％のRA患者で検出され、RAの診断に欠かせない検査である。しかし、シェーグレン症候群など他の膠原病でもかなりの頻度で陽性となり、高齢者でもしばしば陽性となるためRFが陰性でもRAを否定できない。反対に、陽性でもRAと特定できないため、測定意義は臨床的には不明な点が多いとされている
- CA・RFは、通常のRFよりもRAにおける陽性率が高く（90％以上）、特に早期で高いので早期診断での有用性が期待されているが、特異度は高くないともいわれる
- 抗CCP抗体はRA患者の70〜80％に検出される。診断時だけでなく疾患の活動性や骨破壊の進行の予後などとの相関がみられるため病態の進行に関与する因子としても重要
- 測定法の進歩により50種類におよぶ特異的なANAの対応抗原が明らかにされている。ANAの染色型により対応抗原が特定できることが多く、染色型と疾患には一定の関連性が知られている。均質型（homogeneous pattern）で高値であれば、RAが示唆され、核小体型（nucleolar pattern）は強皮症での陽性率が高いといわれている
- CH50はヒツジ感作赤血球を50％溶血させる補体量を測定するもので、RAでは補体の産生増加により上昇する

学会の改定RA分類基準の1項目にあります。しかし、シェーグレン症候群など他の膠原病でもかなりの頻度で陽性となり、高齢者でもしばしば陽性となります。そのためRFが陰性でもRAを否定できず、反対に陽性でもRAと特定できないため、測定意義については臨床的には不明な点が多いとされています。

2）抗ガラクトース欠損IgG抗体（CA・RF）

RA患者の血清中では、健康な人のIgGと比較してガラクトースという物質が欠けたIgGが明らかに増加していることがわかっています。このガラクトース欠損IgGを抗原としたRFを測定したのが抗ガラクトース欠損IgG抗体（CA・RF）です。この抗体は、通常のRFよりもRAにおける陽性率が高く（90％以上）、特に早期で高いので早期診断での有用性が期待されていますが特異度は高くないともいわれています。

3）抗CCP抗体

特異度の高い自己抗体として、抗シトルリンタンパク抗体（ACPA）も注目されています。検査法として人工的な環状シトルリン化ペプチド（CCP）を用いたELISA法による抗CCP抗体があります。リウマチ患者の70〜80％に検出されます。

これらの抗体は診断時だけでなく、疾患の活動性や骨破壊の進行の予後などとの相関がみられ、病態の進行に関与する因子としても重要です。

4）抗核抗体（anti-nuclear antibodies：ANA）

膠原病患者の血清中には自己細胞成分と反応するさまざまな自己抗体が検出され、疾患や病態と密接に関連することが知られています。抗核抗体（ANA）はさまざまな細胞核成分と反応する自己抗体の総称です。測定法の進歩により50種類におよぶ特異的なANAの対応抗原が明らかにされています。

ANAの染色型により対応抗原が特定できることが多く、染色型と疾患には一定の関連性が知られています。均質型（homogeneous pattern）で高値であれば、RAが示唆されます。ちなみに核小体型（nucleolar pattern）は、強皮症での陽性率が高いといわれています。

5）CH50（50%溶血価）（血清補体価）

補体とは、感染の際に活性化されて抗原抗体結合物質に結合し、感染防御や炎症反応などに重要な役割を演じるタンパク質の総称です。補体という名前は、「抗体の作用を補うもの」という意味です。

また、血清補体価とは、血清中に残存している補体の総和です。CH50はヒツジ感作赤血球を50%溶血させる補体量を測定するもので、RAでは補体の産生増加により上昇します。

チェックしたいその他の数値は？

1. 炎症検査

RAのように炎症が引き起こされ、組織の損傷などを起こす疾患においては、**炎症反応に関する検査が診断や病態のモニタリングにおいて重要**となります。

1）赤沈（赤血球沈降速度）およびCRP（C反応性タンパク）

赤沈は、フィブリノゲンや免疫グロブリン増加で亢進することから、RAの手がかりとなります。CRPは多くのリウマチ性疾患で高値となります。いずれも炎症の存在を示す指標であり、関節炎の程度をよく反映します。また、治療効果の判定にも用いられます。

RAの活動性の指標として、2010年ACR/EULARのRA新分類基準（**表2**）においても赤沈やCRPの高値が項目に入っており、診断に必須となります。DAS28（**図2**）などの活動性指標にも組み込まれています。

2）MMP-3（マトリックスメタロプロテナーゼ3）

関節滑膜細胞などが産生し、軟骨破壊など関節病変に深くかかわるタンパク融解酵素で、増殖した滑膜細胞から産生されるため、関節の病態を把握できることから薬物療法の効果を判定するうえで経過観察に有用です。ただし、血中濃度は女性に比べて男性に高く、他の膠原病である全身性エリテマトーデス（systemic lupus erythematosus：SLE）や腎疾患患者でも高値となり、ステロイド投与が増加させるとの報告もあり、その判定には注意を要します。

RA患者で高値を示す場合や上昇してきた場合、関節破壊の進行が速いことが予測されます。反対に、薬の治療効果により病態が安定すると低値となります。炎症の程度を判断するときはCRPや赤沈などの炎症マーカーと相関するので、組み合わせて判断するとよいといわれています。しかし、手指などの小関節のみの症例では、MMP-3の増加例は少ないなど、罹患関節の大きさや数の影響を受けるともいわれています。

2. 画像検査

1）単純X線写真

X線写真では正常関節は隙間があいているように見え（関節裂隙という）、軟骨が障害されてくるとこの隙間が狭くなり、関節裂隙間の狭小化が起こります。また、軟骨の障害が進行すると、骨破壊を生じ、最初は虫食い状の骨皮質の欠損がみられます。これを骨びらんといいます。多くは、手指の関節、手関節など小関節に多くみられるのがRAの特徴です。

表2　ACR/EULARによる関節リウマチ分類基準（2010）

適応対象集団	
1. 1か所以上の関節に明確な臨床的滑膜炎（腫脹）がみられる	
2. 滑膜炎をより妥当に説明するほかの疾患がみられない	

スコアリング （関節リウマチの分類基準のA〜Dのスコアを加算し、10点満点中、6点以上を関節リウマチと診断する）	
A　罹患関節	スコア
1か所の大関節	0
2〜10か所大関節	1
1〜3か所の小関節（大関節罹患の有無を問わない）	2
4〜10か所の小関節（大関節罹患の有無を問わない）	3
11か所以上（大関節罹患の有無を問わない）	5
B　血清学的検査（分類には1回以上の検査結果が必要）	
RFとACPAがいずれも陰性	0
RFかACPAの少なくとも一方が低値陽性	2
RFかACPAの少なくとも一方が高値陽性	3
C　急性期反応物質（分類には1回以上の検査結果が必要）	
CRPとESRともに正常	0
CRPとESRいずれかが異常	1
D　症状の持続時間	
6週間未満	0
6週間以上	1

大関節：
肩関節、肘関節、股関節、膝関節、足関節
小関節：
中手指節（MCP）関節、近位指節（PIP）関節、第2〜5中足趾節（MTP）関節、拇指指節（第1IP）関節、手関節
血清学的検査：
低値陽性：正常上限を超え正常上限の3倍以下
高値陽性：正常上限の3倍を超える
RF：リウマトイド因子
ACPA：抗CCP抗体
CRP：C反応性タンパク
ESR：赤血球沈降速度

（Aletaha D, Neogi T, Silman AJ, et al. 2010 rheumatoid arthritis classification criteria：an American College of Rheumatology/European League Against Rheumatism collaborative initiative. Ann Rheum Dis 2010；69(9)：1580-1588. より転載、一部改変）

図2　活動性評価の例

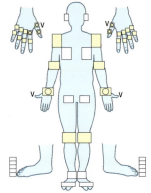

患者全般評価　70mmVAS
医師全般評価　50mmVAS
ESR　50mm/1h
CRP　3.1mg/dL

この患者で計算すると…
DAS28＝5.58（高疾患活動）

□ DAS28で測定する関節
○ 腫脹関節
V 圧痛関節

（文献4、p386を参考に作成）

リウマチの診断

　RAは診断が容易ではない症例があり、診断基準ではなく、他疾患と判別するための分類基準となっているのが特徴です。

　1987年の米国リウマチ学会（American College of Rheumatology：ACR）のRA分類基準（**表3**）は20年以上世界で使用され、特異度の高い基準です。この中で、関節炎の発症部位として手指関節をはじめとして足など四肢の関節14か所が挙げられ（**図3-A、B**）、変形性関節症に典型的な関節を除いて判断するようになっています。この分類では、早期のRAにおいて、関節炎が左右対称でない少数の関節炎で始まり、X線所見での骨びらんも見られないことが多いため早期診断が困難となっていました。そこで、ACRと欧州

表3　関節リウマチ分類（診断）改定基準（米国リウマチ学会、1987）

基準	定義
1. 朝のこわばり	関節およびその周辺の朝のこわばりが少なくとも1時間続くこと
2. 3か所以上の関節炎	少なくとも3か所の関節で同時に軟部組織の腫脹または関節水腫が医師により確認されること。対象部位は14か所、すなわち、両側のPIP関節、MCP関節、手関節、肘関節、膝関節、足関節、MTP関節とする
3. 手関節炎	PIP関節、MCP関節、手関節の少なくとも1か所で腫脹が確認されること
4. 対称性関節炎	左右対称性に同一の関節が罹患していること。ただし、PIP関節、MCP関節、MTP関節については対称性が完全でなくてもよい
5. リウマトイド結節	骨突起部、伸筋表面、関節近傍の皮下結節が医師により確認されること
6. 血清リウマトイド因子	血清リウマトイド因子レベルが異常値を示すこと。測定法に限定はないが、正常な対照被験者での陽性率は5%未満であること
7. X線異常所見	手指または手関節の後前方向X線像で関節リウマチの典型的な所見が認められること。この所見には、関節の骨びらん、あるいは罹患関節の関節近傍骨粗鬆像を含む

注1）MTP：中足趾節関節、MCP：中手指節関節、PIP：近位指節関節。
注2）7項目のうち、少なくとも4項目について該当している場合、関節リウマチとみなす。基準1〜4は少なくとも6週間継続していなければならない。
（Arnett FC, Edworthy SM, Bloch DA, et al：The American Rheumatism Association 1987 revised criteria for the classification of rheumatoid arthritis. *Arthritis Rheum* 1988；31(3)：315-324.より引用）

図3-A　手指および手関節の名称

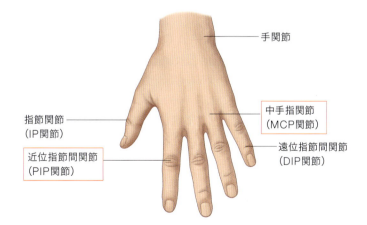

リウマチ学会（European League against Rheumatic Diseases：EULAR）が新分類基準（表2）を2010年に作成しました。日本リウマチ学会で、このACR/EULAR新分類基準の妥当性について検討されています（一般社団法人日本リウマチ学会ホームページ：http://www.ryumachi-jp.com/info/news120115.html参照）。

疾患活動性の評価指標

1）DAS28（図2）

RAの活動性を定量評価する指標としてDAS（disease

図3-B　足部の基本的解剖学

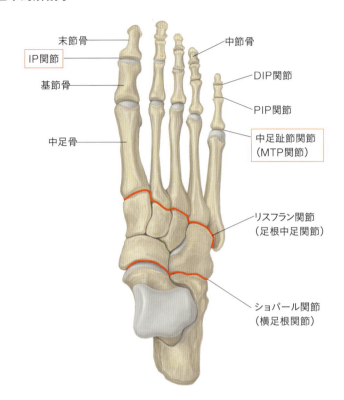

activity score）は、①圧痛関節数（28関節）、②腫脹関節数（28関節）、③患者による全般健康状態、④赤沈値またはCRPの4項目を用います。

28関節は両側のPIP、MCP、手、肘、肩、膝関節で、RAで関節炎を有する90％以上の関節をカバーしています。

患者による全般健康状態は、ACRスコアのVASを使用します[1]。

● <評価法>計算式

$DAS28 = 0.555 × \sqrt{（圧痛関節数）} + 0.284 × \sqrt{（腫脹関節数）} + 0.7 ×（赤沈値）+ 0.0142 ×（患者による全般評価）$

高活動性	>5.1
中活動性	5.1～3.1
低活動性	3.1～2.6
緩解	<2.6

2）HAQ-DI（health assessment questionnaire-disability index）（表4）

RAの疾患活動性については、HAQ-DIなどによる身体機能制限の評価もリウマチケアでは欠かせないといわれています。これは質問紙を患者に記入してもらうことで、日常生活の不自由さから評価します。関節炎そのものの評価だけでなく、関節炎の状態が日常生活にどのように影響を及ぼしているか、生活上で関節への負荷を軽減するためのアドバイスに活用することもできます。

RA治療においては、T2T（目標達成に向けた治療：Treat to Target）としてRAの治療に明確な目標をつくろうという運動が掲げられています。このT2Tでは4つの基本的な考え方として、RAの治療は患者とリウマチ医がともに相談して決めるようにしようということ、治療のゴールは生活の質（QOL）をできるだけ良い状態に保つこと、関節の炎症を止めることの重要性、病気の活動性をチェックしながら治療を見直そう、ということが掲げられています[2]。

表4 RA患者が受診ごとに記入する質問表の例

リウマチ治療に関するアンケート	年 月 日

●朝のこわばりの持続時間　　　　時間　　分

●下記の質問について、この1週間を振り返って当てはまる答えを一つ選びチェックしてください(HAQ-DI)*

※リウマチの程度や治療の効果を客観的に判断するために必要な内容です。毎回必ずご記入ください。

選択肢：何の不便もない／いくらか不便／かなり不便／不可能

1. 衣服の着脱と身支度
- 靴ひもを結び、ボタン掛けも含め、自分で身支度できますか
- 自分で洗髪できますか

2. 起立
- 肘掛けのない、背もたれが垂直な椅子から立ち上がれますか
- ベッドからの就寝、起床の動作ができますか
- ふとんからの就寝、起床の動作ができますか

3. 食事
- お皿の上の肉を切ることができますか
- お箸を使ってご飯を口に運べますか
- いっぱいに水が入っている茶碗やコップを口元まで運べますか
- 新しい牛乳のパックの口を開けられますか

4. 歩行
- 戸外で平坦な地面を歩けますか
- 階段を5段登れますか

●上記1〜4の動作の手助けとなるような器具や自助具を日常的に使っていますか
- □1)身支度に使う器具(ボタン通し、ジッパーにかけるひもなど)
- □2)特殊な椅子　□3)特殊な器具、自助具　□4)杖(ステッキ)
- □5)松葉杖　□6)歩行器　□7)車椅子

●上記1〜4の動作をするのに他人の手助けを必要としていますか
- □1)身支度　□2)起立　□3)食事　□4)歩行

5. 衛生
- 身体全体を洗い、タオルで拭くことができますか
- 浴槽につかることができますか
- 洋式トイレに座ったり立ったりできますか

6. 伸展
- 頭上にある約2.3kgの砂糖袋などを手を伸ばしてつかみ下に降ろせますか
- 腰を曲げ床にある衣類を拾い上げられますか

7. 握力
- 自動車のドアを開けられますか
- 広口のビンの蓋を開けられますか(既に口を切ってあるもの)
- 回転式の蛇口の開閉ができますか

8. 活動
- 用事や買い物で出掛けることができますか
- 車の乗降りができますか
- 掃除機をかけたり、拭掃除などの家事ができますか

●上記5〜8の動作の手助けとなるような器具や自助具を日常的に使っていますか
- □1)浴槽の椅子　□2)浴槽の手すり　□3)便座を高くした
- □4)トイレ内の手すり　□5)孫の手状の継ぎ手(マジックハンド)
- □6)ビンの口を開ける器具

●上記5〜8の動作をするのに他人の手助けを必要としていますか
- □5)衛生　□6)とどく範囲　□7)握力や開ける動作　□8)家事や雑用

●あなたの痛みについて教えてください。今、どの程度の痛みを感じていますか

痛みなし ──────────── 最大の痛み

●あなたの全般的な状態について教えてください

症状なし ──────────── 重い症状

※記入例　例にならって横線に交差するように縦線をご記入ください

痛みなし／症状なし ─┼─ 最大の痛み／重い症状

記入は数分で終了し、診察室での医師とのコミュニケーションに役立つ。

(文献2より引用)

* Nagasawa H, et al : Differences between the health assessment questionnaire disability index (HAQ-DI) and the modified HAq (mHAq) score before and after infliximab treatment in patients with rheumatoid arthritis. Mod Rheumatol 2010 ; 20 : 337-342.

まとめ

RAは慢性炎症性の自己免疫疾患であり、病因について感染症や外傷などとは異なり不明な点が多く、診断や治療は総合的な判断が必要となります。看護においては、RAの病態が患者の日常生活へどのような影響を及ぼしているか身体的支援とともに、RAの症状コントロールと長期間、十年以上付き合っていかねばならないため精神的支援も重要となります。検査値をもとにRA患者の状態を理解・把握するとともに、日常生活の状態も質問紙を使用してコミュニケーションを十分とってサポートしていくことが求められています。

〈引用文献〉
1. JJNスペシャルNo78 実践リウマチ・膠原病ケア. 医学書院, 東京, 2006：48-49.
2. 村澤 章, 元木恵美：納得実践シリーズ リウマチ看護パーフェクトマニュアル, 羊土社, 東京, 2013：69.

〈参考文献〉
1. 日野原重明, 井村裕夫 監, 岩井郁子, 北村 聖 監修協力, 山本一彦 編：看護のための最新医学講座(第2版)第11巻 免疫・アレルギー疾患, 中山書店, 東京, 2009.
2. 村澤 章, 元木恵美 編：納得実践シリーズ リウマチ看護パーフェクトマニュアル, 羊土社, 東京, 2013.
3. 鈴木久美, 野沢明子, 森 一恵 編：NUSING看護学テキストNICE 成人看護学 慢性期看護 改訂第2版. 南江堂, 東京, 2015
4. 寺町芳子：関節リウマチの臨床評価, 鈴木志津枝, 藤田佐和 編：成人看護学 慢性期看護論 第3版. ヌーヴェルヒロカワ, 東京, 2014
5. 村澤 章, 元木恵美 編：納得実践シリーズ リウマチ看護パーフェクトマニュアル. 羊土社, 東京, 2013

Column

アドバンス・ケア・プランニング

最新施設で最高の検査と治療を受けることが、必ずしも患者にとって幸せでないことがある。高齢者の終末医療においては、死をどこでどのように迎えたいかという希望に沿うように、家族や医療者が協力しなければならない。将来起こり得る病状変化に備え、患者の希望を確認し、療養全体の目標や具体的治療について、あらかじめ話し合うことをアドバンス・ケア・プランニング(Advance Care Plannning:ACP)と呼ぶ。

最新の医学論文(New Engl J Med 2015;372:2533-2540)によれば、経管栄養に利点はない。肺炎に対する抗菌薬治療は数か月間寿命を延ばすが、いずれまた誤嚥するので患者の苦しみを先送りすることとなる。

アトゥール・ガワンデ医師は父親が脳幹と脊髄の悪性腫瘍に侵されたときに、手術、放射線療法、化学療法というリスクを伴う選択肢から治療法を決める苦悩を著書『Being Mortal』で描いている。最終的には在宅ホスピスケアが選択された。安全を最優先する病院や施設での管理は、患者のプライバシーや自由を侵害することだってある。

(山中克郎)

疾患別

結核

木下輝美

なぜ結核を早期に見抜く必要があるのか？

結核の蔓延を防ぐには、早期診断と早期治療が重要です。診断の遅れは感染拡大につながるため、まずは結核を疑う目を養うことが大切です。

結核の検査は、①結核菌感染の判定、②画像検査（図1、表1[1])）、③細菌検査に分けられます。本項では主に、肺結核の検査と対応について解説します。

結核の80％は肺結核（ほかに結核性胸膜炎、骨・関節結核、皮膚結核などがある）で、多くは咳や痰などの呼吸器症状で発症します。**咳が2週間以上続く**ときは、肺結核の可能性を考え、胸部X線写真を撮影します。症状と画像所見から肺結核が疑われれば、検査を以下のように進めます。

チェックしたい検査値は？（表2）

1）結核菌かどうかを検査する（喀痰抗酸菌検査：塗抹検査、分離培養検査、同定検査）

結核菌は抗酸菌の1種であるため、その他の**非結核性抗酸菌（nontuberculous mycobacteria：NTM）との鑑別**を行うことが絞り込みのポイントです。**塗抹検査、分離培養検査、同定検査**によって進められ、これらは喀痰抗酸菌検査と

図1 結核の画像の例

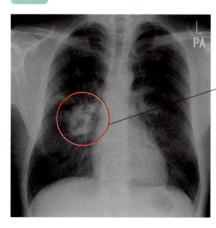

空洞病変
- 40代、男性
- 健康診断で胸部異常陰影を指摘される。咳嗽や体重減少、発熱なし。喫煙歴20本/日×23年
- 右中肺野に複数の空洞を形成している（空洞化）
- 喀痰の塗抹検査は陰性であったが、気管支洗浄液の塗抹検査で3＋、PCR法で結核菌と確認された

表1 結核の胸部画像パターン

①明らかな異常を認めないもの
②粒状影（小結節影、3mm以下）
③結節影（3mm以上）
④濃厚影
⑤混合性陰影
⑥その他（リンパ節腫大や胸水貯留）
＋付随所見（空洞化、石灰化、無気肺）

（文献1、p.44より引用、一部改変）

Check! 表2 "結核"の検査値がわかる！ 読める！

「●」は陽性

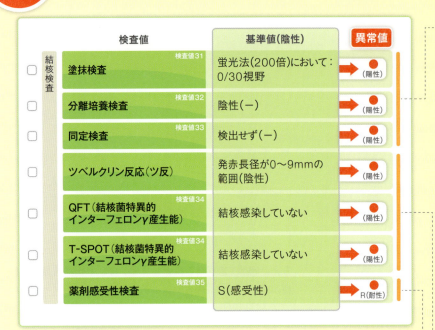

結核菌かどうかを検査する

〈喀痰塗抹検査〉
- 結核菌検査の基本は、喀痰塗抹法であり、簡便でただちに結果が判明する。前処理をした検体を直接鏡検するため、1時間程度で結果が得られる
- 「結核菌かNTM（非結核性抗酸菌）か」、また「生菌か死菌か」の区別はできない
- 検査結果は、従来使用されていたガフキー号数による表示に代わり、陰性（−）、疑陽性（±）、少数（+）、中等数（2+）、多数（3+）に分類されることが多くなった
- 最近は感度を高めるために、検体を均等化したあとに、遠心で菌体を沈殿させる集菌法がよく用いられている

〈分離培養検査〉
- 結核菌の生死、薬剤感受性結果を把握するうえで重要な検査である
- 検査には液体培地や小川培地を使用する。結核菌群は発育が遅く、液体培地で約1〜4週間、小川培地で約2〜8週間という長い時間を要する
- 生えてきたコロニー（生菌）の形状から結核菌かどうかを推測できる。また生菌を得ることで、薬剤感受性検査に用いることができる

〈同定検査〉
- 抗酸菌の塗抹陽性例の1/4程度はNTMであるため、培養で陽性になった菌は、必ず菌種を同定（決定）する必要がある
- 結核菌の同定検査にはPCR法、核酸同定検査、免疫クロマトグラフィ法があるが、現在はPCR法が主流になっている

治療薬に対しての感受性検査を行う

- 結核治療の基本となる抗菌薬はINH（イソニアジド）とREP（リファンピシン）であるが、この治療薬に対して耐性をもっていないかどうかをチェックしておく必要がある

結核に対する生体の反応を見る

- 従来はツベルクリン反応（下記）が行われたが、BCG接種の影響で結果が得られにくくなったことから、現在では、血液検体を用いた結核菌特異的インターフェロンγ産生能検査（QFT、T-SPOTなど）が行われている
- 結核菌特異的インターフェロン検査は数日で結果が得られるが、活動性結核と潜在性結核の区別ができない

ツベルクリン反応の判定基準

判定	記号	反応所見
陰性	−	発赤の長径が9mm以下
弱陽性	+	発赤の長径が10mm以上（硬結なし）
中等度陽性	++	発赤の長径が10mm以上（硬結あり）
強陽性	+++	発赤の長径が10mm以上（硬結あり、二重発赤・水疱・壊死などを伴う）

（旧結核予防法施行規則より引用、一部改変）

BCG接種の関係から、結核陽性かどうかの判断ができないこともある

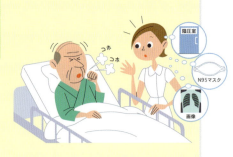

総称されます。
　従来は結核菌の発育の遅さから確定までに時間を要しましたが、最近は液体培地や核酸増幅法（PCR法）などの導入にて、確定診断（図2）[2]までの期間は著しく短縮されました。
　さらに現在では、血液を利用した検査法も実用化されています。これらを適切に利用することが求められています。

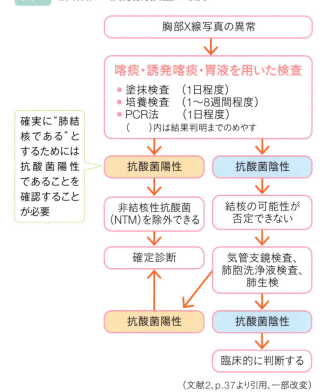

図2 肺結核の抗酸菌検査の流れ

（文献2、p.37より引用、一部改変）

2）結核に対する生体の反応を見る（ツベルクリン反応、結核菌特異的インターフェロンγ産生能・QFT・T-SPOT）

　結核感染の有無を知るために、古くから行われてきた検査法は**ツベルクリン反応（ツ反）**です。これは遅延型アレルギーを利用するもので、ツベルクリン反応液を皮内注射し、局所に出現する発赤や硬結などの大きさや性状から判定を行い、ツ反接種後48時間で判定します。

　ただし、日本では結核予防のため、乳幼児期にBCG（ウシ型結核菌に由来する弱毒菌）を接種するので、日本人の多くはツ反が陽性になります。そのためBCGによる陽性か、結核菌感染による陽性かの判断ができないことが多く、わが国では必ずしも結核菌感染の指標にはなりません。そのため従来、ツ反を結核の接触者健診として使用する際には、「結核患者の接触前（または直後）」「接触2～3か月後」の"2回の"ツベルクリン反応の結果を比較し、陽性反応が強くなるかどうかを見る2段階法が選択されてきました。しかし現在では、次に述べるインターフェロンγ放出試験の普及により、ツ反を結核の補助的診断に用いるのは小児における感染の診断

程度になっています。

　インターフェロンγ放出試験（interferon-gamma release assay：IGRA）は、末梢血中において、結核菌に特異的な抗原でリンパ球を刺激して産生されるインターフェロンγ（IFN-γ）の産生能を測定する検査です。

　IGRAの1つ、**クォンティフェロン（QFT）法**は血中のTリンパ球を刺激し、産生されたIFN-γ量を測定する検査です。QFTは結核菌群（*M.tuberculosis*のほかに*M. kansasii*、*M. marinum*など）が産生し、かつBCGワクチン株やNTMの原因菌である*M. avium*、*M. intracellure*（MAC）は産生しないタンパク質を抗原として用いることで、BCG接種やNTM感染の影響を受けずに、結核に対する免疫の有無を判定します。

　また**T-SPOT**は、特定のサイトカインを産生する細胞をスポット化して可視化し、サイトカイン産生細胞数を測定するもので、最近利用が増えています。

　いずれも数日で結果が得られますが、活動性結核と潜在性結核の区別はできません。また免疫抑制状態にある患者や、5歳未満の小児における診断の精度は不十分とされています。

3）治療薬に対しての感受性検査を行う

　結核菌の**薬剤感受性検査**には、液体培地の陽性検体を感受性培地に接種しその発育状況を見る「MGIT薬剤感受性検査」と、「耐性遺伝子の分析法」の2種類があります。

　MGIT薬剤感受性検査の結果は、通常の細菌検査のように、「S：感受性」「I：中間」「R：耐性」で示されます。

　多剤耐性結核（multidrug-resistant *tuberculosis*：MDR-Tb）とは、結核治療の基本となるINH（イソニアジド）とREP（リファンピシン）の2剤に対して同時に耐性を示す結核のことです。日本では欧米よりも特に多いわけではありません。しかしMDR-Tbは通常の抗結核薬による治療では治癒しないため結核治療における大きな問題となっており、感受性検査は必須です。

検査データの解釈で注意したいことは？

　結核に関連する検査は、1種類の検査で、感染の有無や菌量が判明するものではありません。喀痰塗抹検査やPCR法で陰性でも、培養検査で結核菌が検出されることもあります。したがって前述した検査法を組み合わせて、結核患者かどうか、排菌患者かどうか、治療抵抗性はないかということを

評価していかねばなりません。

表3、表4[3]に検査結果の解釈を示します。なお喀痰塗抹検査は1回では不十分であり、基本的に1日1回3日間連続で、合計3回の検査を行うことが推奨されています。

検査値に基づく対処は？

風邪などの呼吸器感染症と見分けがつきにくい肺結核の発見には、必要に応じて**胸部X線写真**を撮影し、異常陰影が見られる場合は、**3日間連続で喀痰塗抹検査**を行います。

喀痰塗抹検査が陽性であれば、肺結核の可能性が高くなるため、すみやかに**空気感染予防策**（陰圧個室に隔離を行い、医療従事者はN95レスピレーターマスクを使用。陰圧個室がない場合は個室に隔離）を実施します。

ただし喀痰塗抹検査が陽性でもNTMの場合があるため、その後は必ずPCR法などで結核菌かどうかを同定することが必要です。NTMの場合は空気感染予防策は解除します。

稀に喀痰塗抹検査もPCR法も陰性で、培養検査が陽性になることがありますが、この場合は、咳の持続期間や胸部X線写真なども含め、総合的に判断し対処します。

なおPCR法は、喀痰塗抹検査や培養検査の代用にはなりません。PCR法単独で結核かどうかを判断しないように注意します。

結核は、感染症法において2類感染症に分類されます。排菌している結核患者と診断された場合には、感染症法に基づき陰圧などが完備された**結核専門病床（病院）**での入院治療が必要となります。

〈引用文献〉
1. 寺田喜平 監修, 中西啓子, 津島ひろ江 編：看護学生・新人のための 看護ケアに活かす感染対策入門ガイド, 診断と治療社, 東京, 2013：105-107.
2. 四元秀毅, 山岸文雄, 永井英明：医療者のための結核の知識 第4版, 医学書院, 東京, 2013：37.
3. 長沢光章：遺伝子検査. 日本結核病学会抗酸菌検査法検討委員会 編：結核菌検査指針2007, 公益財団法人結核予防会, 東京, 2007：92.

表3 喀痰塗抹検査結果の解釈

陽性（偽陽性・少数・中等数・多数）	抗酸菌陽性	● 菌量が多くなればなるほど、結核菌を大量に排菌している可能性が高い（結核と断定はできない）
陰性	抗酸菌陰性	● 結核菌を排菌している可能性はほとんどない

表4 結核菌における検査結果の解釈

喀痰塗抹検査	検体からのPCR法	培養検査	分離菌からのPCR法	結果の解釈
(−)	(−)	(−)	---	結核菌陰性
(−)	(−)	(+)	(−)	非結核性抗酸菌(NTM)
(+)	(−)	(+)	(−)	非結核性抗酸菌(NTM)
(−)	(+)	(+)	(+)	結核菌陽性だが菌量少数
(−)	(−)	(+)	(+)	結核菌陽性だが菌量少数
(+)	(+)	(+)	(+)	結核菌陽性
(+)	(+)	(+)	(−)	結核菌（菌量少数）とNTMの混合感染の可能性
(+)	(+)	(−)	---	死菌の可能性
(−)	(+)	(−)	---	死菌または菌量少数または検体汚染の可能性

（文献3、p.312より引用、一部改変）

疾患別

透析

辻井しず

年々増加する透析患者は現在31万人（2013年末日本透析医学会統計）を超え[1]、医療の進歩とともに透析継続年数は長期化し、透析患者の平均年齢も高齢化する一方です。

透析医療の長期・高齢化は、つまりさまざまな合併症との闘いであり、あらゆる合併症をもつ透析患者が、腎専門病棟"以外"で入院加療することは、もはやめずらしいことではありません。

そんな腎専門病棟以外のナースにとって、見慣れない**透析患者の正常値から逸脱した血液データ（「H↑」や「L↓」の印だらけ）**は、どう読み取ればいいものか理解に苦しむのではないでしょうか？　そこで、透析患者の血液データを見るときに注意するポイントを解説します。

透析患者の体のなかの状態は？

腎機能は、大きく血液濾過と尿生成、再吸収と分泌、内分泌臓器としての機能[2]をもち、**図1**のような働きがあります。そのなかで、人工透析によって代替できる機能は、血液酸性度の調節、血液の濾過、水分やミネラルの調節です。**その他の機能は薬物療法や食事療法で補う必要があります。**

末期腎不全の治療は、腎移植と透析療法があり、透析療法には「血液透析」と「腹膜透析」があります。その内訳は血液透析が約97％、腹膜透析が約3％です（2013年末日本透析医学会統計）[1]。

血液透析（hemo dialysis：HD）は、血液を体外循環させ、人工腎臓（ダイアライザ）を介して血液から尿毒症性物質や

図1 腎臓の働きと透析の役割

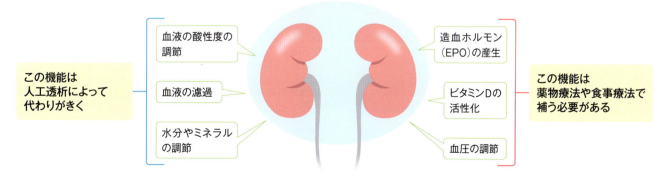

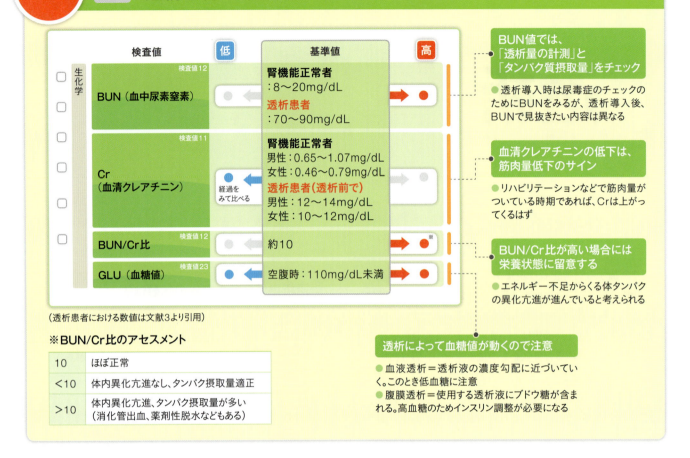

Check! 表1 "透析患者"の検査値がわかる！　読める！

（透析患者における数値は文献3より引用）

※BUN/Cr比のアセスメント

10	ほぼ正常
<10	体内異化亢進なし、タンパク摂取量適正
>10	体内異化亢進、タンパク摂取量が多い（消化管出血、薬剤性脱水などもある）

水分を除去するもので、基本的に維持透析では週3回、1回4時間行われます[3]。ほとんどが透析施設で行われていますが、在宅で実施する血液透析もあります。

一方、腹膜透析（peritoneal dialysis：PD）は、腹腔の内張りとなる腹膜が半透膜の性質をもつことを利用しています。腹腔内に1～2L程度の透析液を長時間貯留することを1日数回繰り返し、体内の尿毒素や水分を除去します。夜間就寝時に行う自動腹膜透析もありますが、いずれも通常は自宅で行う在宅治療です[3]。

チェックしたい検査値は？

一般病棟で透析患者の血液データを見る際には、主に栄養管理の部分をチェックしていきましょう。具体的に見抜きたい観点を**表1**に示します。

1）BUNを"透析の効果を見抜く""タンパク質摂取量を見抜く"ためにチェックする

尿毒症毒素の代表格である「BUN（血中尿素窒素）」は、実際にはそれ自身が強い毒性をもっているわけではありません。しかし、**BUNの上昇と尿毒症症状の出現はよく相関する**ことが知られています[4]。そのため透析導入指標の1つとされています。

しかし維持透析の患者にBUNを測定する意義はほかにあります。それは毒素がどれくらいたまっているかを知るためではなく、「**透析量の計測**」と「**タンパク質摂取量を知る**」ことです。

BUNは血液透析の場合、「透析前値が58mg/dL」→「透析後は34mg/dL」というように、透析によって除去される物質です。BUNの除去率を透析前後の値から計算すると、"血液が透析によってどのくらい浄化されたのか"を反映する参考指標となるのです（これをKt/Vといいます）。

またBUNは、タンパク質摂取量を見きわめる栄養指標となります。BUNが高いときはタンパク質をたくさん摂取できていると考えられます。逆に低いときにはタンパク質摂取量が少なく低栄養状態である可能性があります[5]。ただし、BUN値が高い場合でも、エネルギー不足により体内のタンパク質がエネルギー源として消費されているということもあります（タンパク異化）。

2）Crは"筋肉量を反映"する

クレアチニン（Cr）もBUNと同様に、これ自体が毒性をもっているものではありません。Crは糸球体の濾過機能をかなり正確に反映するため、腎機能の評価、透析導入を見きわめる指標となります。

Crはヒトの筋肉に由来するため、男性では筋肉量が多くCrは高く出ます。

維持透析患者ではすでに腎機能が廃絶している例がほとんどで、Crを測定するのは、腎機能を測定しているというよりも、むしろその値が患者の筋肉量を反映する情報だということに意義があります。

例えば外科的手術の目的で入院していた透析患者が、予定の手術を終えてリハビリテーションが進み、食事摂取量も増えて元気に回復してきたとします。そのようなときにCrが高くなってくるようであれば、筋肉量が増えてきたことが推測されます。逆にCrが低下してくるようであれば、筋肉量が減少している可能性があります。筋肉量の減少は有意な死亡リスクとなる[3]ため、注意が必要です（ただしこれらのことは、BUNの項を含め、透析が適切に行われていることが前提です）。

3）BUN/Cr比を"栄養の評価"のためにチェックする

もう1つ、栄養指標をみるためにはBUN/Cr比が重要です。この比が10より低い場合は適正な栄養がとれており異化亢進がない状態といえます。10より高い場合はタンパク質摂取量が多いか、エネルギー不足による体タンパクの異化亢進状態と考えられます。

これらの数値と、実際の患者の食事摂取量や体調などを総合的に情報収集すれば、透析患者の栄養状態をアセスメントすることができます。

4）血糖値は"透析での影響"に注意

透析患者の透析を導入する原疾患は糖尿病が最も多く、糖尿病合併の透析患者を看護することは多いと思います。

血糖値については、腎不全が進行すると腎臓の代謝機能低下により、インスリンの分解・排泄が遅延するため、血糖値が下がり、かえって血糖コントロールの改善がみられることがあります[6]。以下に透析方法による血糖値の特徴について示します。

ほかにも、糖尿病の有無にかかわらず慢性腎臓病の患者はインスリン抵抗性という代謝異常があることが知られています。そのことからも血糖値が不安定になることが考えられます。

● 血液透析中

血液透析の場合、血糖値は「透析日」と「非透析日」によって変動し、特に透析日に注意が必要です。

透析中は、患者の血糖値は透析液の濃度勾配（透析液のブドウ糖濃度は100～150mg/dL）によって、この値に近づいていきます。このときに低血糖症状を起こしやすいので注意が必要です。インスリン投与を行っている場合はインスリンの投与量を透析日と非透析日で変更する場合があります。

● 腹膜透析中

腹膜透析では、腹腔に注入する透析液の浸透圧物質がブドウ糖であるため、腹腔からのブドウ糖吸収により血糖値が上がることがあります。通常多く使用されている透析液で約100～200g/日のブドウ糖が体内に吸収されます。そのため食事量をコントロールする必要が生じます。透析液の濃度別吸収カロリーについて、表2に示します。

● 夜間の自動腹膜透析中

夜間の自動腹膜透析の場合、上記のようなことで就寝中の血糖値が上昇するため、夕方から就寝時にかけてのインスリン投与量を増量する場合があります[7]。

表2　腹膜透析液のブドウ糖吸収エネルギー（4時間貯留した場合）

1.5％ブドウ糖透析液（2L）	＝約70kcal
2.5％ブドウ糖透析液（2L）	＝約120kcal
4.25％ブドウ糖透析液（2L）	＝約220kcal

腹膜透析液自体にカロリーがあるため、食事制限が必要になる

図2 症例「血液透析中の患者の検査データ」

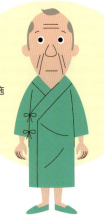

症例
- 70代男性
- 身長151cm
- 体重40kg
- BMI17.5kg/m²
- 原疾患は糖尿病腎症
- 週3回、血液透析を実施

	2週間前	現在	
血中尿素窒素(BUN)	42.8mg/dL	79.3mg/dL	BUN/Cr比 20.03
血清クレアチニン(Cr)	3.65mg/dL	3.96mg/dL	
血清総タンパク(TP)	5.0g/dL	4.9g/dL	
血清アルブミン(ALB)	2.9g/dL	2.1g/dL	
ヘマトクリット(Ht)	39.0%	32.6%	
ヘモグロビン(Hb)	12.6g/dL	10.5g/dL	
血清カリウム(K)	4.8mmol/L	4.0mmol/L	
C反応性タンパク(CRP)	2.1mg/dL	3.5mg/dL	

●患者の様子は、活気がなく臥床傾向、食事摂取量が減少している

検査値に基づく対処は？（症例）

検査値をもとに見抜いて対処する必要性を、症例で示します（図2）。

1）BUN、Crをチェック

BUNが79.3mg/dLと基準値内である一方、食事摂取量は減少している状況が見受けられました。

患者は臥床傾向で活動量も低下しており、Crは3.96mg/dLであり、Crの経過をみると高くなってはいませんでした。このことから筋肉量の低下も推測されます。

2）BUN/Cr比をチェック

BUN/Cr比≒20と高く、タンパク異化亢進が疑われます。あわせてHbを見てみると貧血が推察され、透析前の値にもかかわらずKが4.0mmol/Lと低いことから、この患者は、経口摂取不足による体タンパクの異化亢進の状態にあると思われます。

なお、通常は0.3mg/dL未満であるべきCRPが3.5mg/dLと炎症反応が高くなっていたため、何らかの炎症が体内で起こっており、それが低栄養を助長していると考えられます（炎症と低栄養の関連については［褥瘡］p.62参照）。

3）栄養状態を確認

提供されている治療食は1,400kcalの透析食でした。よって、このような患者には、まずは、食事を摂取するための工夫（嗜好や食事形態など）を行ってみます。このような場合の食事制限は不要です。

それでも摂取量が増えない場合は、エネルギー補給のための補液、補助食品を検討したり、あるいは透析中の輸液（透析中にアミノ酸製剤＋ブドウ糖や脂肪製剤を投与する方法）を検討するとよいでしょう。その際には透析液で血糖値が低く変動しやすくなっていることから、血糖値にも注意が必要です。

＊

透析患者の栄養障害は、生命予後にかかわる深刻な問題です。患者の訴えや症状を察知し、血液検査値と照らしてアセスメントすることで、透析患者の栄養障害を早期に見抜き改善に向けての介入ができれば、合併症の進行を抑制する大きな一助となります。そのためには看護の視点が大きく、重要です。

今回の解説はごく一部で、ほかにも貧血やK、P、Ca値など管理すべきデータはたくさんあります。透析患者の体は、慢性腎臓病による影響、その合併症による影響、さらに透析治療の影響を受けており、それがさまざまな生体反応となって現れ、複雑です。

ぜひ、苦手意識を捨てて、透析患者の検査結果に関心をもって眺めてみてください。そのときは、透析前後だけでなく、過去のデータと今のデータを見比べることも重要です。

〈引用文献〉
1. 日本透析医学会統計調査委員会 統計解析小委員会：わが国の慢性透析療法の現況（2011年12月31日現在）. 日本透析医学会雑誌 2013；46(1)：1-76
2. 済生会横浜市東部病院看護部 編：ケアに活かす 腎・泌尿器&生殖器系検査・処置マニュアル. 月刊ナーシング 2011；31(12)：136-138.
3. 政金生人 編：透析看護の知識と実際. メディカ出版, 大阪, 2010：22.
4. 前田益孝：システマティック腎臓栄養学 input・balance・outputで理解する. 南江堂, 東京, 2012：57-58.
5. 中井 洋：見なれた数値の根拠がわかる ケアに生かす「透析学」入門. メディカ出版, 大阪, 2001：162-167.
6. 川崎史子：腎機能低下中の血糖測定. 松田昌文 監修, 特集 急性期：このタイミングで血糖値をみる根拠, エキスパートナース 2012；28(5)：100-103.
7. 黒川 清 監修, 深川雅史, 山田 明, 秋澤忠男, 他 編：透析患者の検査値の読み方 改訂 第2版. 日本メディカルセンター, 東京, 2007：152.

疾患別

悪性腫瘍（腫瘍マーカー）

片方容子

悪性腫瘍とは？

　細胞や組織が、周囲の組織と無関係に自律的かつ無制限に増殖する病的状態を「腫瘍」といいます。「腫瘍」には「悪性腫瘍」と「良性腫瘍」があります。**異常な細胞が周りに広がったり（浸潤）、別の臓器へ移ったり（転移）して、臓器や生命に重大な影響を与えたり、全身状態の増悪（悪液質）を起こしたりするものが「悪性腫瘍」**です。一般的に「がん」と呼ばれています。

　「良性腫瘍」は、細胞の増殖はみられますが、浸潤や転移、悪液質を起こすことはありません。増殖のスピードも、悪性腫瘍に比べると緩やかで、腫瘍の大きさや発生した場所によっては症状が起こることもありますが、外科的に完全に切除すれば再発することはありません。

悪性腫瘍のメカニズム

①細胞分裂を繰り返すうちに、何らかの遺伝子傷害（変異）が発生し、少しずつ従来の細胞とは異なる形態・機能を持つ細胞（前腫瘍細胞）が誕生してきます。
②遺伝子傷害（変異）が繰り返されると、増殖の必要（命令）がなくても勝手に増殖し、寿命が来ても死なずに分裂し続けるがん細胞（悪性腫瘍）が現れます。
③がん細胞が集まってできるがん組織は、周囲の正常組織の血管との間に新しい血管（補給・排泄ルート）をつくります（がんの血管新生）。
④がん細胞は、周囲の正常細胞より増殖スピードが速く、周囲の正常組織を破壊しながら広がります（浸潤）。
⑤がん細胞の一部は、がん組織内または周囲にあるリンパ管や血管の中に潜り込み、全身のリンパ・血流に乗って移動します。流れ着いた先で、リンパ管や血管外へ這い出し、そこで新たに発育を開始します（リンパ節転移、血行転移）。
⑥がん細胞によっては、腹腔や胸腔内で小結節を形成しながら進展するものもあります（播種）。
⑦がんが進行すると、寄生臓器だけでなく周囲組織を直接圧迫・破壊して、その臓器の機能を低下させます。また、血管や神経を閉塞したり、栄養を奪ったり、種々の毒素や有害ホルモンを放出するなど、「宿主」の全身状態を増悪（悪液質）させます。
⑧「宿主」の抵抗力が弱まると、重篤な感染症等を合併し、最終的にがんは「宿主」の生命を奪います。

悪性腫瘍の分類

　悪性腫瘍は、①造血器でできる「造血器腫瘍」、②体や臓器の表面などを構成する上皮細胞からできる「癌」、③骨や筋肉などを構成する細胞からできる「肉腫」、④上皮細胞と間質細胞を境界している基底膜には浸潤していない「上皮内

「新生物」に分類されます（**表1**）。

また、一般的な悪性腫瘍の特徴を**表2**に示しました。

がんの検査

がんの診断に用いられる検査と、がんが疑われ確定診断を行うための検査があります。問診や診察以外に、それぞれの病気で行われる検査内容を一覧（**表3**）にしました。

がんの治療

がん治療の三本柱には、手術、化学療法、放射線療法があります。これらの治療を組み合わせてより効果を高める集学的治療が多くのがん患者に行われています。

1）手術

がん病巣や周囲組織、リンパ節を外科的に切除します。切除する範囲を小さくしたり、手術方法を工夫したりすることで身体への負担を少なくし、治療後の合併症を最小限にするように手術の方針が決められます。

患者の状態や手術の方法により、入院期間は異なります。術後の回復が順調であれば、退院して外来通院で経過をみることが一般的です。がんの病期によっては手術で完治することもありますが、化学療法や放射線療法と組み合わせる場合もあります。

2）化学療法

多種類の抗がん剤を使用してDNAの合成を阻害したり、細胞分裂を妨げたりすることによって、がん細胞の増殖を抑える治療です。その他にもホルモン療法や分子標的薬治療、分化誘導療法などがあります。化学療法は点滴や皮下注射、内服薬によって行います。外来治療が可能な化学療法も数多くあり、日常生活を行いながら外来通院することも可能です。入院あるいは外来で治療を行い、効果と副作用の様子をみながら継続します。

3）放射線療法

放射線照射することによって、がん細胞の増殖を抑えます。放射線治療の利点は、手術で体に傷をつけることなく、がんの縮小効果を期待できることですが、がんの種類によって放射線療法の効果や治りやすさは大きく異なります。また、照射した部位に副作用が出るのが特徴です。

表1　悪性腫瘍の分類

分類	腫瘍名
①造血器腫瘍	白血病、悪性リンパ腫、骨髄腫　など
②癌	肺がん、乳がん、胃がん、大腸がん、子宮がん、卵巣がん、頭頸部のがん（喉頭がん、咽頭がん、舌がん等）など
③肉腫	骨肉腫、軟骨肉腫、横紋筋肉腫、平滑筋肉腫、線維肉腫、脂肪肉腫、血管肉腫　など
④上皮内新生物	子宮頸部上皮内腫瘍

表2　悪性腫瘍の特徴

●誰でも罹患する可能性がある	日本人は、男性は2人に1人、女性は3人に1人が一生のうちに何らかのがんに罹患すると言われている。罹患者数と死亡者数は異なり、「がん」イコール「死」ではない。
●予防はできるが完全には防げない	がんは、禁煙や食生活の見直し、運動不足の解消などによって「予防する」ことが可能な病気である。しかし、それらを心がけていても、がんの罹患がすべて防げるわけではない。
●感染する病気ではない	がんは、遺伝子の異常によって起こる病気であり、人に感染することはない。一部のがんでは、ウイルス感染が背景にある場合があるが、がんになるまでには、それ以外にもさまざまな要因が長い年月にわたって関係している。

表3 がん種類別検査内容

がんの種類	検査内容
乳がん	視・触診、マンモグラフィ、超音波検査、病理検査・病理診断（細胞診、組織診）、CT、MRI、骨シンチグラフィ
肺がん	胸部X線、胸部CT、血液検査、喀痰細胞診、気管支内視鏡検査、経皮的肺生検、胸水検査、脳のMRI検査、腹部CT、超音波検査、骨シンチグラフィ、FDG-PET検査
胃がん	血液検査、胃X線検査、内視鏡検査、病理検査・病理診断、超音波検査、CT、注腸検査
食道がん	食道造影検査、内視鏡検査、CT、MRI、内視鏡超音波検査、超音波検査、PET、腫瘍マーカー
肝細胞がん	超音波検査、CT、MRI、腫瘍マーカー、肝生検、血管造影検査
膵臓がん	腹部超音波検査、CT、MRI、超音波内視鏡検査（EUS）、内視鏡的逆行性胆管膵管造影（ERCP）、MR胆管膵管撮影（MRCP）、経皮経肝胆道造影（PTC）、PET、血管造影検査、腫瘍マーカー
胆道がん	腫瘍マーカー、超音波検査、CT、MRI、内視鏡的逆行性胆管造影（ERC）
大腸がん	直腸指診、注腸造影検査、大腸内視鏡検査、CT、MRI、PET、腫瘍マーカー
子宮体がん	病理検査・病理診断、内診・直腸診、子宮鏡検査、超音波検査、CT、MRI
子宮頸がん	細胞診、組織診、コルポスコープ診、内診、直腸診、超音波検査、CT、MRI、膀胱鏡検査、直腸鏡検査、尿路検査
卵巣がん	内診、直腸診、超音波検査、CT、MRI、病理検査、腫瘍マーカー
前立腺がん	尿検査、腫瘍マーカー、直腸診、経直腸的前立腺超音波検査、前立腺生検、X線検査、CT、MRI、骨シンチグラフィ

腫瘍マーカーとは？

　血液・生化学検査は、主に血清を生化学的に分析する検査のことで、特に内臓系組織の異常を検査することができます。しかし、これらの検査結果から腫瘍の存在を直接診断することは困難であるため、腫瘍マーカー検査が重要になってきます。

　腫瘍マーカーとは、がん細胞またはがんに対する体の反応によって作られ、血液や尿、組織などで増加している物質のことです。そのような物質のうち、血液中で測定可能なものがいわゆる「腫瘍マーカー」として臨床検査の場で使われています。今日、腫瘍マーカーはがんスクリーニングや診断、治療経過のモニタリングに用いられています。

　しかし、がん細胞だけでなく正常細胞でもつくられるため、健常な人の体内にもわずかに存在します。腫瘍マーカーは、一般にがんが大きくなるほど体内でその量が増えますが、早期のがんではほとんど見られません。また、腫瘍マーカーが基準値を超えていても、すぐにがんの存在を意味するものではありません。良性の腫瘍や慢性肝障害、腎障害、呼吸器の慢性炎症、高血糖などの病気でも強い反応を示すことがあります。

チェックしたい検査値は？：腫瘍マーカーとその特徴（表4、5）

1）CA125（糖鎖抗原125）

　卵巣がん診断の基本となるマーカーです。それ以外でも、肺がん、肝がん、胆道がん、大腸がん、乳がん、膵臓がん、胃がん、子宮がん、卵巣腫瘍（良性）などでも上昇することがあります。また、子宮内膜症、子宮腺筋症、月経、妊娠、肝硬変、膵炎などでも上昇します。そのため、CA125はこれらの病気のスクリーニング検査や経過観察、治療判定の目安に利用されています。

Check! 表4 "悪性腫瘍（腫瘍マーカー）"の検査値がわかる！ 読める！

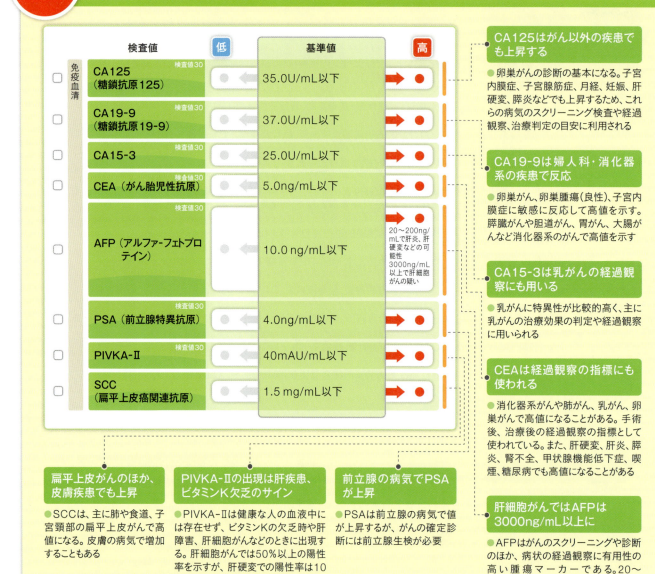

2）CA19-9（糖鎖抗原19-9）

CA19-9は、婦人科の病気では卵巣がん、卵巣腫瘍（良性）、子宮内膜症に敏感に反応して高値を示すマーカーです。その他、膵臓がんや胆道がん、胃がん、大腸がんなど消化器系のがんで高値を示します。また、肝硬変、肝炎、子宮筋腫でも値が上がります。良性疾患の場合は、36～100U/mLと、比較的低い上昇を示すことがあります。

3）CA15-3

乳がんに特異性が比較的高く、主に乳がんの治療効果の判定や経過観察に用いられています。

表5 がん種類別の腫瘍マーカー

がんの種類	主な腫瘍マーカー
乳がん	CA15-3、CA125、CEA
肺がん	CA125、SCC、CEA、CA19-9、CA15-3
胃がん	CA125、CA19-9、AFP、CEA
食道がん	SCC、CEA、CA19-9
肝細胞がん	PIVKA-Ⅱ、AFP、CA125、CEA、CA19-9
膵臓がん	CA125、CA19-9、CEA、CA15-3
胆道がん	CA125、CA19-9、CEA
大腸がん	CEA、CA125、CA19-9
子宮体がん	CA125
子宮頸がん	SCC
卵巣がん	CA125、CA19-9、CEA、AFP、CA15-3
前立腺がん	PSA

4）CEA（がん胎児性抗原）

　大腸がんなどの消化器系がんや肺がん、乳がん、卵巣がんで高値になることがあります。手術後、治療後の経過観察の指標として使われています。また、CEAは肝硬変、肝炎、膵炎、腎不全、甲状腺機能低下症、喫煙、糖尿病でも高値になることがあります。

5）AFP（アルファ-フェトプロテイン）

　アルファ-フェトプロテイン（AFP）は、肝細胞がんのマーカーとして知られています。その他、卵巣がん、胃がん、肝炎、肝硬変などのスクリーニングや診断、病状の経過観察に有用性の高い腫瘍マーカーです。

　20〜200ng/mLとやや高めの場合は、肝炎、肝硬変などの可能性が高いと言われます。3,000ng/mL以上では、高い確率で肝細胞がんが疑われます。

6）PSA（前立腺特異抗原）

　PSAは、前立腺に特異的にみられる抗原で、前立腺がんや前立腺炎、前立腺肥大などの病気で値が上昇します。前立腺の病気が疑われるときに、スクリーニング検査として利用されますが、がんの確定診断には前立腺生検が必要です。また、がんの進行に鋭く反応を示すので、病気の推定のほか、治療効果の判定や再発を観察するマーカーとしても用いられています。

7）PIVKA-Ⅱ

　PIVKA-Ⅱは異常な血液凝固因子（凝固因子プロトロンビンの前駆体）です。タンパクの一種で、ビタミンK欠乏のときに肝細胞で作られる異常プロトロンビンですが、肝細胞がんでも出現することから腫瘍マーカーとして利用されるようになりました。健康な方の血液中には存在せず、ビタミンKの欠乏時や、肝障害、肝細胞がんなどのときに血液中に出現します。

　PIVKA-Ⅱは、肝細胞がんでは50％以上の陽性率を示しますが、肝硬変での陽性率は10％以下で、肝がんと肝硬変との鑑別にも有用です。

8）SCC（扁平上皮癌関連抗原）

　主に肺や食道、子宮頸部の扁平上皮がんで高値になります。皮膚の病気で増加することもあります。

腫瘍マーカーの役割について

　腫瘍マーカーは、進行したがんの治療効果を判定するのに使用されており、早期診断に活用するという意味で確立されたものはありません。多くの場合、**がんのスクリーニングや進行したがんに対して化学療法や放射線療法が行われている場合、その治療効果がどのくらいあるかを判断することに使われます**。

　また、腫瘍マーカー値が高いがんに対して手術によるがんの切除が行われると、多くの場合、腫瘍マーカー値は手術後低下もしくは改善します。しかし、がんの再発に伴い、腫瘍マーカー値は再度上昇するため、術後の経過観察目的で使われることもあります。

腫瘍マーカー値の解釈について

　腫瘍マーカーのカットオフ値は、多くの人の測定値をもとに決められています。ところが、中には多くの人の動きとは

異なる動きをする人もいます。がんが存在しないにもかかわらず腫瘍マーカー値が上昇している場合や、がんが存在するにもかかわらず腫瘍マーカー値が上昇しない場合もあります。

また、腫瘍マーカー値の動きも、正確にがんの動きを反映しているわけではなく、炎症反応や良性疾患、妊娠など体の変化によっても数値が変動します。**値が上昇したからといって必ずしもがんが進行したわけではないため注意が必要です。**

まとめ

がん治療は日々進歩しており、がん患者の生存期間も長期になってきました。しかし、がんに罹患した患者は、苦痛を伴うがん治療や検査、さまざまな副作用、高額な医療費、先の見えない不安などから、多くの精神的・身体的苦痛を抱えています。

また、検査データのわずかな変動に敏感になり、一喜一憂しているのも事実です。そのため、腫瘍マーカー値の上下のみでがんの存在、病態の悪化および回復を判断できるものではないことを理解してください。がん患者が安心してがん治療を継続できるように支援していくことが、医療者として非常に重要となってきます。

〈参考文献〉
1. 腫瘍マーカー.com：http://tumor-marker.com（2015.7.30アクセス）
2. 肝炎.net：http://www.kanen-net.info（2015.7.30アクセス）
3. 石井 勝：腫瘍マーカーハンドブック. 医療ジャーナル社, 東京, 2001.
4. 高橋和久, 樋野興夫, 斉藤光江, 他：議事録 腫瘍学. メジカルビュー社, 東京, 2009.
5. 田村和夫：悪性腫瘍のとらえかた. 文光堂, 東京, 2005
6. 谷口直之, 大島 明, 鈴木敬一郎：がんのベーシックサイエンス日本語版 第3版. メディカル・サイエンス・インターナショナル, 東京, 2006.
7. 中井利昭：基準値・診断マニュアル 第8版. 中外医学社, 東京, 2006.
8. がんサポート：http://www.evidence-inc.jp/（2015.7.30アクセス）
9. 堀 正二, 石川 治, 飯石浩康：ここが知りたい がん診療Q&A〜これからがん診療に携わる人のために〜. 永井書店, 東京, 2009.
10. 有森和彦, 奥村 学, 岩切智美：がんチーム医療スタッフのためのがん治療と化学療法 第3版. じほう, 東京, 2012
11. 安藤雄一：がん診療のサポーティブケアガイド. 文光堂, 東京, 2010.
12. 濱口恵子, 本山清美：がん化学療法ケアガイド. 中山書店, 東京, 2012.
13. 氏家幸子, 小松浩子, 土居洋子：成人看護学 E.がん患者の看護［第3版］. 廣川書店, 東京, 2011.
14. 国立がん研究センター 内科レジデント：がん診療レジデントマニュアル 第6版. 医学書院, 東京, 2013.

Part 3

これだけは知りたい検査値一覧

血液一般検査（形態検査）

検査値 1　赤血球数、ヘモグロビン、ヘマトクリット
RBC（red blood cell）、Hb（hemoglobin）、Ht（hematocrit）

西井智香子、山中克郎

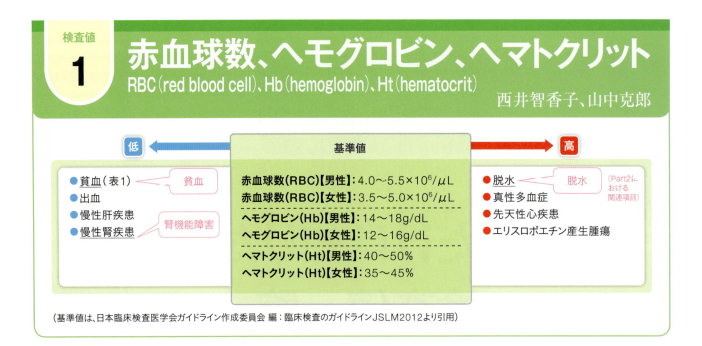

基準値
- 赤血球数（RBC）【男性】：4.0〜5.5×10^6/μL
- 赤血球数（RBC）【女性】：3.5〜5.0×10^6/μL
- ヘモグロビン（Hb）【男性】：14〜18g/dL
- ヘモグロビン（Hb）【女性】：12〜16g/dL
- ヘマトクリット（Ht）【男性】：40〜50%
- ヘマトクリット（Ht）【女性】：35〜45%

低
- 貧血（表1）　← 貧血
- 出血
- 慢性肝疾患　← 腎機能障害
- 慢性腎疾患

高
- 脱水　← 脱水（Part2における関連項目）
- 真性多血症
- 先天性心疾患
- エリスロポエチン産生腫瘍

（基準値は、日本臨床検査医学会ガイドライン作成委員会 編：臨床検査のガイドラインJSLM2012より引用）

何を見る検査？

　血液を抗凝固剤入りの採血管に採取し、遠心分離すると、比重により「血漿」「血小板層」「白血球層」「赤血球層」に分かれます（**図1**）。このうち赤血球の状態を見るのが、赤血球（RBC）、ヘモグロビン（Hb）、ヘマトクリット（Ht）の検査です。

　RBCは1μLあたりの赤血球の数を、Hbは血色素（ヘモグロビン）の濃度を見る検査です。Htは、血液中にある赤血球の"容積"の割合を示します。

　貧血や赤血球増多症の存在を知るためにRBCやHb検査が行われますが、これらの数値は全身状態を把握するうえでも有効なため、血液一般検査の基本項目として3つ（RBC、Hb、Ht）を組み合わせて用いられます。 （西井）

異常値はなぜ起こる？

　貧血の成因としては、赤血球の産生減少（エリスロポエチン/EPO産生低下、造血幹細胞異常、DNA合成障害、ヘモグロビン合成障害）と赤血球の消費増加（出血、破壊亢進）とその両方からなるものがあります。

図1　血液の構成

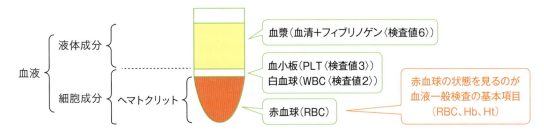

図2 赤血球に関連する検査値(赤血球恒数)

①赤血球1個の大きさ＝平均赤血球容積(MCV)

②赤血球1個のヘモグロビン量
＝平均赤血球ヘモグロビン量(MCH)
③一定容積の赤血球に含まれるヘモグロビンの割合
＝平均赤血球ヘモグロビン濃度(MCHC)

表1 貧血にかかわる検査値

赤血球恒数	計算式(下記の検査値を用いる) ●赤血球数(RBC) ●ヘモグロビン(Hb) ●ヘマトクリット(Ht)	基準値
①平均赤血球容積(MCV)	$Ht(\%) \div RBC(10^6/\mu L) \times 10$	81〜100fL
②平均赤血球ヘモグロビン量(MCH)	$Hb(g/dL) \div RBC(10^6/\mu L) \times 10$	30〜35pg
③平均赤血球ヘモグロビン濃度(MCHC)	$Hb(g/dL) \div Ht(\%) \times 100$	30〜35%

(基準値は、日本臨床検査医学会ガイドライン作成委員会 編:臨床検査のガイドラインJSLM2012より引用)

　エリスロポエチン(EPO)は赤血球産生を促すホルモンで、腎臓で産生されます。そのため、腎臓の働きが低下するとEPOの分泌が減り、貧血になります。このようにして起こる貧血を"腎性貧血"といいます。また、貧血は赤血球をつくるうえで必要となる物質(鉄、葉酸、ビタミンB_{12})の不足から、ヘモグロビン合成障害やDNA合成障害を引き起こします。

　赤血球破壊亢進による貧血を"溶血性貧血"といいます。主な原因としては、赤血球の形態やヘモグロビンの異常によるもの、抗体が関与するもの、血管内の血栓などで機械的損傷によるものが挙げられます。

　これら貧血の成因を明らかにすることは、病因精査のうえで重要な役割を担っています。

　なお、特に貧血の原因を探るためには、**赤血球恒数(MCV、MCH、MCHC)** がよいめやすとなります(図2、表1)。

高

　赤血球増加症は、赤血球が実際に増加している"絶対的赤血球増加症"と血漿量の減少により見かけ上増加している"相対的赤血球増加症"に分けられます。

　相対的なものとしては、脱水、下痢、嘔吐などの体液喪失によるもの、ストレスによるものが挙げられます。

　絶対的なものは、まずEPO産生増加によるものと真性赤血球増加症(骨髄増殖性疾患の1つ)に分けられます。EPO増加の原因は低酸素状態(心肺疾患、ヘモグロビン異常、高地居住、喫煙)によるもの、EPO産生腫瘍によるもの、腎虚血を起こす腎疾患(水腎症、腎嚢胞)によるものがあります。

(西井)

検査値の読み方ポイント

❶貧血を知る

　ヘモグロビン値(Hb)を見ればおおまかに貧血があるかどうかを知ることができます。また、ヘマトクリット(Ht)を貧血の指標とする医師もいます。Htを3で割ると、おおよそHb値となります。

　注意すべき点は、急性出血でひどい貧血があるのに**Hb値は見かけ上は正常値の場合がある**ことです。それは血液の濃縮のためです。生理食塩液を点滴し循環血液量を増加させると徐々に貧血が明らかになってきます。

　したがって、急性出血が予想される状況では、検査値を鵜呑みにするのは大変危険です。**病歴で急性出血の状況**(吐血、下血、外傷による胸腔内出血・肝臓や脾臓からの出血・骨盤骨折)がないかどうかを確かめ、身体所見では**眼瞼結膜の蒼白や手掌のしわが白っぽくなっていないか**をチェックします。また脱水でもHb値は上昇します。

❷貧血の種類の鑑別(表2)

　小球性低色素性貧血の鑑別で最も多いのは**鉄欠乏性貧血**

表2 貧血の鑑別

	小球性低色素性貧血	正球性正色素性貧血	大球性正色素性貧血
①MCV (fL)	≦80	81〜100	101≦
③MCHC (%)	≦30	31〜35	31〜35
鑑別疾患	●鉄欠乏性貧血 ●鉄芽球性貧血 ●サラセミア* ●慢性疾患（感染症、炎症、腫瘍）に伴う貧血	●急性出血 ●溶血性貧血 ●再生不良性貧血 ●腎性貧血 ●骨髄への腫瘍浸潤	●悪性貧血 ●巨赤芽球性貧血 ●慢性肝疾患 ●骨髄異形成症候群 ●網赤血球著増時

貧血の詳細な鑑別にMCVとMCHCが用いられる

*【サラセミア】＝ヘモグロビンを構成するグロビン鎖の合成障害により貧血を起こす遺伝性疾患で、東南アジアや地中海地方に多い。α−サラセミアとβ−サラセミアがあり、日本ではβ−サラセミアが多くみられる。

図3 補正網状赤血球数の計算式

$$補正網状赤血球数 = \frac{網状赤血球数(\%) \times Ht(ヘマトクリット)}{45}$$

基準値は＜2。
貧血患者での正常骨髄反応＝2〜6

です。フェリチンの値を調べ20ng/mL以下に下がっていれば、確定診断となります。貯蔵鉄の量を反映するフェリチンは、血清鉄よりも特異度の点で優れた検査です。

大球性正色素性貧血も疾患の鑑別に役に立つキーワードです。ビタミンB₁₂欠乏症、葉酸欠乏症、溶血性貧血による網状赤血球増加（網状赤血球が増加すると機械は大型赤血球が増加したと勘違いする）、骨髄異形成症候群（myelodysplastic syndromes：MDS）、アルコール多飲、甲状腺機能低下症が鑑別診断となります。

正球性正色素性貧血はあまりにも鑑別診断のリストが長く、病名を絞り込むことには役立ちません。また鉄欠乏性貧血とビタミンB₁₂欠乏症が合併しているときは、見かけ上は正球性貧血となる可能性があることを心得ていなければなりません。

（山中）

治療の進み方ポイント

貧血が進行すると重要臓器への酸素供給が下がり、より多くの酸素を臓器に運ぼうとする代償作用から頻脈となり、心不全が悪化することがあります。治療として輸血が行われます。

輸血の目標はHb値7〜8g/dLです。輸血により急速に体液循環量が増えると、心機能の下がった患者（多くは高齢者）では心不全の悪化を引き起こすことがあります。

体重50kgの貧血患者に1単位（全血200mLに相当）を輸血する場合、Hb値はどれだけ上昇することが期待できるでしょうか。体内の血液量は70mL/kgなので、この患者の血液量は50×70=3,500mLです。輸血される血液のHb値を15g/dLとすれば、200mLの血液が3,500mLの全血液により3,500分の200に薄まるので、15×200÷3,500≒0.9g/dLのHb上昇が期待できます。すなわち輸血1単位でHbは約1g/dLの上昇が期待できるため、ここから必要な輸血量を推定することができます。

骨髄での赤血球産生が完全に停止したとき、Hb低下の予測値は1週間に1g/dLです。それ以上の速度でHbが低下していれば、出血や溶血が続いていることを示唆します。原因を追及することが必要です。

また、補正網状赤血球数を求めれば（図3）、貧血時に正常な骨髄の反応があるかどうかを知ることができます。

鉄欠乏性貧血があれば鉄剤を内服させます。内服初期の副作用として嘔気が出ることがよくあります。鉄剤を少量から開始し、寝る前に内服してもらうと治療を継続できます（寝ているときはあまり嘔気を感じないため）。黒色便が出ていれば、鉄剤のアドヒアランスは良好です。

貧血が改善してくると、体動時の動悸・息切れが改善します。

（山中）

〈参考文献（西井）〉
1. 村川裕二 総監修：新・病態生理できった内科学5 血液疾患．医学教育出版社，東京，2006.
2. 溝口秀昭 編：イラストベーシックシリーズ［内科編］イラスト血液内科 第2版．文光堂，東京，2004.
3. 日本臨床検査医学会ガイドライン作成委員会 編：臨床検査のガイドラインJSLM2012 検査値アプローチ/症候/疾患．日本臨床検査医学会，東京，2012.

□ 血液一般検査（形態検査）

# 検査値 2 白血球数、白血球分画
WBC(white blood cell)、DIFF(white blood cell differentiation)

西井智香子、山中克郎

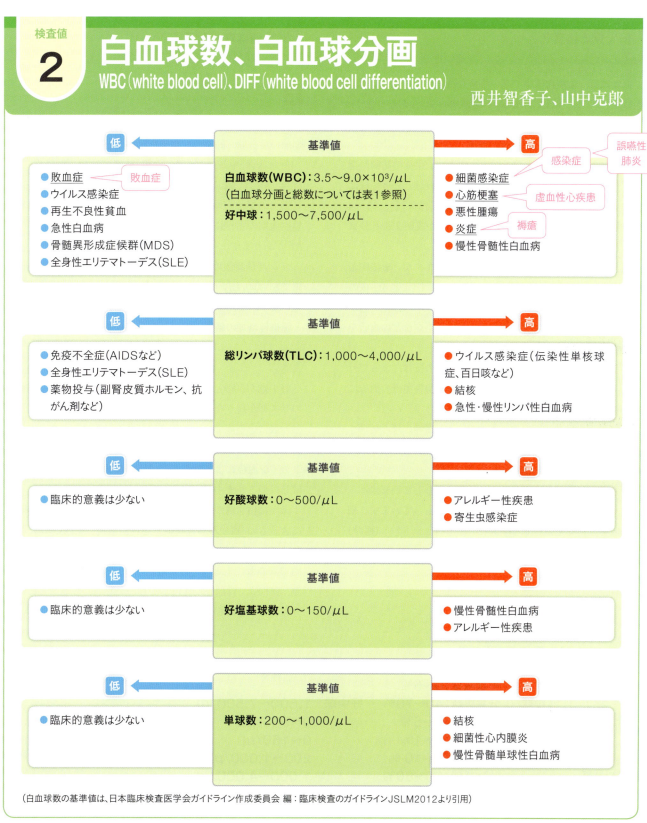

基準値
白血球数(WBC)：3.5〜9.0×10³/μL
（白血球分画と総数については表1参照）
好中球：1,500〜7,500/μL

低：
- 敗血症（敗血症）
- ウイルス感染症
- 再生不良性貧血
- 急性白血病
- 骨髄異形成症候群(MDS)
- 全身性エリテマトーデス(SLE)

高：
- 細菌感染症（感染症／誤嚥性肺炎）
- 心筋梗塞（虚血性心疾患）
- 悪性腫瘍
- 炎症（褥瘡）
- 慢性骨髄性白血病

基準値
総リンパ球数(TLC)：1,000〜4,000/μL

低：
- 免疫不全症(AIDSなど)
- 全身性エリテマトーデス(SLE)
- 薬物投与（副腎皮質ホルモン、抗がん剤など）

高：
- ウイルス感染症（伝染性単核球症、百日咳など）
- 結核
- 急性・慢性リンパ性白血病

基準値
好酸球数：0〜500/μL

低：
- 臨床的意義は少ない

高：
- アレルギー性疾患
- 寄生虫感染症

基準値
好塩基球数：0〜150/μL

低：
- 臨床的意義は少ない

高：
- 慢性骨髄性白血病
- アレルギー性疾患

基準値
単球数：200〜1,000/μL

低：
- 臨床的意義は少ない

高：
- 結核
- 細菌性心内膜炎
- 慢性骨髄単球性白血病

（白血球数の基準値は、日本臨床検査医学会ガイドライン作成委員会 編：臨床検査のガイドラインJSLM2012より引用）

何を見る検査?

　白血球は、末梢血液中で唯一核をもつ細胞で、多い順に好中球、リンパ球、単球、好酸球、好塩基球の5つからなります。
　白血球分画（DIFF）は、割合とともに絶対数が重要です（**表1**）。
　好中球は細菌やウイルスを貪食・殺菌し、生体の防御機構に重要な働きをしています。好中球は桿状核球と分葉核球に分けられますが、これは好中球の核の形が"桿状"か、"3〜4つに分葉しているか"の違いで、桿状核球が成熟すると分葉核球となります。
　通常、好中球は分葉核球が大部分を占めますが、重症細菌感染症などでは桿状核球の割合が増加します（これを「核の左方移動」と呼ぶ）。そのため、白血球数や好中球の絶対数が基準値内であっても、**桿状核球の増加**は感染症などの病態を疑う所見となります。
　リンパ球には免疫の機能があり、血清中の抗体によって行われる液性免疫と、直接異物を攻撃する細胞性免疫の両方に関与しています。
　好酸球の生体防御機構は、寄生虫に対して特に強く発揮されます。また、気管支喘息、アレルギー性鼻炎などの**アレルギー反応**に関与しています。
　好塩基球は即時型のアレルギー反応に関与しています。
　単球は好中球と同様に、貪食・殺菌能をもっています。細菌に限らず何でも処理します。

（西井）

異常値はなぜ起こる?

高

　白血球のなかでも好中球の占める割合が多いため、WBC高値の場合は、好中球も高値を示すことが大部分です。
　白血球（好中球）増加は、**感染**（肺炎、結核、髄膜炎）、**炎症**（心筋梗塞、膠原病、外傷）、**悪性腫瘍**などが刺激となって、骨髄での産生が増加して起きる"反応性増加"と、慢性骨髄性白血病のように**造血幹細胞の腫瘍性増殖**による"腫瘍性増加"があります。
　リンパ球高値の注意点として、成人は4,000/μL以上、小児で8,000/μL以上を**リンパ球増加症**といい、上限範囲が倍違います。またリンパ球の絶対数が多い際には、反応性増加と腫瘍性増加の鑑別が重要となってきます。

低

　好中球が500/μL以下を**無顆粒球症**といい、重篤な感染症のリスクが高くなります。
　一般に感染症では白血球高値が多く見受けられますが、敗血症では、細菌感染による白血球の急速な消費亢進と高サイトカイン血症による骨髄抑制で、白血球低値となることがしばしば起こります。
　ほかに白血球が低値となる原因として、造血幹細胞の障害によるもの（再生不良性貧血、急性白血病、MDS、がんの骨髄浸潤）、骨髄で作られた血液細胞が異常であるため、骨髄内で壊されてしまう"無効造血"によるもの（巨赤芽球性貧血、MDS）、自己免疫性によるもの（SLE）、脾腫などによる分布異常が挙げられます。

（西井）

表1　白血球分画（DIFF）と総数

分類			総数
骨髄系	顆粒球	桿状核球：0〜5%	好中球 1,500〜7,500/μL
		分葉核球：40〜70%	
		好酸球：1〜5%	0〜500/μL
		好塩基球：0〜1%	0〜150/μL
	単球：0〜10%		200〜1,000/μL
リンパ系	リンパ球：20〜50%		1,000〜4,000/μL

（分画の基準値は、日本臨床検査医学会ガイドライン作成委員会 編：臨床検査のガイドラインJSLM2012より引用）

検査値の読み方ポイント

❶白血球数の把握

　白血球数が$20 \times 10^3/\mu L$（2万）以上に**増加**した場合には、まず**白血病**や**類白血病反応**という重症感染（あるいはがんの骨髄転移）によって起こる白血病様の白血球増加を考える必要があります。白血病であれば、白血球分画において未熟な細胞（芽球）が増加します。**クロストリジウム・ディフィシル感染症**（偽膜性腸炎）、小児では**百日咳**においても白血球数が数万に増加することがあります。

　また白血球数の増加では、頻度が高く重症である**敗血症**の鑑別が大切です。敗血症は、"SIRS（全身性炎症反応症候群）の4つの基準"（「総論1」p.2参照）のうちいずれか2つを満たし、かつ感染のサインがあれば診断となります。この4つの基準のうちの1つが「白血球数＞12,000/μLまたは＜4,000/μL」であり、白血球数が12,000/μL以上の場合には、敗血症を起こしているかどうかを病歴、バイタルサイン、身体所見から慎重に考える必要があります。

　一方、**白血球数の減少**では、**骨髄機能の低下**によることが多いでしょう。例えば**敗血症**や**白血病**、**薬剤**によるものです。薬剤のなかでは、抗がん薬以外では**抗甲状腺薬**を開始すると、副作用として著明な白血球減少症を起こすことが有名です。薬剤が原因と思われる場合には、すぐに原因薬剤を中止します。

❷好中球数の把握

　好中球数が**500/μL以下**になると、重大な感染症を起こす可能性があります。このような状況下で特に注意したいのは、緑膿菌とアスペルギルスです。緑膿菌は組織浸潤性が強く、好中球減少症の患者では命取りとなることがよくあります。

（山中）

治療の進み方ポイント

　感染症が強く疑われる場合は、抗菌薬を投与する前に、原因菌を特定するために**血液培養を2セット**とります。さらに発熱がある場合には、**胸部X線写真**、**尿検査**（一般、培養）が必須です。

　原因菌と思われる菌をカバーする抗菌薬を投与して治療を進めます。

（山中）

〈参考文献（西井）〉
1. 廣瀬俊一, 古沢新平, 金山正明, 他 編：検査診断ポケットブック. 金原出版, 東京, 1989.
2. 溝口秀昭 編：イラストベーシックシリーズ[内科編] イラスト血液内科 第2版. 文光堂, 東京, 2004.
3. 日本臨床検査医学会ガイドライン作成委員会 編：臨床検査のガイドラインJSLM2012 検査値アプローチ/症候/疾患. 日本臨床検査医学会, 東京, 2012.

血液一般検査（形態検査）

検査値 3 血小板数 PLT（platelet）

西井智香子、山中克郎

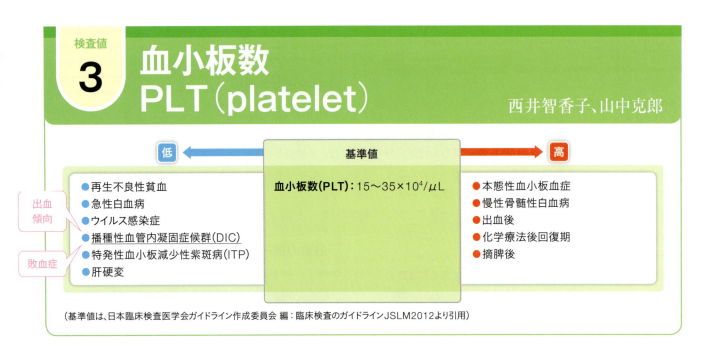

（基準値は、日本臨床検査医学会ガイドライン作成委員会 編：臨床検査のガイドラインJSLM2012より引用）

何を見る検査?

　血小板の主な役割は、けがなどで血管が損傷し出血した際、血液中の血小板が血管損傷部位に集まってきて穴をふさぎ、止血のための反応の一助を担うことです。

　出血や血栓傾向がみられた際、血小板の数に異常がないかを見るのが、血小板数（PLT）です。血小板の数が正常であった場合は、PT〈検査値4〉やAPTT〈検査値5〉を確認します。 （西井）

異常値はなぜ起こる?

　血小板減少の原因は、以下の4つが主に挙げられます。
①血小板の**産生低下**によるもの（血液疾患、重症感染症）
②血小板の**破壊や消費**によるもの（DIC、ITP）
③血小板の**分布異常**によるもの（肝硬変）
④血小板の**喪失や希釈**によるもの（急性出血、大量の点滴）

　血小板数の減少や機能低下は、皮下出血、鼻血、慢性出血による貧血の原因となります。症状の例を**表1**に示します。

　PLTが高値を示すものの多くは**骨髄増殖性疾患**ですが、血小板を消費したあとの回復期や炎症、貧血、摘脾など、**反応性に増加**することもあります。

　血小板数が多すぎると血栓傾向をもたらし、脳梗塞、心筋梗塞の原因となることもあります。 （西井）

検体採取時の注意点は?

　PLT低値を示す誤差要因として最も多いのが、採血手技（採血困難による組織液混入、採血後の採血管混和不良による血液凝固）によるものです。

　ただし採血手技に問題がない場合でも、まれに採血管内の抗凝固薬（EDTA塩）によって、見かけ上、著しい低値を示すことがあります（**偽性血小板減少症**）。

　血小板が異常低値であるにもかかわらず出血症状がまったくみられないなどの場合は、この偽性血小板減少症を疑い、専用の採血管（カナマイシン入り採血管、硫酸マグネシウム入り採血管など）を用いて検査される場合があります。（西井）

表1 血小板減少症の症状

- 出血斑、鼻血、血尿、月経過多など
- 自然出血（頭蓋内出血、消化管出血など）

> 血小板は$5×10^4/\mu L$程度までは、ほとんど出血傾向はない

検査値の読み方ポイント

❶ 血小板数の把握

血小板数の増加より血小板数の低下が問題になります。

入院患者では血小板数が$2.0×10^4/\mu L$（2万）以上あれば特に問題になることはありません。ところがこれ以下になると、両下腿の前面に直径1mm程度の点状出血を多数生じたり、口腔粘膜に点状出血を生じます。特に粘膜の出血は消化管での出血を示唆し、非常に危険なサインです。したがって血小板数が$2.0×10^4/\mu L$（2万）以下の患者では、ペンライトを用いて口腔粘膜をよく観察する必要があります。

一方、血小板数の増加により症状が出ることはめずらしいですが、血小板数が$100×10^4$（100万）以上になると、血栓を起こしたり指先が痛くなることがあります。多くは骨髄増殖性疾患による血小板数の急増です。

❷ 血小板減少症の鑑別

血小板減少症の鑑別診断を考える場合、「産生の低下」「消費の亢進」の2つに分けて考えるとわかりやすいでしょう。

産生の低下は、例えば白血病で起こります。白血病細胞によって骨髄がほとんどすべて占拠されている場合には、血小板を産生するスペースがなくなってしまいます。産生の低下による血小板減少症を引き起こす重要な疾患として、ほかにも骨髄異形成症候群（MDS）、固形がんの骨髄への転移、再生不良性貧血、ビタミンB_{12}や葉酸欠乏で生じる巨赤芽球性貧血、敗血症、薬剤があります。

消費の亢進で最も頻度が高いのは、肝硬変患者でみられる脾機能亢進症です。脾臓の機能が亢進すると脾臓で血小板が破壊されてしまいます。また、特発性血小板減少性紫斑病（ITP）や播種性血管内凝固症候群（DIC）、あるいは病原性大腸菌O-157による溶血性尿毒症症候群（hemolytic uremic syndrome：HUS）、敗血症が代表的な疾患です。

なお敗血症では「産生の低下」「消費の亢進」両者の理由で血小板が減少します。敗血症でいちばん最初に出る検査異常は血小板減少であると言われています。敗血症の初期には、$10×10^4/\mu L$（10万）前後に血小板数が下がっていることをよく経験します。

❸ ヘパリン投与に関連した血小板数減少（HIT）

近年、ヘパリン投与に関連してヘパリン起因性血小板減少症（heparin induced thrombocytopenia：HIT）という疾患が注目されています。血小板が凝集し、血小板数が低下、身体のさまざまな部位での血栓症が発生します。 （山中）

治療の進み方ポイント

血小板数が$2.0×10^4/\mu L$（2万）以下になり症状がある場合には、血小板輸血が行われます。通常は単一のドナーから採取された10単位程度の血小板を数日ごとに投与します。

手術が必要な患者では血小板数は$5.0×10^4/\mu L$（5万）以上、頭蓋内の手術では$7.0×10^4/\mu L$（7万）以上に高める必要があります。

期待する血小板数の増加が認められない場合には、HLA（ヒト白血球抗原）に対する抗体ができている可能性があり、HLA適合血小板輸血の適応となります。

血小板数が$100×10^4$（100万）以上になる場合には、抗がん薬を投与して血小板数を下げる試みをします。また、指先が赤く、痛く腫れてきた場合（先端紅痛症）には、冷水で冷やしたりアスピリンを投与すると症状が和らぎます。 （山中）

〈参考文献（西井）〉
1. 廣瀬俊一, 古沢新平, 金山正明, 他 編：検査診断ポケットブック. 金原出版, 東京, 1989.
2. 溝口秀昭 編：イラストベーシックシリーズ［内科編］イラスト血液内科 第2版. 文光堂, 東京, 2004.
3. 日本臨床検査医学会ガイドライン作成委員会 編：臨床検査のガイドラインJSLM2012 検査値アプローチ/症候/疾患. 日本臨床検査医学会, 東京, 2012.

○ 凝固検査

検査値 4 プロトロンビン時間 PT（prothrombin time）
西井智香子、山中克郎

短縮 ←	基準値	→ 延長
●臨床的意義は少ない	**プロトロンビン時間**：10〜12秒 **プロトロンビン活性**：70〜130% **PT-INR（国際標準比）**：0.9〜1.1 （図2参照）	●播種性血管内凝固症候群（DIC）　出血傾向 ●肝障害（肝硬変、劇症肝炎、慢性肝炎など）　敗血症 ●ワルファリン内服中 ●ビタミンK欠乏症 ●先天性の凝固因子（Ⅰ、Ⅱ、Ⅴ、Ⅶ、Ⅹ）欠乏症

（基準値は、日本臨床検査医学会ガイドライン作成委員会 編：臨床検査のガイドラインJSLM2012より引用）

何を見る検査？

血液凝固反応は、2つの引き金が凝固因子と結合することによって開始します。

1つは**外因系凝固反応**で、"血管外の組織因子の流入"によって引き起こされる反応。もう1つは**内因系凝固反応**で、"異物面（陰性荷電物質など）に凝固因子が接触"することによって始まる反応です。

プロトロンビン時間（PT）・プロトロンビン活性は、このうち外因系凝固反応を見る検査であり、第Ⅶ、Ⅹ、Ⅴ、Ⅱ、Ⅰ因子の量や質の低下などを総合的に判断するためのスクリーニング検査法です。つまり、**一連の止血メカニズムにおける凝固因子の働きを見るための検査**です（図1）。

なお、プロトロンビン「時間」は凝固までにかかった時間（秒）でそのまま表したもの、プロトロンビン「活性」は正常対照のプロトロンビン時間を100%として活性値を算出したものです。関連して、INR（international normalized ratio：国際標準比）とはプロトロンビン時間の国際標準化を目的とした表記法です。図2の計算式で算出され、経口抗凝血療法（ワルファリン）の効果判定に用いられます。（西井）

図1 止血のしくみと対応する検査

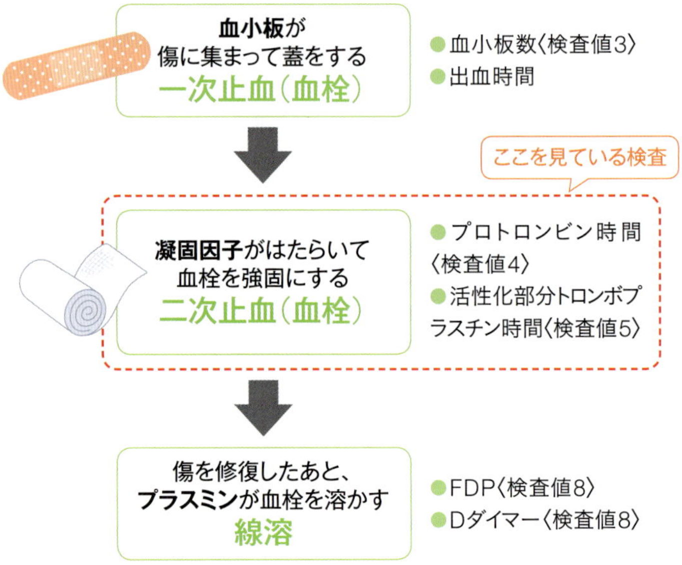

血小板が傷に集まって蓋をする
一次止血（血栓）
● 血小板数〈検査値3〉
● 出血時間

↓　ここを見ている検査

凝固因子がはたらいて血栓を強固にする
二次止血（血栓）
● プロトロンビン時間〈検査値4〉
● 活性化部分トロンボプラスチン時間〈検査値5〉

↓

傷を修復したあと、**プラスミン**が血栓を溶かす
線溶
● FDP〈検査値8〉
● Dダイマー〈検査値8〉

異常値はなぜ起こる？

延長

凝固因子のほとんどが肝臓で産生されるため、**肝臓障害**によって凝固障害が起きます。

また第Ⅱ、Ⅶ、Ⅸ、Ⅹ因子はビタミンKに依存して産生されるため、**ビタミンK欠乏状態**ではPTが延長します。また、**ワルファリンを内服**している場合も、ワルファリンのビタミンK拮抗作用によりビタミンK依存性凝固因子の産生低下が起き、PT延長となります。

DIC（disseminated intravascular coagulation：**播種性血管内凝固症候群**）はさまざまな基礎疾患により血小板や凝固因子が活性化している状態であり、全身に微小血栓が多発することで、消耗性の凝固因子欠乏を起こします。　（西井）

検体採取時の注意点は？

凝固能を見る検査は、血液採取方法の良否や血液の保管方法で検査結果が変わってきます。

以下は不適検体とされ、再度の採血が必要になります。
①採血量（抗凝固剤と血液の比率）が適切でないもの
②組織液の混入したもの
③ヘパリンの混入したもの
④採血後、時間の経った血液や、冷却で保存したもの　（西井）

検査値の読み方ポイント

凝固検査（PT、APTT、フィブリノゲン量、ATⅢ、FDP、Dダイマー）についてあわせて解説します〈検査値4〜検査値8〉。

❶凝固検査で重要なPT・APTT

凝固検査のなかで最も大事なものは、**PT**〈検査値4〉と**APTT**〈検査値5〉です。この異常値から病気を推定することが可能です。

図2　INR（国際標準比）の計算式

● 「ISI」とは、PT試薬の感度指数で測定試薬の差位をなくすための計数。国際標準品のISIを1.0とする

$$INR = \left(\frac{患者血漿のPT秒}{正常血漿のPT秒} \right)^{ISI}$$

INRの値は、PTが延長するにつれて大きくなる

この部分の理解のためには、凝固因子カスケードを理解する必要があります。凝固因子の活躍により、PT、APTTの正常化が保たれています（凝固因子カスケードについては［出血傾向］p.37参照）。

PTでは第Ⅶ因子、第Ⅹ因子、第Ⅴ因子、第Ⅱ因子（プロトロンビン）が重要です。

一方、APTTでは第Ⅻ因子、第Ⅺ因子、第Ⅸ因子、第Ⅷ因子、第Ⅹ因子、第Ⅴ因子、第Ⅱ因子により機能が保たれています（必ずしも覚える必要はありませんが、私は「昼（Ⅻ）めしを11（Ⅺ）時に食（Ⅸ）うや（Ⅷ）つ、十（Ⅹ）五（Ⅴ）人（Ⅱ）」と覚えています）。

❷PT・APTTによる凝固異常の鑑別

以下の3つに分けて考えます。
1）PTのみが延長する場合
2）APTTのみが延長する場合
3）PT、APTTともに延長する場合

PTのみが延長する疾患は、**ビタミンK不足、肝障害、ワルファリンの使用、DIC初期**です。第Ⅱ因子、第Ⅸ因子、第Ⅶ因子、第Ⅹ因子の活性化には、ビタミンKが必要です（「に（Ⅱ）く（Ⅸ）、納（Ⅶ）豆（Ⅹ）」と覚えてもよい）。ワルファリンはビタミンKに拮抗して、肝臓における凝固因子の合成を抑制します。肝ではすべての凝固因子がつくられるので、肝障害ではこれらすべての凝固因子が減少します。そして半減期が最も短い第Ⅶ因子が最初に不足します。したがってこれらの病態では、初期にはPTのみが延長することが多いのです。

ただし、障害が高度になると、**PT、APTTともに延長**してきます。したがってPT、APTTがともに延長した場合に

は、**過度なビタミンK不足**、**重症の肝障害**、**ワルファリンの過量投与**、そして、**DICの重症化**を考えます。

APTTのみが延長する疾患としてよくあるのが**血友病A**（第Ⅷ因子欠損）と**血友病B**（第Ⅸ因子欠損）です。また、高齢者やがん患者、自己免疫疾患、分娩後の女性では、凝固因子のインヒビターが形成され、**後天性の血友病**を呈することがあります。**抗リン脂質抗体症候群**と呼ばれるSLE（全身性エリテマトーデス）に合併する特殊な病気や**ヘパリン**の使用も、APTTのみの延長を示します。

❸Dダイマーによる凝固異常の鑑別

次に重要なのは、Dダイマーです〈検査値8〉。Dダイマーは血栓症やDICで上昇します。

特に**肺塞栓症（PE）**では、診断を目的にDダイマーがオーダーされることがよくあります。しかし、心筋梗塞、敗血症、がんなどの全身疾患でもDダイマーは上昇するため、陽性であっても肺塞栓症があるとは診断できません。感度が高い検査なので、肺塞栓を強く疑う病歴や身体所見がなく、検査が陰性ならば肺塞栓はほぼ否定的と考えることができます。

さらに、**大動脈解離**のときにDダイマーが上昇する可能性があることが最近の研究で明らかになっています。

❹その他の凝固検査

フィブリノゲン量〈検査値6〉、ATⅢ〈検査値7〉、FDP〈検査値8〉は、**DIC**を疑う場合に検査することがあります。

(山中)

治療の進み方ポイント

凝固異常の治療では原因を明らかにすることが最も大切です。薬剤（ワルファリン、ヘパリン）ならばこれらの**薬剤を中止（調整）**します。

出血を伴う肝疾患やDIC、ワルファリン過量投与では、原疾患の治療や**新鮮凍結血漿（FFP）**の投与を行います。血友病では**凝固因子の補充**が行われます。

(山中)

〈参考文献（西井）〉
1. 医療情報科学研究所 編：病気がみえる〈vol.5〉血液. メディックメディア, 東京, 2008.
2. 溝口秀昭 編：イラストベーシックシリーズ[内科編] イラスト血液内科 第2版. 文光堂, 東京, 2004.
3. 日本臨床検査医学会ガイドライン作成委員会 編：臨床検査のガイドライン JSLM2012 検査値アプローチ/症候/疾患. 日本臨床検査医学会, 東京, 2012.

凝固検査

検査値 5 活性化部分トロンボプラスチン時間
APTT（activated partial thromboplastin time）

西井智香子

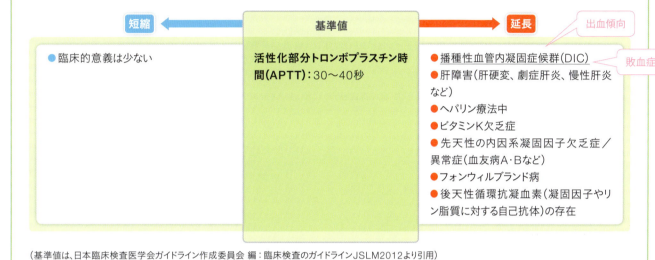

短縮
- 臨床的意義は少ない

基準値
活性化部分トロンボプラスチン時間(APTT)：30〜40秒

延長（出血傾向／敗血症）
- 播種性血管内凝固症候群（DIC）
- 肝障害（肝硬変、劇症肝炎、慢性肝炎など）
- ヘパリン療法中
- ビタミンK欠乏症
- 先天性の内因系凝固因子欠乏症／異常症（血友病A・Bなど）
- フォンウィルブランド病
- 後天性循環抗凝血素（凝固因子やリン脂質に対する自己抗体）の存在

（基準値は、日本臨床検査医学会ガイドライン作成委員会 編：臨床検査のガイドラインJSLM2012より引用）

何を見る検査？

活性化部分トロンボプラスチン時間（APTT）は、血液凝固反応を示す2つの引き金要因のうち、内因系凝固反応を見る検査です（《検査値4》参照）。

第XII、XI、X、IX、VIII、V、II、I因子の量および質の低下などを総合的に反映するスクリーニング検査法であり、これも**凝固因子の働きを見るための検査**です。ヘパリン治療の指標に用いられることが多いでしょう。

通常、出血傾向を認めた場合にはまず、血小板数を調べます。血小板数減少を認めない場合は、PTとAPTTを検査することで簡単な原因検索が行えます（**表1**）。必要に応じて、凝固因子活性検査（どの凝固因子が欠損しているかを調べるための検査）なども行います。

異常値はなぜ起こる？

延長

APTT延長の後天性疾患の原因としては、**内因系または共通因子の産生障害**による場合、**消費性欠乏**による場合、**活性阻害**による場合があります。

先天性の**血友病A**は第VIII因子、**血友病B**は第IX因子の異常によるものです。

〈参考文献〉
1. 医療情報科学研究所 編：病気がみえる〈vol.5〉血液. メディックメディア, 東京, 2008.
2. 宮地勇人：血液検査の知識. 東海大学出版会, 神奈川, 2008.
3. 日本臨床検査医学会ガイドライン作成委員会 編：臨床検査のガイドラインJSLM2012 検査値アプローチ/症候/疾患. 日本臨床検査医学会, 東京, 2012.

表1 プロトロンビン時間（PT）と活性化部分トロンボプラスチン時間（APTT）の結果からの原因検索

	PT正常	PT延長
APTT正常	● 血小板機能異常 ● 第XIII因子欠乏 ● 軽度凝固異常 ● 血管性紫斑病	● 外因系因子（VII）異常 ● ワルファリン療法
APTT延長	● 内因系因子異常（血友病A、Bなど） ● 循環抗凝血素（抗リン脂質抗体、第VIII因子インヒビターなど） ● ヘパリン療法 ● フォンウィルブランド病*	● DIC ● 重症肝臓障害 ● ビタミンK欠乏 ● 共通因子（X、V、II、I）異常

※DIC等ではPT、APTTの両者とも延長

＊【フォンウィルブランド病】＝血中にあるフォンウィルブランド因子と呼ばれる凝固因子の1つが、先天的に減少または質的異常があることで、出血傾向を示す疾患。

COLUMN　赤血球沈降速度（赤沈、ESR）とは？

　赤血球沈降速度（erythrocyte sedimentation rate：ESR）は、赤沈（または血沈）と呼ばれます。その名の由来は、血液を静置させて"赤血球がどれだけ沈んだか"を見るからです。

　赤沈は、炎症や血漿タンパクの異常を見る検査で、スクリーニング検査や慢性炎症性疾患（関節リウマチ、SLEなど）の経過観察などに用いられます。ただし、炎症初期ではCRPに遅れて亢進してくるため、CRPほど高値を示さないことがあります。

　また、高グロブリン血症（多発性骨髄腫など）、低アルブミン血症（ネフローゼなど）、重症貧血で亢進します。

　遅延を示す疾患としては、低フィブリノゲン血症（DIC、重症肝障害）、赤血球増加症があります。　　（西井智香子）

基準値
【男性】：10mm/時 未満
【女性】：15mm/時 未満

（基準値は、日本臨床検査医学会ガイドライン作成委員会 編：臨床検査のガイドラインJSLM2012より引用）

凝固検査

検査値 6 フィブリノゲン量 FIB（fibrinogen）

西井智香子

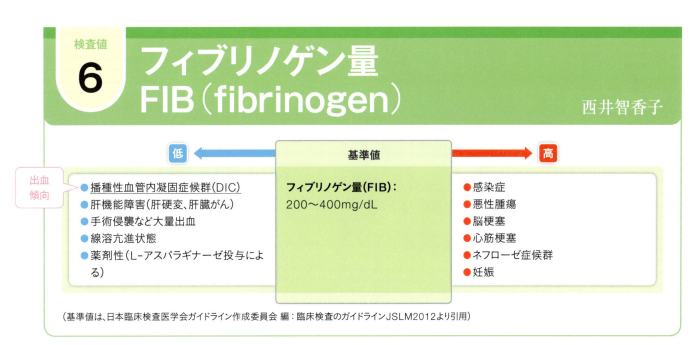

（基準値は、日本臨床検査医学会ガイドライン作成委員会 編：臨床検査のガイドラインJSLM2012より引用）

何を見る検査?

フィブリノゲンは血液凝固因子の1つで、血液凝固のメカニズムの最終物質・フィブリンの前駆体です。

フィブリノゲン量（FIB）の測定は、**血栓形成や出血の指標**として、また**DICの診断や外科手術前のスクリーニング検査**として行われます。

異常値はなぜ起こる?

高

肝臓で産生される急性期反応性タンパクの1つであるため、**急性の炎症や組織変性**を生じると、FIBは高値を示します。また、運動や妊娠でも高値を示します。

なお加齢に伴い、フィブリノゲンは増加傾向を示します。

凝固因子の1つであるため、**重症な肝障害**がある場合や、**凝固因子が消耗する原因**があるとFIBは低値となります。

特にFIB100mg/dL以下の場合を低フィブリノゲン血症といい、血栓形成ほかによる消費亢進などの場合があり、鑑別や治療が必要となるため注意が必要です。

さらに、FIB50mg/dL以下になると出血のリスクが大きくなるため、血液製剤（フィブリノゲン製剤、新鮮凍結血漿：FFPなど）の使用が考慮されます。

〈参考文献〉
1. 廣瀬俊一, 古沢新平, 金山正明, 他 編：検査診断ポケットブック. 金原出版, 東京, 1989.
2. 日本臨床検査医学会ガイドライン作成委員会 編：臨床検査のガイドラインJSLM2012 検査値アプローチ/症候/疾患. 日本臨床検査医学会, 東京, 2012.

凝固検査

検査値 7 アンチトロンビンⅢ ATⅢ（antithrombin Ⅲ）

西井智香子

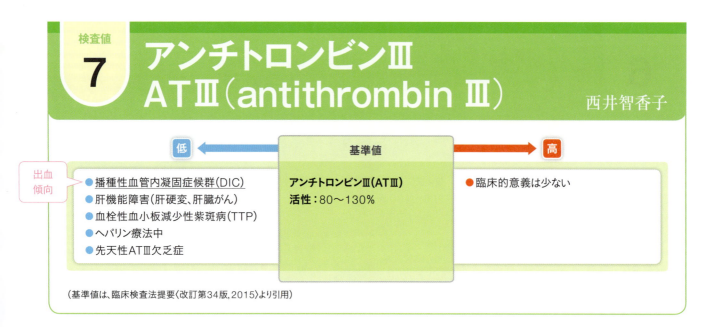

（基準値は、臨床検査法提要〈改訂第34版, 2015〉より引用）

何を見る検査?

アンチトロンビンⅢは、主に肝臓で産生される糖タンパクです。

アンチトロンビンⅢはトロンビンと複合体を形成して、**トロンビンの凝固活性を中和する血液凝固阻止物質**として働きます。DICにおいては消耗性に減少するため、診断に有用です。また肝機能障害時やDIC、血栓症などでは治療法の決定に用います（ATⅢ補充療法*など）。

ヘパリン結合能をもっており、ヘパリンと結合したアンチトロンビンⅢは、通常より強い抗トロンビン作用をもちます。

異常値はなぜ起こる?

DIC、TTP、各種血栓症では、消耗性にATⅢ低値を示します。逆に、ATⅢ低値であることによって血栓症を発症することもあります。

血栓症を起こしていて、ATⅢが低値の場合は、ヘパリン単独投与による治療では凝固中和能の効果は期待できないため、ATⅢ補充療法を併用します。

アンチトロンビンⅢとトロンビンの複合体をTATといいますが、TATも凝固亢進状態の指標として用いられます。

〈参考文献〉
1. 医療情報科学研究所 編：病気がみえる〈vol.5〉血液. メディックメディア, 東京, 2008.
2. 村川裕二 総監修：新・病態生理できった内科学5 血液疾患. 医学教育出版社, 東京, 2006.
3. 廣瀬俊一, 古沢新平, 金山正明, 他 編：検査診断ポケットブック. 金原出版, 東京, 1989.

*【アンチトロンビン（AT）Ⅲ補充療法】＝抗凝固療法の1つで、DICで消費された減少したATⅢを体外から補う療法。

凝固検査

検査値 8 フィブリン・フィブリノゲン分解産物、Dダイマー
FDP（fibrin and fibrinogen degradation products）、D-dimer

西井智香子

低 ← **基準値** → **高**

● 臨床的意義は少ない

フィブリン・フィブリノゲン分解産物（FDP）：
5.0μg/mL以下

Dダイマー（D-dimer）：
1.0μg/mL以下

- 播種性血管内凝固症候群（DIC）
- 血栓溶解療法
- 大手術
- 悪性腫瘍
- 重症敗血症
- 血栓症
- 胸水・腹水貯留
- 急性前骨髄球性白血病（APL）

出血傾向

（基準値は、日本臨床検査医学会ガイドライン作成委員会 編：臨床検査のガイドラインJSLM2012より引用）

何を見る検査？

フィブリン・フィブリノゲン分解産物（FDP）とは、フィブリノゲンやフィブリンがプラスミンにより分解されてできた産物の総称です。

またDダイマー（D-dimer）は、安定化フィブリンがプラスミンにより分解されたときに生じる物質で、同じくフィブリン・フィブリノゲン分解産物の一部です。

これらは**DICなど血栓症における病態把握の指標**となります。

異常値はなぜ起こる？

高

線溶現象には、1次線溶（血栓の形成を認めない線溶現象）と2次線溶（形成された血栓を溶解する線溶現象）の2種類があります。

FDPの異常高値は、**生体内で1次線溶が亢進している**ことを示唆します。

Dダイマーの高値は、多量の安定化フィブリンが分解されていることを意味し、**血栓傾向とそれに伴う2次線溶の亢進**を示唆します。

特に線溶が亢進するDICにおいて、DダイマーとFDP比は、線溶タイプの鑑別に有用です（**図1**）。

〈参考文献〉
1. 医療情報科学研究所 編：病気がみえる〈vol.5〉血液. メディックメディア, 東京, 2008.
2. 村川裕二 総監修：新・病態生理できった内科学5 血液疾患. 医学教育出版社, 東京, 2006.
3. 廣瀬俊一, 古沢新平, 金山正明, 他 編：検査診断ポケットブック. 金原出版, 東京, 1989.

図1 Dダイマー/FDP比からのDIC鑑別

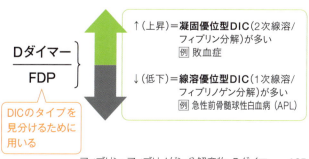

生化学検査

検査値 9 血清ナトリウム、血清カリウム、血清クロール
Na（sodium）、K（potassium）、Cl（chloride）

藤田 孝、山中克郎

血清ナトリウム(Na)：138〜145mmol/L

【低】
- Naの消化管喪失（嘔吐、下痢）
- Naの腎性喪失（利尿薬、慢性腎不全多尿期、急性腎不全回復期）
- Naの皮膚喪失（火傷、発汗）
- 水分再吸収増加（SIADH、ADH様薬剤、心不全、非代償性肝硬変）
- 水分過剰摂取（心因性多飲症、輸液過剰）
- <u>低張性脱水</u>　【脱水】

【高】
- 水分摂取障害（意識障害、消化器疾患、脳腫瘍等による渇中枢障害）
- 腎外性水分喪失（発熱、火傷）　【腎機能障害】
- 腎性水分喪失（中枢性尿崩症、腎性尿崩症、糖尿病性昏睡をはじめとする浸透圧利尿）　【糖尿病昏睡】
- Na負荷（Na過剰摂取）
- Na貯留（原発性アルドステロン症、クッシング症候群）
- <u>高張性脱水</u>　【脱水】

血清カリウム(K)：3.6〜4.8mmol/L

【低】
- 細胞内移行増加（代謝性アルカローシス）　【呼吸不全】
- Kの消化管喪失（嘔吐、下痢）
- Kの腎性喪失（原発性アルドステロン症、二次性アルドステロン症、尿細管アシドーシス）
- <u>低張性脱水</u>　【脱水】

【高】
- 細胞内移行減少または細胞外放出増加（代謝性アシドーシス、<u>インスリン欠乏</u>、筋融解、運動）　【糖尿病昏睡】
- <u>腎排泄減少</u>（腎不全、アジソン病）　【腎機能障害】

血清クロール(Cl)：101〜108mmol/L

【低】
- Clの消化管喪失（嘔吐）
- Clの腎性喪失（<u>呼吸不全</u>をはじめとする呼吸性アシドーシス、代謝性アルカローシス）　【呼吸不全】
- 水分過剰
- <u>低張性脱水</u>　【脱水】

【高】
- 酸・塩基障害（代謝性アシドーシス、呼吸性アルカローシス）
- 水分摂取障害（意識障害、消化器疾患、脳腫瘍等による渇中枢障害）
- 水分喪失
- Cl過剰投与
- <u>高張性脱水</u>　【脱水】

（基準値は、日本臨床検査標準協議会（JCCLS）の共用基準範囲より引用）

何を見る検査?

血漿浸透圧の主な決定因子はナトリウム（Na）であることから、**血清Na濃度の変化は血漿浸透圧変化を意味する**ことが多く、これは何らかの水代謝障害が存在することを意味します。

また、クロール（Cl）は細胞外液中最も多い陰イオンであることから、**Na濃度の濃度変化に応じて変化**します。細胞外液中2番目に多い陰イオンである重炭酸イオン（HCO_3^-）の濃度変化にも影響を受けます。

カリウム（K）は食事により腸管から能動的に吸収され、全身に広く分配され、主として細胞内に存在します。K^+の排泄は、ほとんどが腎から尿中に移行して排泄されますが、糞便中および汗からも一部は失われます。K^+は細胞内酵素反応や糖代謝、タンパク代謝、神経活動など重要な働きを担っています。Kが高値となると、心臓および中枢神経系の興奮が高まり、最終的には心停止に至ります。 （藤田）

異常値はなぜ起こる？

高 低 （ナトリウム、クロール）

血清中の測定不能なイオンを評価するための基準として、**アニオンギャップ（AG）**があります。これは「血清Na値－（血清Cl値＋血清重炭酸値）」で求められ、基準値は12±2mmol/Lです。つまり「血清Na値と血清Cl値の差」＝「重炭酸とAGの和」であり、低下している場合は、重炭酸かAGのどちらかの低下もしくは両者の低下を示すことになります。

血清Naと血清Clの差が大きく（おおむね36以上）、AGが正常の場合は、代謝性アルカローシス、もしくは呼吸性アシドーシスに対する代謝で、最終的に血漿重炭酸濃度が増加していることが考えられます。原因には**呼吸不全**などがあります。

血清Naと血清Clの差が大きくAGが増加している場合は、通常測定されない陰イオン（酸）の増加によりAGが増大しており、何らかのアシドーシスが存在すると考えられます。原因には**乳酸アシドーシスや糖尿病ケトアシドーシス**などがあります。

血清Naと血清Clの差が小さく（おおむね33以下）、AGが正常の場合は、AGが正常な代謝性アシドーシス、もしくは呼吸性アルカローシスに対する代償で最終的に重炭酸塩濃度が低下していることが考えられます。原因には下痢や近位尿細管性アシドーシスなどがあります。

血清Naと血清Clの差が小さくAGが低下している場合は、Na以外の陽イオンが増加している（**骨髄腫**など）か、重炭酸塩以外の陰イオンが減少していること（**低アルブミン血症**）を考慮する必要があります。

高 （カリウム）

アシドーシスでは、細胞内のK^+が細胞外（血管内）へ移動するばかりでなく、代償的にK^+の尿中排泄も低下するため血清Kは高値となります。

糖尿病では、インスリン欠乏により細胞内グリコーゲン分解および細胞タンパク成分の崩壊、K^+の細胞外移動が促進するので、血清Kは高値となります。あるいは広範な**外傷**や**熱傷**などで多量の組織細胞が壊死に陥ると、細胞内K^+が大量に血中に放出されるため血清Kは高値となります。

アジソン病＊などでアルドステロン分泌が低下しNa^+の尿中排泄が増加すると、それに伴ってK^+の尿中排泄量が減少し、高値となります。**著しい尿量減少**がある場合もK^+排泄量が減少し、血清Kは高値となります。

低 （カリウム）

アルカローシスではK^+が細胞内へ移動するため血清Kは低値となります。

嘔吐や下痢では多量の消化液が体外へ失われ、Na^+やCl^-とともに血清Kも低値となります。特にK^+含量が多い腸液を失う下痢で顕著となります。

アルドステロンはNa^+の蓄積とK^+の尿中排泄を促進します。したがって**原発性アルドステロン症**などではK^+の尿中排泄量が増加し、血清Kは低値となります。また、**多尿**の場合もK^+排泄量が増加し血清Kは低値となります。 （藤田）

＊【アジソン病】＝副腎低形成、副腎皮質機能低下症の別称で、結核や自己免疫などにより副腎皮質ホルモンの分泌が低下する疾患。

低ナトリウム血症：
検査値の読み方・治療の進め方ポイント

❶ 低ナトリウム血症の鑑別

　低ナトリウム血症は、最もよく遭遇する電解質異常です。多くは無症状ですが、倦怠感や意識障害、頭痛、痙攣を起こすことがあります。

　低ナトリウム血症、すなわちNa値が135mmol/L以下になった場合にまず行いたいのは、これが"真の低ナトリウム血症かどうか"を判断することです。

　血清浸透圧を計算します（図1）。真の低ナトリウム血症では、血清浸透圧が280mOsm/kg以下となります。なお血清浸透圧が295mOsm/kg以上の高値では、高血糖が原因であることが多いです（高血糖では見かけ上、低ナトリウム血症となる）。

　次に、循環血液量を推定します。口腔内粘膜や腋窩の乾燥があれば循環血液量は不足しています。循環血液量が「減少」する病態は、下痢や嘔吐を繰り返す場合、利尿薬の使用です。頸静脈の怒張、下腿の浮腫があれば、循環血液量は増加しています。循環血液量が「増加」していれば、診断は4つしかありません。心不全、腎不全、ネフローゼ症候群、肝硬変です。

　循環血液量が正常であると考えられる場合にはさらに、甲状腺機能低下症や副腎不全の有無を調べます。これらの内分泌疾患が否定的であればSIADH（バソプレシン分泌過剰症：抗利尿ホルモンADHが不適切に分泌されている病態）を起こしている可能性が高いでしょう。もし筆者の血液が非常に薄まっていれば、筆者はできるだけ水分を尿から排泄して、血清Na濃度を高めようとするでしょう。ところがSIADHの患者ではそのような状況下でもNaの尿中からの排泄が続いており、尿浸透圧は100mOsm/kgを超えるのが一般的です。

❷ 低ナトリウム血症の治療

　循環血液量が減少している状態では生理食塩液の点滴が行われます。循環血液量が増えている腎不全、心不全、肝硬変のような病態では利尿薬が投与されます。

　甲状腺機能低下症や副腎不全ではホルモン補充療法が行われます。SIADHは水制限をすることが治療の基本です。

（山中）

高ナトリウム血症：
検査値の読み方・治療の進め方ポイント

　高ナトリウム血症では、意識障害や痙攣、倦怠感が生じます。正常な意識状態であれば、高ナトリウム血症では非常に喉が渇くため、自ら水を飲むことによって高ナトリウム血症は治ります。しかし意識が悪かったり体動制限により水を飲むことができない、あるいは下痢や嘔吐、NGチューブからの流出が続く場合には、高ナトリウム血症となる可能性があります。

　また、尿崩症が起こると尿からどんどん水分が放出され、脱水状態となり、高ナトリウム血症を起こします。

　治療の基本は、できる限り、経口かNGチューブで水分補給することです。適切に補給されれば、あとは腎臓が血清Na値を調整してくれます。

（山中）

低カリウム血症：
検査値の読み方・治療のポイント

　低カリウム血症では、筋力が低下して体が動かなくなったり、イレウスや倦怠感を生じます。

　図2に鑑別診断のアルゴリズムを示します。K値が低いときは、まず尿中カリウム排泄量を調べ、腎臓からKの喪失があるのか、それとも消化管への喪失や細胞内への移動、摂食不良があるのかを見きわめます。このアルゴリズムを適用すれば、血圧、重炭酸（HCO_3^-）濃度からおおよその低カリウム血症の原因が判明します。

　低カリウム血症では重篤な不整脈を起こすことがあるので、K値が2.0mmol/L以下になった場合には、通常はICU管

図1　血清浸透圧の計算式

$$血清浸透圧(mOsm/kg) = Na \times 2 + \frac{血糖}{18} + \frac{BUN}{2.8}$$

基準値は280～295mOsm/kg。
低ナトリウム血症では
280mOsm/kg以下

図2 低カリウム血症・鑑別のアルゴリズム

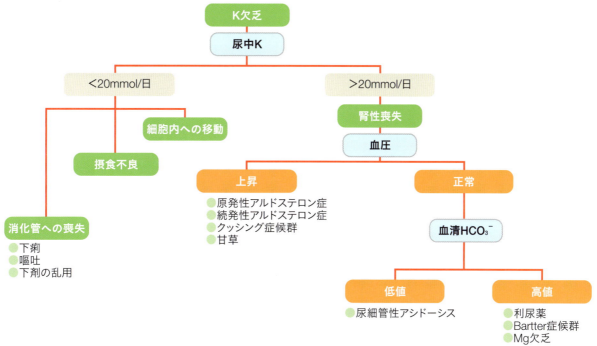

(Practical Guide to the Care of the Medical Patient、7th ed：2007：700を改変)

理となります。

治療は、点滴または経口での**K補充**です。点滴でKを補充するときは点滴スピードが速まり高カリウム血症による心静止を起こさないよう、十分注意が必要です。なお、治療に反応が見られないときは**低マグネシウム血症を合併**していることがあります。Mgが欠乏すると尿中へのKの排泄が促進されるので、Mgを補正しない限り、低カリウム血症が治りません。　　　　　　　　　　　　　　　　　　　　　　（山中）

高カリウム血症：検査値の読み方・治療の進み方ポイント

高カリウム血症の症状はほとんどありません。最初の症状が**心静止**であることもあります。特に、K値が5.5mmol/L以上では心電図に変化を起こすことがあります。高カリウム血症を示唆する特に大切な心電図所見は、**P波のない徐脈**、**幅の広いQRS**、**左右対称性のT波**、**サインカーブ様**の波形です。

高カリウム血症を疑う場合には、通常の生化学検査の結果を待つ時間も惜しいほど緊急性が高いことが多いため、救急室では**動脈血採血**を用いて血清K値を迅速に得ます。

緊急時の高カリウム血症の治療は、**グルコン酸カルシウム**（カルチコール）の投与、あるいは**GI療法**（50%ブドウ糖液50mL＋レギュラーインスリン10単位の静注）です。血液透析が必要となるケースもあります。　　　　　　（山中）

〈参考文献（藤田）〉
1. Medical Practice編集委員会 編：臨床検査ガイド2013～2014. 文光堂, 東京, 2013： 294-299, 306-309.
2. 橋本信也 監修, 橋本信也, 石井裕正, 渡辺清明, 他 編：最新 臨床検査のABC. 医学書院, 東京, 2007：182-189.
3. 河合 忠, 屋形 稔, 伊藤喜久, 他 編：異常値の出るメカニズム 第6版. 医学書院, 東京, 2013：201-208.
4. 河合 忠 編：基準値と異常値の間 改訂6版. 中外医学社, 東京, 2006：557-565.

生化学検査

検査値 10　血清鉄
Fe（serum iron）、UIBC（unsaturated iron binding capacity）、
TIBC（total iron binding capacity）

藤田　孝、山中克郎

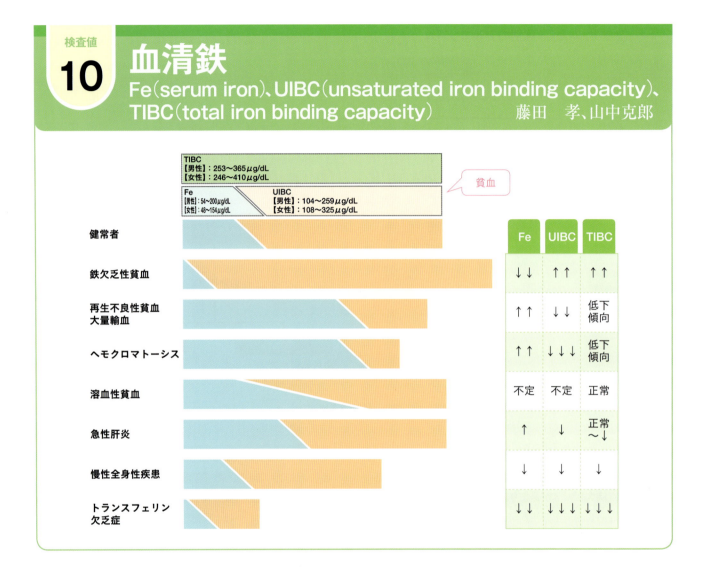

何を見る検査？

　体内には3〜5gの鉄が存在し、その約2/3はヘモグロビンに結合して赤血球に、残りの約1/3はフェリチンやヘモジデリンとして肝臓や脾臓、筋肉、骨髄に貯蔵されています。体内の鉄はヘモグロビンやミオグロビン、チトクロームなどの構成成分となり、細胞呼吸に関連する役割を担っています。

　腸管から吸収された鉄はただちにトランスフェリンと結合し、全身組織に運ばれます。トランスフェリンの約1/3が鉄と結合しており（血清鉄：Fe）、残りの2/3は鉄未結合（不飽和鉄結合能：UIBC）です。トランスフェリンがすべて鉄と結合した場合、どれだけ結合できるかを総鉄結合能（TIBC）といいます。TIBCは血清鉄とUIBCの和となり、おおむねトランスフェリン濃度に相当します。

　血清鉄およびTIBCは、鉄代謝異常や貧血の鑑別などに重要な役割を果たします。

（藤田）

異常値はなぜ起こる?

低

栄養不良や腸吸収不良症候群の場合、体内への鉄吸収量が減少することから低値を示します。

また、慢性出血など体外への失血の場合、貯蔵鉄を大量に失うことから低値となり、鉄欠乏性貧血を引き起こします。鉄輸送蛋白であるトランスフェリンが減少・欠乏した場合にも低値となります。

感染症や膠原病、悪性腫瘍などの慢性全身性疾患の場合、トランスフェリンの減少とともに血清鉄も低値を示します。この明確な原因は不明ですが、異化亢進および体液性制御機構の異常が考えられています。

高

鉄は腸管から吸収されるため、腸管における鉄吸収が過剰となった場合には高値を示します。また、溶血性貧血や悪性貧血、種々の溶血反応の場合には、赤血球の持続的破壊が亢進するため、高値となります。

肝実質障害、特に肝細胞が急性かつ広範囲に破壊される急性肝炎では、肝細胞内にフェリチンやヘモジデリン等として含まれている大量の鉄が血中に放出されることから高値となります。

(藤田)

検査値の読み方ポイント

鉄欠乏性貧血の診断には、**血清鉄よりフェリチンを測定する**ほうが正確です。

フェリチンが20ng/mL以下ならば鉄欠乏性貧血と診断できます。鉄欠乏性貧血の患者では、その原因を明らかにすることが重要です。50歳以上では消化器がん(胃がん、大腸がん)、女性では月経過多に注意します。

(山中)

治療の進み方ポイント

Part 3「〈検査値1〉 赤血球数、ヘモグロビン、ヘマトクリット」の「治療の進み方ポイント」(p.122)参照。　(山中)

〈参考文献〉
1. 片山善章, 栢森裕三, 長村洋一 編: 新版 臨床化学 第3版. 講談社サイエンティフィク, 東京, 2014: 108-112.
2. 河合 忠, 屋形 稔, 伊藤喜久, 山田俊幸 編: 異常値の出るメカニズム 第6版. 医学書院, 東京, 2013: 220-224.

○ 生化学検査

検査値 11 血清クレアチニン、推算糸球体濾過量
Cr(creatinine)、eGFR(estimated glomerular filtration rate)

藤田 孝、山中克郎

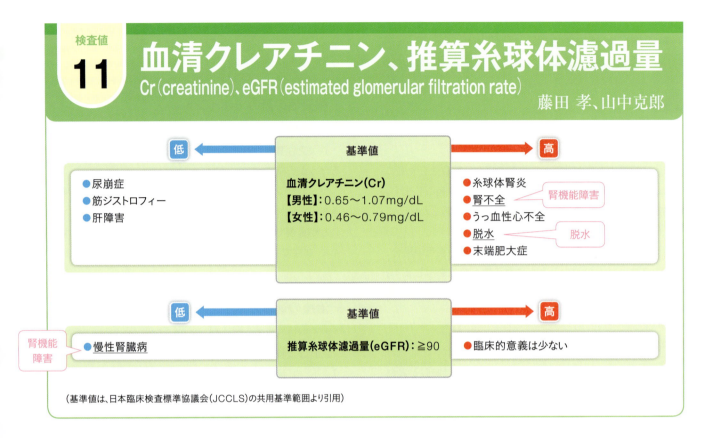

(基準値は、日本臨床検査標準協議会(JCCLS)の共用基準範囲より引用)

何を見る検査?

血清クレアチニン(Cr)は、腎臓の重要な機能である**糸球体濾過能力を見る検査**です。

肝臓で産生されたクレアチン(**図1-①**)が、筋肉で非酵素的脱水反応を受けることによりクレアチニンが産生(**図1-②**)されます。したがって、血清Crは**筋肉量による影響**を受け、男性の血清濃度および尿中排泄量は女性に比べて高値を示します。

小児も筋肉量の観点から、成人に比べて低値を示します。高齢者は筋肉量の減少から低値を示しますが、加齢に伴う腎機能低下による血清Cr上昇もあり、解釈には注意を要します。

推算糸球体濾過量(eGFR)は、「年齢」「性別」「血清Cr」から推定する、**慢性腎臓病(chronic kidney disease:CKD)の診断のための検査値**です(詳細は[腎機能障害]p.72参照)。

基準値は「≧90」(mL/分/1.73m^2)であり、重症度は**表1**のように分類されます。

(藤田)

異常値はなぜ起こる?

高

クレアチニンは腎臓(**図1-③**)を介して尿中に排泄(**図1-④**)されます。

したがって、その血中濃度は腎臓の排泄能に最も影響され、糸球体濾過値の低下により、著明に上昇します。すなわち、原発性あるいは続発性**糸球体腎炎**、**ショック**や**心不全**などの腎前性腎不全、**前立腺肥大**や**腹部腫瘍**による腎後性腎不全で血清Crは上昇します。

図1 クレアチニンの排出

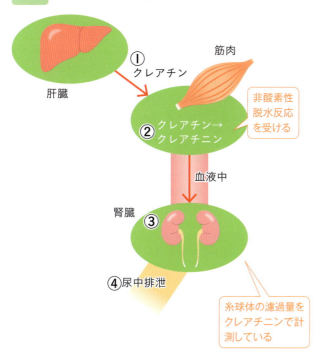

表1 慢性腎臓病（CKD）重症度分類

腎機能区分	GFR(mL/分/1.73m^2)	腎機能
G1	≧90	正常ないし高値
G2	60〜89	軽度低下
G3a	45〜59	軽度〜中等度低下
G3b	30〜44	中等度〜高度低下
G4	15〜29	高度低下
G5	<15	腎不全

低

尿崩症や**妊娠**などでは、クレアチニンの尿中排泄量が増加するため、血清Crは低下します。

また、**筋ジストロフィー**や**甲状腺疾患**などの筋萎縮をきたす疾患や、**肝障害**によるクレアチニンの産生障害でも、血清Crは低下します。　　　　　　　　　　　　　　　　（藤田）

検査値の読み方ポイント

腎機能検査（血清Cr、血中尿素窒素〈BUN〉、シスタチンC）についてあわせて解説します〈検査値11〜検査値13〉。

❶推算糸球体濾過量（eGFR）の活用

「血清クレアチニン値〈**検査値11**〉」「年齢」「性別」を用い、**推算糸球体濾過量（eGFR）**を求めることができます（『eGFR男女・年齢別早見表』、日本腎臓病学会ホームページ http://www.jsn.or.jp/guideline/pdf/CKDguide2012_3.pdf参照）。

数値を入力するだけでeGFRを自動計算してくれる便利なインターネットサイトもあります。

eGFRは、慢性腎臓病の進行度を判断するのに便利です。

❷経時的な腎機能の確認（クレアチニン係数）

筋肉量による影響を受けやすい血清Crに代わり、近年、シスタチンC〈**検査値13**〉が用いられるようになりました。Cr値の軽度上昇が腎機能の低下によるものか判断に迷うときに用いてもよいかもしれません。

❸BUN/Cr比

BUN/Cr比〈**検査値12**〉の増加は、**消化管出血**、あるいは**異化亢進**、**ステロイド内服**時に見られます。BUN産生が増えるためです。

また、**脱水**では循環血液量が減り腎臓でのBUN吸収が増えるため、BUN/Cr比が20以上になります。

❹腎不全の要因（腎前性・腎性・腎後性）

急性腎不全では、腎臓の機能の悪化が、「腎前性なのか」「腎性なのか」「腎後性なのか」を鑑別することが重要です。

腎前性腎不全は、**循環血液量が出血や脱水によって低下したとき**に起こる場合と、心筋梗塞や心不全などで**心拍出量が減少するとき**に起こります。

腎性腎不全は、**急性尿細管壊死**、**糸球体腎炎**、**腎の血管**（大動脈解離、腎動脈血栓症、コレステロール塞栓）が原因です。

血清クレアチニン、推算糸球体濾過量　143

腎後性腎不全は、前立腺肥大や腫瘍などにより、**尿管が閉塞**して尿が排出できなくなることにより起こります。

（山中）

ションを行い、**尿管ステント**などで対処します。水腎症がないときは**尿道カテーテル**を留置します。

腎性腎不全では、原因により治療法が異なります。

（山中）

治療の進み方ポイント

腎前性では、循環血液量を**生理食塩水**によって補います。腎後性では、水腎症があれば、泌尿器科医にコンサルテー

〈参考文献〈藤田〉〉
1. Medical Practice編集委員会 編：臨床検査ガイド2013〜2014. 文光堂, 東京, 2013：221-224.
2. 橋本信也 監修, 橋本信也, 石井裕正, 渡辺清明, 他 編：最新 臨床検査のABC. 医学書院, 東京, 2007：164-166.
3. 河合 忠, 屋形 稔, 伊藤喜久, 他 編：異常値の出るメカニズム 第6版. 医学書院, 東京, 2013：139-142.

Column

蓄尿の指標・クレアチニン係数

　クレアチニンは、肝臓で生成されたクレアチンが主に筋肉に運ばれ、クレアチンキナーゼ（CK）の作用によりクレアチンリン酸となって貯蔵されます。クレアチニン（Cr）はクレアチンリン酸から生成され、腎糸球体で濾過後、尿細管でほとんど再吸収されることなく尿中に排泄されます。このように、クレアチニンの代謝には筋肉が大きく関与しており、これが性差や年齢差に結びついています。

　筋肉の発達した人はクレアチニンの血中濃度や尿排泄量は大きくなり、逆に筋肉の少ない人や小児は小さくなります。クレアチニンは血中・尿中濃度だけでなく、クリアランスやeGFRの計算などに利用されますが、このように個人差が大きいため、評価が難しい場合があります。

　そこで、24時間に排泄した尿クレアチニン量（mg）を体重（kg）で割った値（クレアチニン係数）を算出すると個人差は小さくなり、各個人でほぼ一定の値を示します。一般的に男性は20〜26、女性は14〜22、小児では12〜18となります。各個人でほぼ一定の値を示すことから、複数回の蓄尿検査を行った際、正しく蓄尿されたかどうかの指標としても使えることになります。

（藤田 孝）

生化学検査

検査値 12 血中尿素窒素、BUN/Cr比
BUN (blood urea nitrogen)
藤田 孝

低 ←
- 低タンパク食
- 尿崩症
- 肝不全

基準値
血中尿素窒素(BUN)：8〜20mg/dL

→ **高**
- 腎機能障害 〔腎機能障害／透析患者〕
- 脱水 〔脱水〕
- 高タンパク食
- 消化管出血
- 甲状腺機能亢進症

低 ←
- 低タンパク食
- 血液透析後
- 重症肝不全

基準値
BUN/Cr比：約10

→ **高**
- 脱水 〔脱水〕
- 高タンパク食
- 消化管出血
- 異化亢進 〔透析患者〕

(基準値は、日本臨床検査標準協議会(JCCLS)の共用基準範囲より引用)

何を見る検査?

　血中尿素窒素(BUN)は、**血液中の尿素に含まれる窒素分**を表します。

　尿素は肝臓での尿素サイクルを介して合成され(**図1-①**)、主として腎臓から排泄されるため(**図1-②**)、それらの異常を検出するための検査であり、一般的には**腎機能検査**として用いられています。

　尿素中の窒素を測定するため、尿素の動態変化に伴いBUNも変動します。

　また、BUN/Cr比はBUNやクレアチニンが高値を示した場合、その原因について腎臓を中心としてどこにあるかを推測するための指標です。

異常値はなぜ起こる?

高

　BUNは肝臓での尿素の産生と、腎臓での排泄により調節されます。したがって、そのどちらかの異常により、BUNは異常になります。

　尿素の産生亢進は、**高タンパク食**や**消化管出血**など消化管でタンパクが多量に供給された場合、あるいは**外科的侵襲**や**火傷**、**甲状腺機能亢進症**や**消耗性疾患**などによって組織での**異化が亢進**した場合に認められ、これらの場合、BUNは上昇します。

　一方、腎臓での排泄は、糸球体濾過と尿細管再吸収の2つの過程が関係し、**腎機能障害**などで糸球体濾過量が低下する

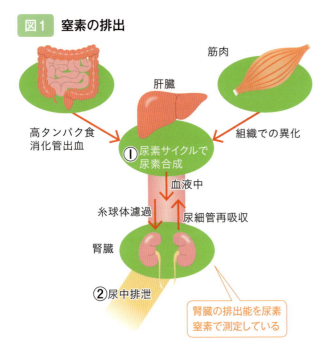

図1 窒素の排出

ことによりBUNは高値を示します。**脱水**などで尿細管再吸収が増えた場合も高値を示します。

低タンパク食や**肝不全、タンパク同化ホルモン（テストステロンなど）の大量投与、妊娠**があります。これらの場合、尿素の産生低下が起こり、BUNは低下します。

尿崩症など尿細管再吸収が低下した利尿状態では、腎臓からの排泄が増加し、BUNは低下します。

〈参考文献〉
1. Medical Practice編集委員会編：臨床検査ガイド2013〜2014, 文光堂, 東京, 2013：225-226.
2. 橋本信也 監修, 橋本信也, 石井裕正, 渡辺清明, 他 編：最新 臨床検査のABC, 医学書院, 東京, 2007：160-161.

Column

なんで尿素"窒素"？

　食事由来や組織分解によって生じたアミノ酸は、アンモニアを経由し尿素に代謝されます。その大部分は糸球体で濾過され、尿中に排泄されることから、本来腎機能の評価は尿素で行うことが適しています。
　70年程前に尿素の測定法が開発されましたが、自動分析器に適応できず、工夫を重ねた結果、尿素をいったんアンモニアに変換し、そのアンモニア中の窒素を測定する方法が一般的になりました。ここから尿素"窒素"となりました。したがって、腎機能障害だけでなく、窒素が増える状態、つまり高タンパク食や消化管出血などでも増加することになります。

（藤田 孝）

生化学検査

検査値 13　シスタチンC　Cys-C（cystatin-C）

藤田 孝

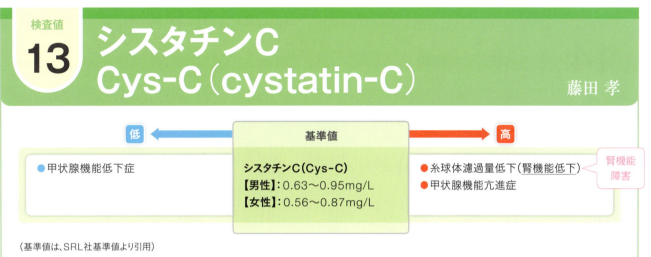

（基準値は、SRL社基準値より引用）

何を見る検査？

腎機能の評価指標として最も汎用されている項目は血清クレアチニン（Cr）です。

しかしクレアチニンの産生量は筋肉量の影響を受けることから、筋肉量の少ない女性、高齢者、小児などで腎機能が低下しているにもかかわらず、Cr測定値は"基準値内"ということがめずらしくありません。また、クレアチニンは尿細管で一部分泌を受けることから、腎機能障害がある程度進展するまで測定値に反映されません。

シスタチンC（Cys-C）は、血中のタンパク質とは結合することなく、糸球体から濾過され近位尿細管で分解されます。クレアチニンのように筋肉量などに影響を受けないため、**腎機能を評価するよい指標**とされています。

異常値はなぜ起こる？

高

シスタチンCは生体内では一定の割合で産生され、血中では他のタンパクなどと複合体を形成することはありません。また、低分子タンパクであるため糸球体で自由に濾過されたのち、近位尿細管で再吸収され、アミノ酸に代謝されます。すなわち、シスタチンCとして血中に戻ることはないので、血中のCys-C濃度は、基本的には糸球体濾過量に依存していることになります。したがって、**糸球体濾過量が低下**すると、Cys-Cは高値となります。

また、甲状腺ホルモンがシスタチンC産生に影響を及ぼすとされ、**甲状腺機能亢進症**ではCys-Cは上昇します。

低

甲状腺ホルモンがシスタチンC産生に影響を及ぼすとされ、**甲状腺機能低下症**ではCys-Cは低下します。

〈参考文献〉
1. 佐藤弘恵, 風間順一郎, 下条文武：Cystatin C精密測定. モダンメディア 2006；52(4)：109-114.
2. Medical Practice編集委員会 編：臨床検査ガイド2013〜2014. 文光堂, 東京, 2013：158-159.

生化学検査

検査値 14 血清総タンパク、血清アルブミン
TP（total protein）、ALB（albumin）

藤田 孝、山中克郎

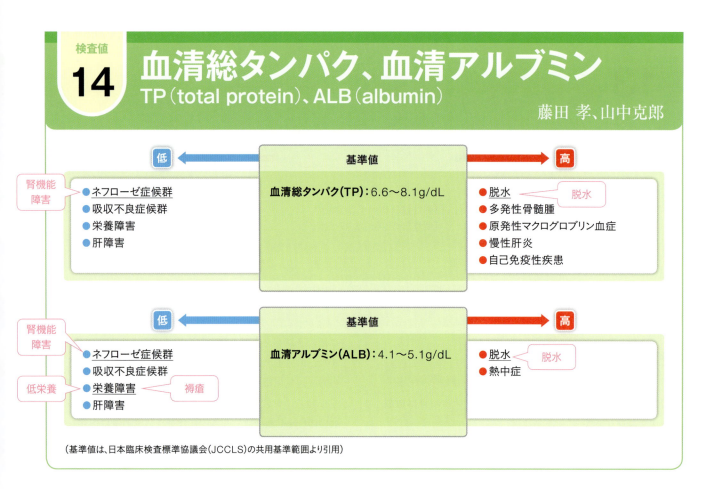

（基準値は、日本臨床検査標準協議会（JCCLS）の共用基準範囲より引用）

何を見る検査？

血清中に存在するタンパク質は主なものだけでも100種類を超えます。これらの**タンパク質の総量**が血清総タンパク（TP）となります。

これらタンパク質のうち、全体の60～70％を占め、**浸透圧維持や各種物質・薬物の輸送体として働いている**のがアルブミン（ALB）です。また総タンパクからアルブミンを除いたものがグロブリンとなり、その主成分は免疫グロブリン（IgG、IgA、IgMなど）です（**図1**）。

総タンパクの動態変化は、主としてアルブミンと免疫グロブリンの濃度バランスによって変化します。　　　（藤田）

図1 血清総タンパクの構成

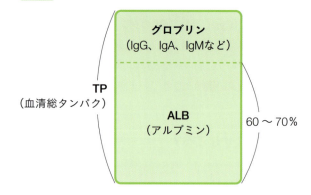

異常値はなぜ起こる？

高

血清中のタンパク質濃度は、①水分量、②産生、③異化・代謝、④漏出によって決まります。よって血液が濃縮するような場合、特に**脱水**ではTP、ALBは高値となります。

また、免疫グロブリンが多く産生される**多発性骨髄腫、原発性マクログロブリン血症、慢性肝炎、自己免疫性疾患**ではTPが高値となり、合成能が低下する**吸収不良症候群**や**栄養障害、肝障害**などではTPは低値になります。

低

血液が希釈されるような大量補液の場合、TP、ALBは低値になります。

急性感染症や**慢性消耗性疾患**ではタンパク異化が亢進するために低値となり、**ネフローゼ症候群**や**タンパク漏出性胃腸症、滲出性びまん性皮膚疾患**などでは体外への漏出亢進により低値となります。

(藤田)

検査値の読み方ポイント

ALBは、体の栄養状態を測る指標です。ALBが低値となると、下腿にむくみを生じます。**ネフローゼ症候群**では全身に浮腫を起こします。

TPが上昇しALBが下がっている場合は、**多発性骨髄腫**を疑うきっかけとなります。

(山中)

治療の進み方ポイント

以前は、低アルブミン血症の治療としてアルブミン製剤を点滴することがよくありました。高い医療費がかかりますが効果は一時的です。ALB上昇のためには、**食事の摂取、経腸栄養**が最も有効です。

(山中)

〈参考文献(藤田)〉
1. Medical Practice編集委員会 編：臨床検査ガイド2013〜2014. 文光堂, 東京, 2013：145-150.
2. 橋本信也 監修, 橋本信也, 石井裕正, 渡辺清明, 他 編：最新 臨床検査のABC. 医学書院, 東京, 2007：134-137.
3. 河合 忠, 屋形 稔, 伊藤喜久, 他 編：異常値の出るメカニズム 第6版. 医学書院, 東京, 2013：150-155.
4. 河合 忠 編：基準値と異常値の間——その判定と対策 改訂6版. 中外医学社, 東京, 2006：429-433.

□ 生化学検査

検査値 15 酵素（AST/ALT、ALP/γGTP、T-Bil、タンパク合成能）

AST（aspartate aminotransferase）、ALT（alanine aminotransferase）、ALP（alkaline phosphatase）、γGTP（γ-glutamyl transpeptidase）、T-Bil（total bilirubin）、ChE（cholinesterase）

藤田　孝、山中克郎

低 ← 基準値 → 高

AST：13〜30 U/L

- 臨床的意義は少ない
- 肝疾患 ← 肝機能異常
- 胆道疾患
- 溶血性疾患
- 骨格筋疾患
- 心筋梗塞

低 ← 基準値 → 高

ALT：
【男性】　　　10〜42 U/L
【女性45y＜】13〜64 U/L
【女性45y≧】9〜32 U/L

- 臨床的意義は少ない
- 肝疾患 ← 肝機能異常
- 胆道疾患

低 ← 基準値 → 高

ALP：106〜322 U/L

- 臨床的意義は少ない
- 胆道疾患
- 閉塞性黄疸
- 肝疾患 ← 肝機能異常
- 骨折回復期
- 転移性骨腫瘍

低 ← 基準値 → 高

γGTP：
【男性】　　　13〜64 U/L
【女性45y＜】9〜34 U/L
【女性45y≧】10〜53 U/L

- 臨床的意義は少ない
- アルコール性肝障害 ← 肝機能異常
- 胆汁うっ滞

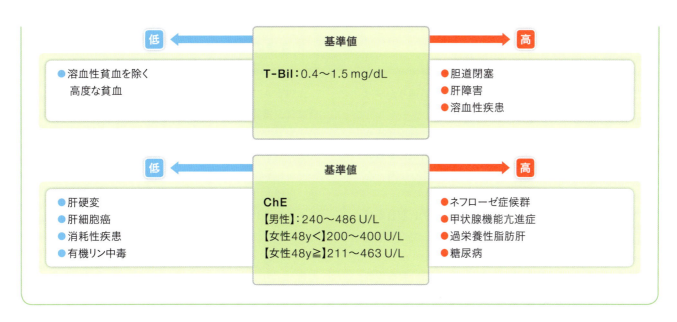

何を見る検査？

酵素は各臓器において代謝の中心的役割を担っています。各臓器において固有のもの、含有量が著しく異なるものなどさまざまで、これらの特徴を利用することによって疾患臓器の特定や傷害程度を把握する一助とすることができます。

AST、ALTはほとんどの臓器に存在しますが、なかでも肝臓と心臓に多く含まれます。AST、ALTの臓器含有量、肝臓内局在、半減期などの違いからAST/ALT比を病態診断に利用することができます（**表1**）。

ALP、γ-GTPは膜結合酵素で、細胞膜の脂質二重層に結合しています。膵頭部腫瘍や肝癌、胆石など胆管閉塞性疾患において上昇します。ALPは骨、小腸、胎盤にも多く含まれるため、骨折回復期や悪性腫瘍の骨転移、妊娠などでも上昇します。また小児では、骨芽形成が盛んであることから、ALPは成人の2～4倍値を認めることがあります。γ-GTPは解毒機能が活性化された場合にも上昇することから、薬剤の長期投与時やアルコールの持続摂取で上昇します。

ビリルビンは酵素ではありませんが、**閉塞性疾患**でALPやγ-GTPと同様の挙動を示します。また、ビリルビンの約75%はHbに由来するため、**溶血性貧血**では非抱合型ビリルビンを主体とする上昇がみられます。直接ビリルビン/総ビリルビンを計算し、30%以下の場合は溶血性貧血を考慮します。

ChEは肝臓で合成されることから、**肝硬変**や**消耗性疾患**などタンパク合成能力が低下する疾患では産生量が低下し血中活性が低下します。有機リン製剤はChEの阻害剤として働くことから、有機リン中毒では大幅に活性が低下します。

（藤田）

表1 AST/ALT比からみた病態診断

	AST＞ALT	AST＜ALT
高度上昇	劇症肝炎 急性肝炎初期	急性肝炎
中等度上昇	アルコール性肝炎 急性心筋梗塞 筋疾患 溶血性疾患	慢性肝炎
軽度上昇	肝硬変 肝癌 アルコール性脂肪肝	過栄養性脂肪肝

異常値はなぜ起こる？

　酵素が異常値を示す機序として、おおまかに6通りが挙げられます。

①正常状態では細胞内にとどまっている酵素が、細胞壊死や膜透過性亢進などにより血中に逸脱する場合：肝炎による肝細胞破壊で血中に逸脱するASTやALTが典型的な例となる。

②排泄系障害により血中に出現する場合：定常的に胆管から排泄されているALPが胆管閉塞で血中に出現してくる場合など。

③合成低下：肝臓で合成されているChEなどは、肝機能低下による合成低下から血中濃度が減少する。

④マクロ化：免疫グロブリンや各種抗体が結合することにより半減期が変化することにより異常値を示す。

⑤合成亢進

⑥欠損による異常低値

(藤田)

検査値の読み方ポイント

　AST、ALTの上昇に比べてALPが大きく上昇している場合には、重要な疾患が隠れていることがあります。ALPは骨と肝胆道系由来ですが、γGTPも上昇しているときはALPが肝胆道系由来であるとわかります。**このようなケースで最も多いのは薬剤性肝障害です。**悪性リンパ腫、粟粒結核、血管炎、サルコイドーシス、原発性胆汁性肝硬変でもこのようなパターンを示します。

(山中)

〈参考文献〉
1. 片山善章, 栢森裕三, 長村洋一 編：新版 臨床化学 第3版. 講談社サイエンティフィク, 2014：174-204.
2. 河合 忠, 屋形 稔, 伊藤喜久, 山田俊幸 編：異常値の出るメカニズム 第6版. 医学書院, 東京：237-250.
3. 日本医師会 編：臨床検査のABC. 医学書院, 東京, 2007：109-131.
4. Medical Practice編集委員会 編：臨床検査ガイド2013〜2014. 文光堂, 東京, 2013：89-118.

生化学検査

検査値 16 トランスサイレチン TTR（transthyretin）

藤田 孝

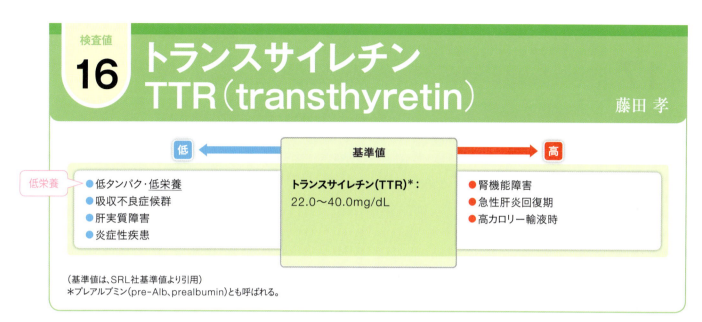

（基準値は、SRL社基準値より引用）
＊プレアルブミン（pre-Alb、prealbumin）とも呼ばれる。

何を見る検査？

　トランスサイレチン（TTR）は、肝で合成されるタンパクの1つです。甲状腺ホルモンであるサイロキシン（T_4）の運搬や、レチノール結合タンパク（RBP）と複合体を形成し、レチノールの運搬やRBPの糸球体濾過防止などの役割を果たしています。

　トランスサイレチンの半減期は、約2日です。半減期が短く代謝回転が速いことからrapid turnover protein（RTP）と呼ばれ、**栄養状態の把握**や、**肝のタンパク合成能の把握**に有用とされています。

　しかし、急性炎症や感染症では低値を示すため、これらの疾患における結果の解釈には注意を要します。

異常値はなぜ起こる？

高

　トランスサイレチンは低分子であることから、腎で排泄されます。そのため**腎機能障害**などで腎からの排泄が低下すると、TTRは高値になります。

低

　トランスサイレチンは肝臓で合成されることから、**肝実質障害**などタンパク合成能が低下した場合は、TTRは低下します。

　また、**炎症性疾患**ではタンパクの異化が亢進すること、炎症巣への滲出が起きることからTTRは低値を示します。

〈参考文献〉
1. 河合 忠 編：基準値と異常値の間 ——その判定と対策 改訂6版. 中外医学社, 東京, 2006：437-439.
2. 河合 忠, 屋形 稔, 伊藤喜久, 他 編：異常値の出るメカニズム 第6版. 医学書院, 東京, 2013：155-156.

生化学検査

検査値 17 C反応性タンパク、高感度CRP
CRP(C-reactive protein)、hsCRP(high-sensitivity CRP)

北川文彦、山中克郎

低 ← **基準値** → **高**

- 臨床的意義は少ない
  *ただし、高感度CRP(hsCRP)測定系では、動脈硬化の進展に関与する慢性炎症の検出に有用であることが報告されている[1]。

C反応性タンパク(CRP)：
0.00〜0.14mg/dL(JCCLS)

- 感染症(細菌性) ← 感染症
- ウイルス感染(陰性〜弱陽性) ← 敗血症
- 自己免疫疾患(関節リウマチ)
- 心筋梗塞 ← 虚血性心疾患
- 悪性腫瘍(転移型)
- 急性膵炎
- 外傷 ← 褥瘡
- 熱傷

(基準値は、臨床検査法提要〈改訂第34版,2015〉より引用)

何を見る検査?

C反応性タンパク(CRP)は、**急性炎症を反映する検査**です。
C反応性タンパクは、体内での炎症や組織傷害(破壊、壊死)などにより増加する"急性期相反応タンパク"の1つであり、インターロイキン-1(IL-1)、IL-6、腫瘍壊死因子(TNF-α)などの炎症性サイトカインの作用により血中濃度が増加します。

一方、高感度CRP(hsCRP)は**慢性炎症を反映する検査**です。低濃度でのCRP変化を精密にとらえることが可能なため、急性心筋梗塞の発症に関与する**動脈硬化性疾患のリスク評価**に用いられます[1]。　　　　　　　　　　(北川)

異常値はなぜ起こる?

高 (CRP)

CRP濃度は炎症反応の強さに相関するため、体内におけ

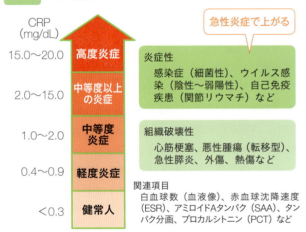

図1 C反応性タンパク(CRP)値と疾患・病態

CRP (mg/dL)		
15.0〜20.0	高度炎症	炎症性 感染症(細菌性)、ウイルス感染(陰性〜弱陽性)、自己免疫疾患(関節リウマチ)など ← 急性炎症で上がる
2.0〜15.0	中等度以上の炎症	
1.0〜2.0	中等度炎症	組織破壊性 心筋梗塞、悪性腫瘍(転移型)、急性膵炎、外傷、熱傷など
0.4〜0.9	軽度炎症	
<0.3	健常人	関連項目 白血球数(血液像)、赤血球沈降速度(ESR)、アミロイドAタンパク(SAA)、タンパク分画、プロカルシトニン(PCT)など

る炎症反応の指標として用いられます(**図1**)。

炎症や組織傷害により、白血球が産生する炎症性サイトカインが肝臓に作用し、CRP産生が増加します。CRPは約3〜6時間で血中濃度の上昇が認められ、48〜72時間でピークが見られます。

なお、CRPは疾患特異性がないため、疾患の特定は困難

であるものの、重症度の判断や治療効果判定に有用です。CRPの高値は炎症や組織傷害時に認められ、感染症（細菌性）、悪性腫瘍、自己免疫疾患、急性心筋梗塞、外傷および手術後などで高値を示します。特に、細菌感染症患者においてCRPは20mg/dL以上を示します（ウイルス性感染症では、CRP上昇は軽度にとどまることが多い）。

高 （hsCRP）

CRPの基準範囲以下、すなわち炎症や組織傷害がないと考えられてきた0.3mg/dL以下においても、測定精度が大幅に向上した高感度CRP測定系を用いることにより、従来法では捉えることができなかったわずかな炎症が検出可能となりました。

動脈硬化巣（粥腫・プラーク）では、マクロファージだけでなく、好中球やリンパ球の浸潤がみられることから炎症が強く関与していると考えられ[2]、hsCRPで検出される比較的低いレベルでのCRP濃度（0.2mg/dL程度）が注目されています。

しかし、前述のようにCRPには疾患特異性がないため、1回の測定での判断は困難であり、判断には注意を要します。

（北川）

検査値の読み方ポイント

CRPとプロカルシトニン（PCT）についてあわせて解説します〈検査値17、検査値18〉。

❶ CRPは"見かけ上"の低値に注意

CRPやPCTの値ばかりを気にして細菌性感染症の診断や治療評価をする医師がいますが、筆者はその考えには反対です。なぜなら、CRPでもPCTでも、「上昇＝細菌性感染症」「低値＝細菌感染症なし」とは必ずしも言えないからです。

マクロファージが炎症により活性化されると、IL-6などのサイトカインを放出します。これらのサイトカインによって肝臓でCRPが産生されます。そのためマクロファージの数が減少していたり、肝臓の機能が悪い場合には、CRPは上昇しない可能性があります。免疫機能が低下している高齢者や、好中球減少症、ステロイド使用中、肝機能が低下している患者では、見かけ上CRPが低く出る場合があります。

反対に、CRPがとても高い場合には、「"ひょっとしたら"細菌感染症があるのかも」という程度に備えることが大切です。細菌感染症ではなく膠原病や血管炎があるためにCRPが上昇している可能性もあります。

小児科医はCRPやWBCの値を重視することがよくあります。免疫機能が活発な小児ではこれらの検査値は成人に比べて細菌感染症を強く示唆するのかもしれません。しかし成人では、CRPが低いからといって"重篤な細菌感染症がない"と判断することはきわめて危険です。私の個人的体験でも、CRP陰性の敗血症患者は何人もいました。

❷ PCTも読み方に注意

PCT〈検査値18〉は、CRPよりも、より細菌感染症を示唆するようではありますが、やはり同様に、必ずしも細菌感染症だけで上昇することはないので注意が必要です。

これらの値の解釈には、検査結果だけではなく、患者の病歴や症状、バイタルサイン、身体所見による評価が検査値以上に大切であることは言うまでもありません。

（山中）

治療の進み方ポイント

CRPが高いときは、細菌感染症の可能性があるかどうかをすぐに評価します。

CRPが低くても細菌感染症の可能性が高ければ血液培養や尿培養などを行い、感染臓器と起因菌を推定して有効な抗菌薬を投与します。

標準的な治療期間、抗菌薬を投与すれば、CRPが陰性化しなくても抗菌薬は中止して大丈夫です。私たちは検査値を直すのではなく、患者を治すのです。

（山中）

〈引用文献（北川）〉
1. Ridker PM. High-sensitivity C-reactive protein: potential adjunct for global risk assessment in the primary prevention of cardiovascular disease. Circulation 2001;103(13):1813-1818.
2. Libby P, Ridker PM, Maseri A. Inflammation and Atherosclerosis. Circulation 2002;105:1135-1143.

生化学検査

検査値 18 プロカルシトニン PCT（procalcitonin）

北川文彦

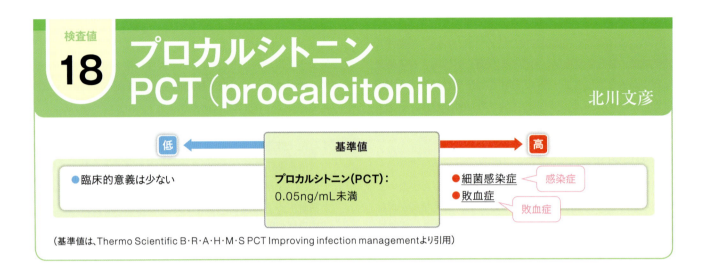

（基準値は、Thermo Scientific B・R・A・H・M・S PCT Improving infection managementより引用）

何を見る検査？

プロカルシトニン（PCT）は、カルシウム調節ホルモンであるカルシトニンの前駆物質です。健常人ではプロカルシトニンはわずかしか血中に存在しませんが、細菌、寄生虫、真菌感染症、特に敗血症ではプロカルシトニン濃度が著しく増加します。

よってPCTは**細菌感染症のマーカー（指標）**として用いられます。従来用いられてきた感染症や炎症のマーカー（CRPなど）と比較して細菌感染に対する特異性が高く、またその重症度を反映します[1]。

異常値はなぜ起こる？

高

細菌感染症では、菌体や産生される毒素の作用により、炎症性サイトカイン（TNF-α）が産生され、その刺激により全身の臓器でプロカルシトニンが産生されるため、血中濃度が上昇します。

一方、ウイルス感染症では、ウイルス感染時に増加するインターフェロンγがプロカルシトニン産生抑制に働くことが知られており、血中濃度は上昇しません。ただし強い炎症を

表1 鑑別が必要となる疾患および病態

- 重症外傷
- 重度熱傷
- 外科的侵襲
- 多臓器不全
- 急性川崎病
- ホルモン産生腫瘍（髄様甲状腺がん、肺小細胞がん）など

PCTが擬陽性*として現れやすい疾患。検査値を疑い、臨床症状とあわせて検討される

表2 PCTとCRPの比較

		PCT	CRP
分子量		約13kDa	約105kDa
産生刺激		細菌感染、炎症性サイトカイン、エンドトキシンなど	IL-6
感染後（刺激後）の反応時間		約2〜3時間	約6時間
産生部位		全身臓器	肝臓
半減期		20〜24時間	4〜6時間
基準値	敗血症（細菌性）鑑別診断	0.5ng/mL	0.3mg/dL
	敗血症（細菌性）重症度判定	2.0ng/mL	

*【擬陽性】＝PCTは"細菌感染"のマーカーであるが、炎症の程度が強い場合には"細菌感染"を認めなくても、高値を示すことがある。

認める場合には細菌感染がなくてもPCTの上昇を認めるため、鑑別が重要です。また、局所感染（限局性感染症）などではプロカルシトニン濃度が低い場合があるため、PCTが低値であっても細菌感染を否定できない場合もあります。鑑別が必要となる疾患および病態を**表1**に示します。

PCTは、TNF-αなどの炎症性サイトカインの上昇後、**感染症発症早期（約2～3時間）から上昇**を認め（**表2**）、炎症の指標であるC反応性タンパク（CRP）よりも血中濃度の早い立ち上がりを示します[2]。また、治療に対する反応が迅速であることから、**治療効果の評価**にも有用です。

さらに、PCTは感染症患者の重症度とも相関して上昇することから、**敗血症重症度評価**の指標（**図1**）としても用いられます。

PCTの「読み方ポイント」はp.155に示しました。　（山中）

図1　プロカルシトニン（PCT）濃度と敗血症の病態

PCT (ng/mL)	病態	評価
>10	敗血症ショック	経時的にPCTを再評価。重症敗血症の可能性がある。敗血症ショックの可能性が高い ＊上記以外の病態の可能性は低い
10	重症敗血症	敗血症の可能性が高い。重症敗血症のハイリスクである
2	敗血症	6～24時間後に再評価。敗血症の可能性あり ＊手術、熱傷等、敗血症以外での上昇の可能性あり
0.5	局所感染	敗血症は否定的であるが局所感染の可能性あり ＊敗血症発症6時間以内では上昇していない可能性あり
<0.05	健常人	

〈引用文献〉
1. Assicot M, Gendrel D, Carsin H, et al. High serum procalcitonin concentrations in patients with sepsis and infection. *Lancet* 1993;341(8844):515-518.
2. Nylén ES, Alarifi AA. Humoral markers of severity and prognosis of critical illness. *Best Pract Res Clin Endocrinol Metab* 2001;15(4):553-573.

Column

微生物検査とPCT

　集中治療室における死亡の最大原因は「敗血症」であると言われます。そのため、感染症に対する治療戦略の判断が患者の予後に大きく影響します。細菌感染症の鑑別には微生物培養検査（血液培養検査など）が行われていますが、微生物培養検査は結果報告までの時間がかかるため感染症に対する治療が遅れる可能性があります。

　一方、PCTは結果報告までの時間が短いため、一刻を争う感染症治療にとって有用な検査といえます。しかし、PCTは細菌感染以外でも上昇することがあるため、判断には注意が必要です。　（北川文彦）

◯ 生化学検査

検査値 19

クレアチンキナーゼMB
CK-MB（creatine kinase isozyme MB）

北川文彦、山中克郎

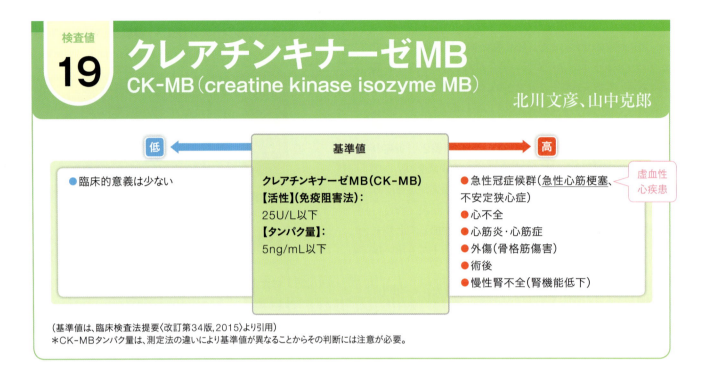

低 ← 基準値 → 高

● 臨床的意義は少ない

クレアチンキナーゼMB（CK-MB）
【活性】（免疫阻害法）：
25U/L以下
【タンパク量】：
5ng/mL以下

● 急性冠症候群（急性心筋梗塞、不安定狭心症）　虚血性心疾患
● 心不全
● 心筋炎・心筋症
● 外傷（骨格筋傷害）
● 術後
● 慢性腎不全（腎機能低下）

（基準値は、臨床検査法提要〈改訂第34版、2015〉より引用）
＊CK-MBタンパク量は、測定法の違いにより基準値が異なることからその判断には注意が必要。

何を見る検査？

クレアチンキナーゼ（creatine kinase：CK）はクレアチンのリン酸化を触媒する酵素です。このCKには「B（brain）」と「M（muscle）」の2種のサブユニットが存在することから、その結合様式により、「CK-BB」「CK-MB」「CK-MM」という3つのアイソザイム（酵素の作用は同じであるが、タンパク質としては異なる酵素のタイプ）が存在しています。

CK-BBは脳、平滑筋に、CK-MBは心筋に、CK-MMは主として骨格筋に多く存在しており（**図1**）、なかでもCK-MBは比較的心筋特異性が高いことから、**急性心筋梗塞の診断**に広く用いられています。 （北川）

異常値はなぜ起こる？

高

CK-MBは心筋細胞質に存在するため、**心筋傷害時**に心筋内微小循環、リンパ循環を介して血中に出現し、CK-MB高

図1　CKアイソザイムと関連する疾患

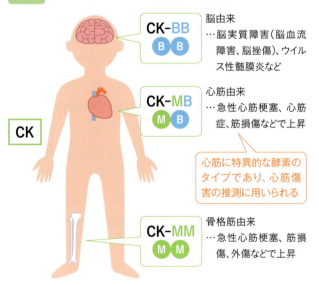

CK-BB（B B）脳由来…脳実質障害（脳血流障害、脳挫傷）、ウイルス性髄膜炎など

CK-MB（M B）心筋由来…急性心筋梗塞、心筋症、筋損傷などで上昇

心筋に特異的な酵素のタイプであり、心筋傷害の推測に用いられる

CK-MM（M M）骨格筋由来…急性心筋梗塞、筋損傷、外傷などで上昇

値として検出されます。

ただし、急性心筋梗塞発症4時間以内でのCK-MBの陽性率は低いため、経時的に採血を行い評価する必要があります。CK-MBは急性心筋梗塞発症後10～24時間でピークを迎え、異常値は3～5日持続します。

また、心筋傷害時に血中へ逸脱するクレアチンキナーゼ(CK)遊出量およびCK-MB遊出量は心筋梗塞時の**梗塞心筋重量と比例**することが報告されており、梗塞量の推定に用いられます[1,2]。

注意点として、CK-MBは心筋特異性が高いとされますが、骨格筋にも存在し、外傷、骨格筋傷害、各種筋疾患においても異常値を示すことから、判断には注意を要します。(北川)

検査値の読み方ポイント

CK-MB、TnT、TnI、H-FABP、BNP、NT-proBNPについてあわせて解説します〈検査値19〜検査値22〉。

❶ 心筋梗塞の診断

CK-MB〈検査値19〉は心筋梗塞発症後4〜8時間で上昇し、ピークは10〜24時間後です。腎臓から排泄されるため、**3〜5日以内には陰性**となります。なお1回の測定での特異度は88%と高くないので、何回か計測する必要があります。さらに発症後24時間を経過すると感度は55%に下がります(「感度」「特異度」については、p.12 **COLUMN**参照)。

TnT〈検査値20〉は、CK-MBより特異度が高いです(特異度97%)。感度は、心筋梗塞後最初の6時間では50%、9〜12時間後には95%に達し、**7〜10日間陽性が続き**ます。心筋障害の診断にはきわめて有効ですが、初回検査で陰性であれば、4〜6時間後に再検査の必要があります。

このCK-MBとTnTの半減期の違いを考慮して、心筋梗塞の発症時期を推定することができます。すなわち、CK-MBが陰性で、TnTが陽性であれば、その心筋傷害は3日以上経過している可能性を示唆します。

H-FABP〈検査値21〉は、より早い段階に陽性となるので、**心筋梗塞の早期の診断**に有用であることがあります。

心筋梗塞の診断には、以下の3つの重要な要素があります。
1) 典型的な症状:前胸部の締めつけられるような痛みが30分以上続くこと
2) 心電図でST上昇があること
3) 心筋マーカーが陽性となること

これら3つのうち2つがあれば、心筋梗塞の診断となります。すなわち「典型的な症状」と「心電図でのST上昇」があれば、心筋マーカーの結果を待つことなく、心筋梗塞と診断し循環器科医を呼ぶ必要があります。ときに心筋梗塞の診断がついているのに心筋マーカーの結果を待って循環器科へのコールが遅れることが見られるので、注意が必要です。

❷ 心不全の診断

BNPとNT-proBNP〈検査値22〉の両者は、ほぼ同様に用いられます。これらは心室負荷と心室容量の増加に反応し、**主に心室から分泌されるホルモン**であり、心不全の診断に有用です。NT-proBNPが300pg/mL以下であれば、98%の陰性的中率で心不全は否定できます。

しかしこの値だけから心不全があるかないかを判定することは難しいケースがあります。**左心不全**を疑う場合は「運動時の息苦しさ」「夜間発作性の呼吸困難」「低酸素血症」という症状がないか、**右心不全**を疑う場合は「頸静脈の怒張」「肝腫大」「下腿の浮腫」がないかを確認しなければなりません。また、心音では第Ⅲ音(SⅢ)が聴取されます。 (山中)

治療の進み方ポイント

心筋梗塞の治療は、一刻も早く循環器内科医に連絡することです。心電図モニタを装着して、心室頻拍(VT)などの重篤な不整脈に備えなければなりません。**除細動器**をいつでも使えるよう準備しましょう。

すべての患者に、**MONA**(モルヒネ〈M〉、酸素投与〈O〉、ニトロ〈N〉、アスピリン〈A〉)の投与が必要です。また急性心不全の治療は、**LMNOP**(ラシックス®〈L〉、モルヒネ〈M〉、ニトロ〈N〉、酸素投与〈O〉、起座位・ポジション〈P〉)です。 (山中)

〈引用文献(北川)〉
1. Shell WE, Kjekshus JK, Sobel BE. Quantitative assessment of the extent of myocardial infarction in the conscious dog by means of analysis of serial changes in serum creatine phosphokinase activity. J Clin Invest 1971;50(12):2614-2625.
2. Hackel DB, Reimer KA, Ideker RE, et al. Comparison of enzymatic and anatomic estimates of myocardial infarct size in man. Circulation 1984;70(5):824-835.

〈参考文献(北川)〉
1. Neumeier D, Prellwitz W, Würzburg U, et al. Determination of creatine kinase isoenzyme MB activity in serum using immunological inhibition of creatine kinase M subunit activity. Activity kinetics and diagnostic significance in mycardial infarction. Clin Chim Acta 1976;73(3):445-451.
2. Piran U, Kohn DW, Uretsky LS, et al. Immunochemiluminometric assay of creatine kinase MB with a monoclonal antibody to the MB isoenzyme. Clin Chem 1987;33(9):1517-1520.

生化学検査

検査値 20 心筋トロポニンT、心筋トロポニンI
TnT(cardiac troponin T)、TnI(cardiac troponin I)

北川文彦

低 ← 基準値 → 高

基準値

心筋トロポニン(TnT):
定量法:<0.014ng/mL(ロシュ)
定性法:陰性[≦0.1ng/mL](ロシュ)

心筋トロポニン(TnI*):
一例
≦0.04 ng/mL(シーメンス)
≦0.028ng/mL(アボット)
≦0.029ng/mL(三菱化学メディエンス)
≦0.06 ng/mL(トーソー)
≦0.034ng/mL(オーソ)
≦0.023ng/mL(ラジオメーター)
など

- 臨床的意義は少ない

〈急性の心筋傷害〉
- 急性冠症候群(急性心筋梗塞、不安定狭心症) ← 虚血性心疾患

〈潜在性および微小心筋傷害〉
- 心不全
- 高血圧
- 心筋炎
- 心筋症
- 弁膜症
- 慢性腎不全(腎機能低下)

(基準値は、Clinical Chemistry 2009;55(7)[1]および、急性冠症候群の診療に関するガイドライン(2007年改訂版)[2]より引用)
*TnI測定系は複数メーカーから提供されるため、測定法の違いにより診断基準値(カットオフ値)が異なることからその判断には注意が必要。

何を見る検査?

トロポニン複合体は筋原線維の細いフィラメントに存在するタンパク質で、「トロポニンT(TnT)」「トロポニンI(TnI)」「トロポニンC」の3つのサブユニットから構成されます。

なかでもTnTとTnIは、心筋型と骨格筋型のアイソフォームがそれぞれ異なり、両者に交差反応を認めないため、心筋特異性はきわめて高いとされます。外傷などの骨格筋傷害にも擬陽性を示さないため、**TnT、TnIが血中に検出されれば、心筋傷害が存在する**と考えられます。よって**急性心筋梗塞の診断**に有用です。

近年臨床応用された高感度のトロポニン測定系は、急性心筋梗塞の早期診断だけでなく[3]、**心不全の重症度および予後評価**[4,5]にも有用性が示されています。

異常値はなぜ起こる?

高

心筋トロポニンは、急性冠症候群の発症3〜4時間で異常値を示します。血中濃度のピークはTnTが12〜18時間、TnIが10〜16時間であり(図1)、異常値はそれぞれ7〜10日間持続します[6]。

また、心筋トロポニンは、高い心筋特異性を有し、心筋傷害時の異常値を示す期間が長いので、従来の生化学マーカー(CK-MBなど)では検出できなかった**急性冠症候群患者の微小心筋傷害**や、**心不全患者および慢性透析患者の潜在性心筋傷害**を検出することができます[7]。

しかし、発症早期の急性心筋梗塞症例では心筋トロポニン

が異常値を示さないことがあるため、発症6時間以内の症例で陰性の場合、発症6時間以降で再測定することが示されています[8]。

また、欧州心臓病学会（European Society of Cardiology：ESC）から提唱されているガイドラインでは、ST非上昇型心筋梗塞の診断において、高感度トロポニンの3時間後の再測定による"変化率"を用いた早期診断における有用性が示されています[9]。

トロポニン値解釈の注意点

心筋トロポニン値解釈にはいくつかの注意点が存在します。
①発症早期の急性心筋梗塞症例では心筋トロポニンが異常値を示さないことがあります。
②トロポニンの高感度測定系が臨床応用されたことにより、急性心筋梗塞以外の疾患で心筋の傷害を認める場合（心不全や心筋炎など）、また腎機能障害（腎機能低下、慢性透析など）においても異常値を示すことがあります。
③TnT測定方法は1種類ですが、TnI測定試薬は複数メーカーから提供されており、メーカーの違いにより診断基準値が異なるため、基準値の確認が必要です。

心筋トロポニンは急性心筋梗塞の診断に有用ですが、心筋梗塞以外の心筋傷害でも異常値を認めるため、急性心筋梗塞以外の病態による心筋傷害との鑑別が重要です。

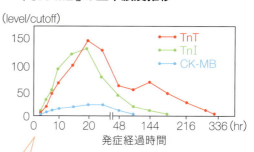

図1　急性心筋梗塞患者における「TnT」「TnI」「CK-MB」の血中濃度推移

血中濃度のピークはTnTが12〜18時間、TnIが10〜16時間。心筋の傷害を早期に示すマーカーとして用いられる

注意!
急性冠症候群（急性心筋梗塞、不安定狭心症）発症早期に異常値を示さないことがあるため、「発症から6時間以降」での再測定が望まれる

〈引用文献〉
1. Apples FS. A new season for cardiac troponin assays：it's time to keep a scorecard. Clin Chem 2009；55(7)：1303-1306.
2. 急性冠症候群の診療に関するガイドライン（2007年改訂版）．循環器病の診断と治療に関するガイドライン（2006年度合同研究班報告）．
   http://www.j-circ.or.jp/guideline/pdf/JCS2007_yamaguchi_h.pdf（2016.1.18アクセス）
3. Reichlin T, Hochholzer W, Bassetti S, et al. Early diagnosis of myocardial infarction with sensitive cardiac troponin assays. N Engl J Med 2009；361(9)：858-867.
4. Latini R, Masson S, Anand IS, et al. Prognostic value of very low plasma concentrations of troponin T in patients with stable chronic heart failure. Circulation 2007；116(11)：1242-1249.
5. 慢性心不全治療ガイドライン（2010年改訂版）．循環器病の診断と治療に関するガイドライン（2009年度合同研究班報告）．
   http://www.j-circ.or.jp/guideline/pdf/JCS2010_matsuzaki_h.pdf（2016.1.18アクセス）
6. 石井潤一，北川文彦：トロポニンI定量．清野精彦 編，心筋傷害と心筋/血管マーカー 心筋梗塞再定義（ESC/ACC）に基づく迅速生化学診断，メジカルビュー社，東京，2002：114-119.
7. Ishii J, Cui W, Kitagawa F, et al. Prognostic value of combination of cardiac troponin T and B-type natriuretic peptide after initiation of treatment in patients with chronic heart failure. Clin Chem 2003；49(12)：2020-2026.
8. 非ST上昇型急性冠症候群の診療に関するガイドライン（2012年改訂版）．循環器病の診断と治療に関するガイドライン（2011年度合同研究班報告）．
   http://www.j-circ.or.jp/guideline/pdf/JCS2012_kimura_d.pdf（2016.1.18アクセス）
9. Hamm CW, Bassand JP, Agewall S, et al. ESC Guidelines for the management of acute coronary syndromes in patients presenting without persistent ST-segment elevation：The Task Force for the management of acute coronary syndromes (ACS) in patients presenting without persistents ST-segment elevation of the European Society of Cardiology (ESC). Eur Heart J 2011；32：2999-3054.

生化学検査

検査値 21 心臓由来脂肪酸結合タンパク
H-FABP (heart-type fatty acid-binding protein)

北川文彦

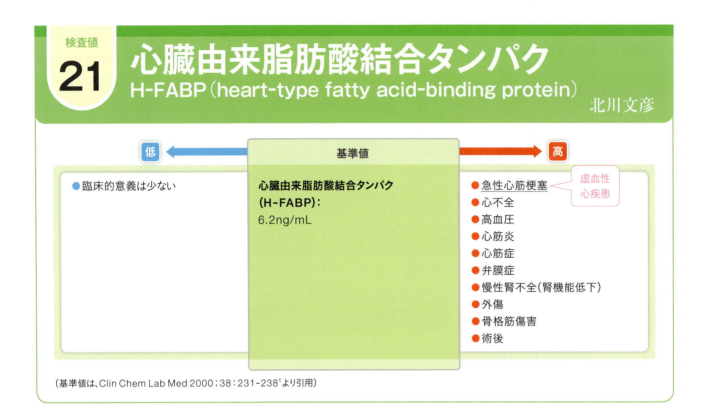

(基準値は、Clin Chem Lab Med 2000；38：231-238[1]より引用)

基準値
心臓由来脂肪酸結合タンパク
(H-FABP)：
6.2ng/mL

低：
- 臨床的意義は少ない

高：
- 急性心筋梗塞
- 心不全
- 高血圧
- 心筋炎
- 心筋症
- 弁膜症
- 慢性腎不全(腎機能低下)
- 外傷
- 骨格筋傷害
- 術後

虚血性心疾患

何を見る検査?

心臓由来脂肪酸結合タンパク(heart type fatty acid-binding protein：H-FABP)は、細胞質分画に存在する低分子可溶性タンパクです。生理的作用は、心筋細胞のエネルギー源である脂肪酸を心筋細胞内に取り込み、細胞内の脂肪酸代謝にかかわることです。

H-FABPは心筋傷害時にすみやかに血中へ逸脱するため、**急性冠症候群(acute coronary syndrome：ACS)の早期診断マーカー**として用いられています。

異常値はなぜ起こる?

高

H-FABPはミオグロビン(myoglobin：Mgb)と同様、心筋傷害時には早期に血中に出現します(**表1**)。そのため、**急性心筋梗塞発症の早期診断**に有用です[2,3]。H-FABPの細胞タンパクあたりの含有量は、骨格筋よりも心筋で有意(Mgbとの比較)に多く存在するため、Mgbよりも心筋特異性が高いと考えられます。

血中に逸脱したH-FABPは主に腎臓から排泄され、腎機能障害を認めない場合、24～36時間程度で血中から消失します。

注意点として、H-FABPは骨格筋にも存在するため、外傷、骨格筋傷害および各種筋疾患、手術後においても上昇します。また腎排泄のため、腎機能低下を認める場合や透析患者では、H-FABPの血中濃度は高値となることから、その判断には注意を要します。

表1 急性冠症候群の診断におけるMgbとH-FABPの特徴

（○：適、△：限界あり、×：不適）

発症経過時間	0〜3時間	3〜6時間	6〜12時間	24時間以上	72時間以上	心筋特異性	心筋含量：骨格筋含量（心筋含量を1とした場合の割合）
Mgb（ミオグロビン）	○	○	○	△	×	×	1：2
H-FABP（心臓由来脂肪酸結合タンパク）	○	○	○	△	×	△	1：0.1〜0.2

（文献4より引用）

> Mgb（ミオグロビン）よりも心筋に対する特異性が高いと考えられる

〈引用文献〉
1. Okamoto F, Sohmiya K, Ohkaru Y, et al.: Human heart-type cytoplasmic fatty acid-binding protein (H-FABP) for the diagnosis of acute myocardial infarction, clinical evaluation of H-FABP in comparison with myoglobin and creatine kinase isoenzyme MB. Clin Chem Lab Med 2000；38(3)：231-238.
2. Ishii J, Wang J, Naruse H, et al. Serum concentrations of myoglobin vs human heart-type cytoplasmic fatty acid-binding protein in early detection of acute myocardial infarction. Clin Chem 1997；43(8 Pt 1)：1372-1378.
3. Ishii J, Ozaki Y, Lu J, et al. Prognostic value of serum concentration of heart-type fatty acid-binding protein relative to cardiac troponin T on admission in the early hours of acute coronary syndrome. Clin Chem 2005；51(18)：1397-1404.
4. 北川文彦, 久野貴弘, 石川隆志, 他：心筋壊死を反映する中期・晩期マーカー. 特集 心筋バイオマーカー, メディカル・テクノロジー 2008；36(4)：362-366.

〈参考文献〉
1. Ishii J, Nagamura Y, Nomura M, et al. Early detection of successful coronary reperfusion based on serum concentration of human heart-type cytoplasmic fatty acid-binding protein. Clin Chim Acta 1997；262(1-2)：13-27.

Column

診断感度、診断特異度って何？ (p.12 コラム参照)

　p.12のコラムでも山中先生が解説されていますが、臨床検査でよく耳にする「感度・特異度」というのがわからない人も多いと思います。

　急性心筋梗塞を例にして説明してみましょう。「感度」とは、疾患のある人の中で、検査結果が陽性であった人の割合であり、「特異度」とは疾患のない人の中で検査結果が陰性であった人の割合です。

　例えば、急性心筋梗塞と診断された人の中で、心筋由来脂肪酸結合タンパクが陽性であった割合が「感度」であり、急性心筋梗塞ではないと診断された人の中で、心筋由来脂肪酸結合タンパクが陰性であった割合が「特異度」となります。

　つまり、診断感度が高い検査が陽性を示す場合、疾患を発症している可能性が高いといえます。そのため、診断感度が高く、診断特異度が高い検査ほど有用であるといえます。

（北川文彦）

○ 生化学検査

# 検査値 22 B型ナトリウム利尿ペプチド、N末端プロBNP
BNP(B-type natriuretic peptide)、NT-proBNP(N terminal pro BNP)

北川文彦

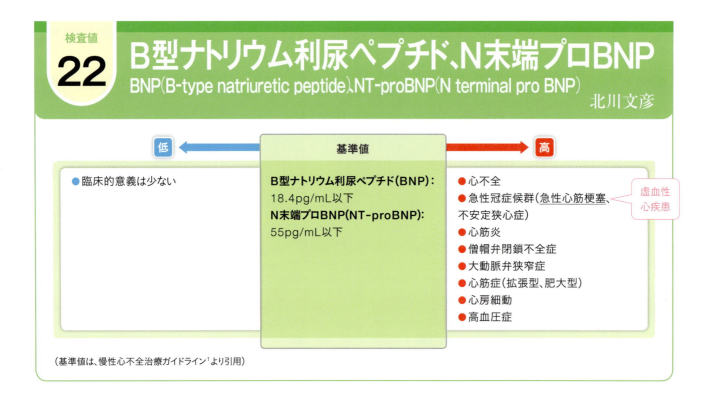

基準値
B型ナトリウム利尿ペプチド(BNP):
18.4pg/mL以下
N末端プロBNP(NT-proBNP):
55pg/mL以下

低
● 臨床的意義は少ない

高
● 心不全
● 急性冠症候群(急性心筋梗塞、不安定狭心症) — 虚血性心疾患
● 心筋炎
● 僧帽弁閉鎖不全症
● 大動脈弁狭窄症
● 心筋症(拡張型、肥大型)
● 心房細動
● 高血圧症

(基準値は、慢性心不全治療ガイドライン[1]より引用)

何を見る検査？

　ナトリウム利尿ペプチドファミリーは、分子内に類似の環状構造を有する3種のペプチド、「A型ナトリウム利尿ペプチド(ANP)」「B型ナトリウム利尿ペプチド(BNP)」「C型ナトリウム利尿ペプチド(CNP)」から成ります。

　このうちBNPおよびN末端プロBNP(NT-proBNP)は、**心不全の診断および重症度評価**に有用とされ、診断・評価のための検査として有用であることがガイドラインに明示されています[1,2]。

　また、**虚血性心疾患(急性冠症候群：ACS)** においても、発症早期から血中濃度が上昇し、**予後の評価**に有用であることが報告されています[3,4]。

　BNPはナトリウム利尿活性や血管拡張作用、および神経体液性因子抑制などのホルモン活性を有する活性型ですが、NT-proBNPはホルモン活性のない不活性型です。ほかにも両者には**表1**のような違いが認められます。

異常値はなぜ起こる？

高

　心室への負荷によりBNP、NT-proBNPの分泌が亢進し、血中濃度が上昇します。

　BNPおよびNT-proBNPは、心不全の診断および重症度評価に用いられますが、ACSにおいても発症早期から血中濃度が上昇します。

　ACSにおけるBNPおよびNT-proBNP上昇のメカニズムは、**心筋虚血ストレス**および**虚血に伴う左室拡張末期圧上昇**であることから、心筋ストレスマーカーと考えられています。また、BNPおよびNT-proBNP濃度は、心不全・ACSの重症度評価だけでなく、治療効果の判定や、予後の評価にも有用性が報告されています[5]。

　なお、心筋へのストレス以外にも、腎機能低下に伴い血中濃度が上昇するため、腎機能低下症例や透析患者では判断に注意を要します。また、高齢者でもBNPおよびNT-proBNP

の血中濃度は上昇します。

検体採取時の注意点は？

測定用検体の取り扱いはBNPとNT-proBNPで異なることに注意が必要です。

特にBNPはEDTA添加採血管で採血後、すみやかに遠心分離を行う必要性があり、**採取後の全血放置によりBNP濃度は低下**します。

一方、NT-proBNPは血清、血漿（EDTA、ヘパリン）いずれの検体でも測定可能であり、採取後の安定性も高いです。

〈引用文献〉
1. 慢性心不全治療ガイドライン（2010年改訂版）．循環器病の診断と治療に関するガイドライン（2009年度合同研究班報告）．
http://www.j-circ.or.jp/guideline/pdf/JCS2010_matsuzaki_h.pdf（2016.1.18アクセス）
2. 急性心不全治療ガイドライン（2011年改訂版）．循環器病の診断と治療に関するガイドライン（2010年度合同研究班報告）．
http://www.j-circ.or.jp/guideline/pdf/JCS2011_izumi_h.pdf（2016.1.18アクセス）
3. Morrow DA, de Lemos JA, Sabatine MS, et al. Evaluation of B-type natriuretic peptide for risk assessment in unstable angina/non-ST-elevation myocardial infarction: B-type natriuretic peptide and prognosis in TACTICS-TIMI 18. *J Am Coll Cardiol* 2003 ; 41(10) : 1264-1272.

表1 BNPとNT-proBNPの違い

	BNP（B型ナトリウム利尿ペプチド）	NT-proBNP（N末端プロBNP）
分子量	約3,500	約8,500
ホルモン活性	あり	なし
半減期	約20分	約120分
クリアランス	NPR*1-A、NPR-C、NEP*2、腎臓	腎臓
測定検体	EDTA加血漿	血清／ヘパリン加／EDTA加血漿
基準値	18.4pg/mL	55pg/mL

*1 NPR：natriutic peptide receptor：ナトリウム利尿ペプチド受容体。
*2 NEP：neutral endopeptidases：タンパク分解酵素。

4. Heeschen C, Hamm CW, Mitrovic V, et al. Platelet Receptor Inhibition in Ischemic Syndrome Management (PRISM) Investigators. N-terminal pro-B-type natriuretic peptide levels for dynamic risk stratification of patients with acute coronary syndromes. *Circulation* 2004 ; 110(20) : 3206-3212.
5. Ishii J, Cui W, Kitagawa F, et al. Prognostic value of combination of cardiac troponin T and B-Type natriuretic peptide after initiation of treatment in patients with chronic heart failure. *Clin Chem* 2003 ; 49(12) : 2020-2026.

生化学検査

検査値 23 血糖値（グルコース） GLU（glucose）

大澤道子、山中克郎

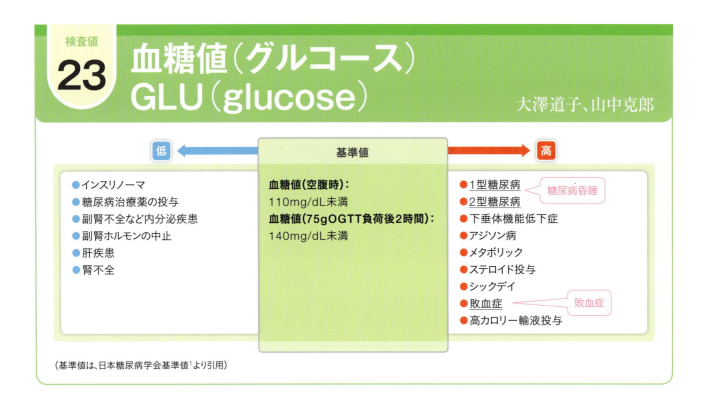

低
- インスリノーマ
- 糖尿病治療薬の投与
- 副腎不全など内分泌疾患
- 副腎ホルモンの中止
- 肝疾患
- 腎不全

基準値
血糖値（空腹時）：110mg/dL未満
血糖値（75gOGTT負荷後2時間）：140mg/dL未満

高
- 1型糖尿病 ← 糖尿病昏睡
- 2型糖尿病
- 下垂体機能低下症
- アジソン病
- メタボリック
- ステロイド投与
- シックデイ
- 敗血症 ← 敗血症
- 高カロリー輸液投与

（基準値は、日本糖尿病学会基準値[1]より引用）

何を見る検査？

血糖値は、血液中のブドウ糖の濃度を見る検査です。

ヒトは太古の昔、長い飢餓状態を経験していました。そのため"低血糖を回避する"ための複数の機能が備わり進化してきたのが今の私たちです。この血糖値を上げる複数のホルモンと、唯一血糖値を下げる働きのあるインスリンの相互作用により、血糖値はほぼ一定に保たれています。

血糖値の変動は、これらのホルモン異常や作用不全により起こることがほとんどです（図1）。　　　　　　　（大澤）

異常値はなぜ起こる？

血糖値を解釈するときにまず注意しなければいけないのは、1日のうちの「いつ」「どのようなとき」に採血されたかを知っておくことです。

血糖値を変動させる要因として、食事や運動量、薬の状況

図1　血糖値変動の原因

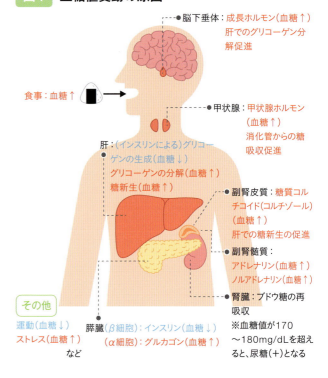

図2　空腹時血糖値注1および75gOGTTによる判定区分と判定基準

血糖値（静脈血漿値）	血糖測定時間		判定区分
	空腹時	負荷後2時間	
	126mg/dL以上	または　200mg/dL以上	糖尿病型
	糖尿病型にも正常型にも属さないもの		境界型
	110mg/dL未満	および　140mg/dL未満	正常型注2)

注1）血糖値は、特に記載のない場合には静脈血漿値を示す。
注2）正常型であっても1時間値が180mg/dL以上の場合は180mg/dL未満のものに比べて糖尿病に悪化する危険が高いので、境界型に準じた取り扱い（経過観察など）が必要である。また、空腹時血糖値が100～109mg/dLは正常域ではあるが、「正常高値」とする。この集団は糖尿病への移行やOGTT時の耐糖能障害の程度からみて多様な集団であるため、OGTTを行うことが勧められる。
注3）妊娠中の糖代謝異常と診断基準（平成27年8月1日改訂）は、日本糖尿病・妊娠学会または日本糖尿病学会のホームページで確認してください。
（文献1より引用）

を把握しておくことは重要です。そのうえでデータの変動を評価します。

日本糖尿病学会における血糖値の判定区分・基準を図2に示します。

低

血糖値は低血糖にならないようコントロールされています。何らかの理由で低血糖になると、血糖を上昇させるホルモンが分泌されはじめ、それが低血糖症状の引き金になります。

例えばインスリンの過剰（**インスリノーマ*1**、**糖尿病治療薬の投与**などによる）、血糖上昇ホルモンの作用不足（**副腎不全などの内分泌疾患**、**副腎ホルモンの中止**などによる）、ブドウ糖の生成不良（**肝疾患**などによる糖新生やグリコーゲン産生の抑制）、ブドウ糖の消失（**腎不全**などにより、腎排泄の増加・再吸収減少）が、低血糖の原因として考えられます。

高

高血糖のほとんどは、インスリンの作用不全（インスリン不足や、インスリン量は正常だが抵抗性がある場合など）によるもので、ブドウ糖が血液中から細胞内に取り込まれない結果、血糖値の上昇をきたします。

例えば**インスリン不足**（1型糖尿病、一部の2型糖尿病、膵臓切除など）、**インスリン抵抗性の増加**（2型糖尿病、メタボリック、ステロイド投与などによる）、**血糖上昇ホルモンの増加**（下垂体機能低下症、アジソン病*2などによる）が要因

となります。

また、急激に血糖値が上昇する原因として、シックデイ*3や高カロリー輸液があります。

シックデイでは、病気による生体へのストレスで血糖が上昇しているなか、食事がとれないときなどにインスリンを中断してしまうと、短時間で高血糖となる**糖尿病ケトアシドーシス**に注意が必要です。

また、疾患の治療において**高カロリー輸液**を用いる場合、特に全身の代謝機能が衰えている高齢者では高浸透圧高血糖症候群を起こしやすいため、頻回な血糖測定が必要です。

敗血症では、インスリンの抵抗性が増大するため高血糖となります。また、治療（ステロイド）によってもインスリン抵抗性が増大してしまいます。持続的な高血糖は、細菌と戦う力をもつ好中球という白血球の殺菌能を低下させてしまうため、血糖コントロールが重要です（まれに敗血症で低血糖になるケースもあります）。

（大澤）

検査値の読み方ポイント

血糖値、HbA1c、インスリン（IRI）、C-ペプチド濃度（CPR）、ケトン体についてあわせて解説します〈検査値23～検査値27〉。

❶糖尿病の診断

血糖値〈**検査値23**〉とHbA1c〈**検査値24**〉が診断上、最も

*1【インスリノーマ】＝インスリンが過剰に分泌される膵内分泌腫瘍。　*2【アジソン病】＝自己免疫や感染などによる慢性副腎皮質機能低下症。
*3【シックデイ】＝糖尿病患者が糖尿病以外の病気にかかり、血糖コントロールを乱しやすい状況にあること。（p.173参照）

大切な検査値です。この2つにより、糖尿病であるか、または糖尿病の疑いがあるかどうかが判断されます。

血糖値が糖尿病型とは、以下のいずれかを示す場合です。
1) 空腹時血糖が126mg/dL以上
2) 随時血糖が200mg/dL以上
3) 75gOGTT負荷検査の2時間値が200mg/dL以上

また、HbA1cにおいて糖尿病型とされるのは以下の場合です。
● NGSPで6.5%以上（JDSで6.1%以上）

この**血糖値とHbA1cの両方が糖尿病型であれば糖尿病**と診断されます。血糖値のみが糖尿病型の場合には、糖尿病の典型的な症状（多飲、多尿、体重減少）があるか、確実な糖尿病網膜症のいずれかがあれば、糖尿病と診断することができます。

なお、IRI〈検査値25〉は、注射で投与される外因性インスリンと膵臓で分泌される内因性インスリンをあわせて測定します。CPR〈検査値26〉は、内因性インスリン分泌量を示しています。

糖尿病の分類を表1に、糖尿病の3大合併症を表2に示します。

❷ 糖尿病の関連症状

糖尿病が原因で**意識障害**が起こることがあります。糖尿病ケトアシドーシス（diabetic ketoacidosis：DKA）と、高浸圧高血糖症候群（hyperosmolar hyperglycemic syndrome：HHS）が有名です（［糖尿病昏睡］p.43参照）。

糖尿病ケトアシドーシスは多くは1型糖尿病で起こり、感染や外傷によりインスリンが不足し、増加したグルカゴンのためケトンが合成されます。糖尿病ケトアシドーシスを起こす病態は「4つのI」と呼ばれ、Infection（感染）、Infarction（心筋梗塞）、Insulin（インスリンの絶対的な不足）、Infant（妊娠）です。生理食塩液の急速な補充と、即効性インスリンの投与が必要です。

一方、**高浸透圧高血糖症候群**は、通常は2型糖尿病で起こります。インスリンが相対的に欠乏するため血糖値が上昇し、尿糖による浸透圧利尿のため脱水が進行します。敗血症や心不全、腎不全の合併症があることが多く死亡率は15%です。即効型インスリンはそれほど必要となりません。生理食塩液、

表1 糖尿病の分類

1型糖尿病	●自己免疫疾患により、膵臓β細胞が破壊されるために起こる ●日本人における糖尿病の1%未満、40歳以下での発症が多い ●血中ケトンが上昇することが多い ●2型糖尿病のなかにも、しだいにβ細胞の機能が消失し、インスリン治療が必要になる場合がある（成人潜在性自己免疫性糖尿病。Latent Autoimmune Diabetes in Adults、LADA）
2型糖尿病	●原因はさまざまであるが、組織でのインスリン反応性が低下し、β細胞からのインスリン分泌が悪くなって発症する ●日本人における糖尿病の99%以上を占め、多くは40歳以上で発症 ●インスリン分泌が少しはあるので、ケトアシドーシスにはなりにくい ●高齢者では、高浸透圧高血糖症候群を引き起こすことがある
妊娠糖尿病	●妊娠のときに初めて見つかる糖尿病 ●巨大児や先天異常、子癇前駆を起こす

表2 糖尿病の3大合併症

糖尿病網膜症	●緑内障の次に多い失明の原因
糖尿病腎症	●血液透析の第1の原因
糖尿病神経障害	●多発性神経炎（手袋―靴下型のしびれ）、自律神経障害（起立性低血圧、下痢、便秘、胃麻痺、インポテンツ） ●足の裏に灼熱様の痛み（small fiber neuropathy）を起こすことが多く、治療が困難

表3　65歳以上高齢者におけるHbA1cの設定

	HbA1c
長期生存が期待される	7.0〜7.5%
10年以内の生存	7.5〜8.0%
糖尿病合併症あり	8.0〜9.0%

または1/2生理食塩液を補給することにより、血糖値はかなり下がります。

❸日常管理での血糖値、HbA1cの読み方

糖尿病治療のゴールは、HbA1c「7%以下」「空腹時血糖90〜130mg/dL」「食後2時間血糖＜180mg/dL」です。

入院患者ではできるだけ空腹時血糖を90〜130mg/dLとし、血糖が大きく変動するスライディングスケールのみでの血糖コントロールは行わず、持効型または中間型インスリンも用いるべきとされています。

65歳以上の高齢者ではHbA1cの設定は従来よりゆるやかになりつつあります。よって表3のようにしてもよいと思われます。合併症がある高齢糖尿病患者に厳しく血糖コントロールをすると、死亡率が増加します。高齢者では低血糖を起こさないことが最も重要です。

低血糖発作が起こると、発汗や動悸、意識障害や空腹感、異常行動が見られます。また、脳梗塞に似た上下肢の片麻痺を起こすことがあります。したがって、血糖測定を行わずに脳梗塞の診断をしてはいけません。

(山中)

治療の進み方ポイント

❶ビグアナイド薬、スルホニル尿素薬

世界的にはビグアナイド薬（BG薬：メトグルコ®など）の投与が基本です。

ビグアナイド薬は、肝臓による乳酸の取り込みや酸化を阻害し、肝臓の糖新生を減少させます。また、腸管からの糖吸収を抑制し、筋肉での糖の取り込みを促進します。体重減少を促進するので、肥満患者の治療に適しています。日本でも糖尿病治療の第1選択薬となりつつあります。投与中のまれな副作用として乳酸アシドーシスがあります。その症状である倦怠感、嘔気、腹痛、下痢、息苦しさに注意して観察する必要があります。

スルホニル尿素薬（SU薬：アマリール®など）は、以前はよく使用されましたが、低血糖を起こしやすく肥満を助長しやすい傾向があります。

❷DPP-4阻害薬

日本では最近、**DPP-4阻害薬**（ジャヌビア®、エクア®など）がよく使われていますが、非常に高価で、その適用と長期予後や安全性に関しては明らかでない点も多く、DPP-4阻害薬がファーストチョイスで使われる現状は世界のスタンダードな治療法とは大きくずれていると考えます。

SU薬との併用で重篤な低血糖が起こることがあります。

(山中)

〈引用文献（大澤）〉
1. 日本糖尿病学会 編：糖尿病治療ガイド2014-2015. 文光堂, 東京, 2014：18.

〈参考文献（山中）〉
1. Ismail-Beigi F. Glycemic management of type2 diabetes mellitus. *N Engl J Med* 2012；366(14)：1319-1327.

生化学検査

検査値 24 ヘモグロビンA1c HbA1c

大澤道子

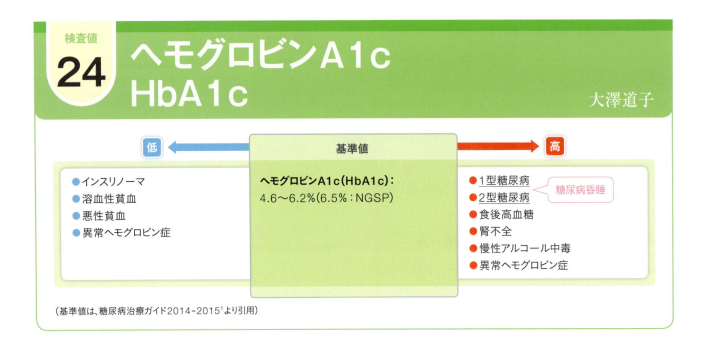

(基準値は、糖尿病治療ガイド2014-2015[1]より引用)

何を見る検査？

HbA1cとは、赤血球中のヘモグロビンという**タンパクにブドウ糖が結合（糖化）**したものです。この検査は、**すべてのヘモグロビンのうち何%が糖化されているか**を示すものです。

赤血球（ヘモグロビン）は骨髄でつくられ、血液中に出てから、脾臓で壊されるまで約120日間働き続けます。この間常に変動するブドウ糖にさらされているため、HbA1cは過去の血糖値（主に1～2か月前）を反映するといわれています。

異常値はなぜ起こる？

HbA1cの基準値と、コントロール目標値を**図1**に示します。

低

HbA1cは過去の血糖値に影響されるため、慢性的な低血糖（**インスリノーマ**などによる）では低値となります。

また血糖値とは関係なく赤血球（ヘモグロビン）の寿命にも影響されます（**溶血性貧血、悪性貧血、異常ヘモグロビン症**などによる）。長い時間ブドウ糖にさらされるほどヘモグロビンは糖化されやすくなります。つまり赤血球の寿命が短いほどHbA1cは低値となります。

なお、血糖値〈**検査値23**〉が高値であるにもかかわらずHbA1cが低値の場合、赤血球に何らかの異常があると考えられます。この場合のHbA1cは、血糖コントロールの指標にはならないため、注意が必要です。

高

慢性的な高血糖（**1型糖尿病、2型糖尿病**などによる）では、HbA1cは高値となります。

また、空腹時血糖は正常でも**食後血糖のみ高値**となる場合も、HbA1cは高値になります。なお、食後の急激な血糖上昇は血管に負荷を与え、動脈硬化のリスクを高めてしまいます。

その他、血糖値とは関係なくブドウ糖ではない"別のもの"がヘモグロビンに結合し、糖化ヘモグロビンとして測定されてしまうことがあり、この場合も高値となってしまいます（**腎不全**におけるシアン酸の結合、**慢性アルコール中毒**によるアセトアルデヒドの結合。この状態は「偽HbA1c」と呼ばれる）。

図1　HbA1c（NGSP値）の基準値とコントロール目標値

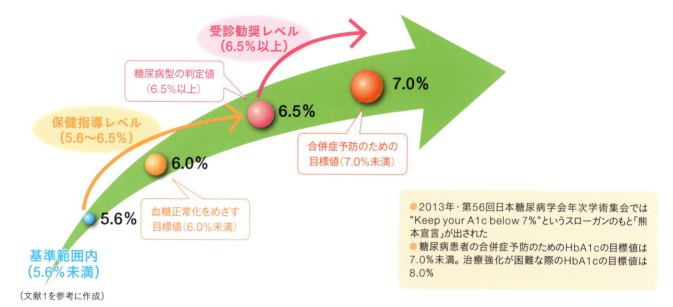

（文献1を参考に作成）

異常ヘモグロビン症の影響でHbA1cが高値となることもあります。

〈引用文献〉
1. 日本糖尿病学会 編：糖尿病治療ガイド2014-2015. 文光堂, 東京, 2014：25.

◯ 生化学検査

検査値 **25** インスリン
IRI（immunoreactive insulin）

大澤道子

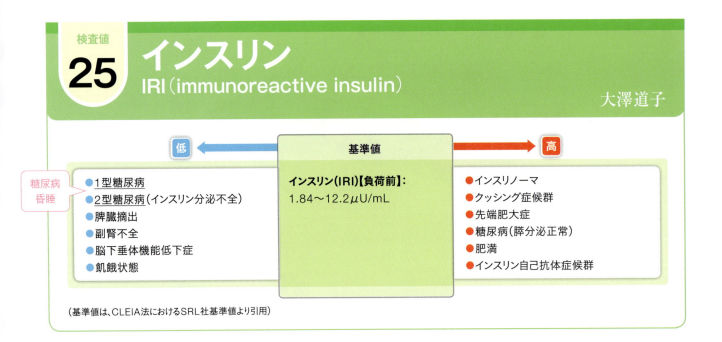

(基準値は、CLEIA法におけるSRL社基準値より引用)

何を見る検査？

インスリンは膵臓から分泌されるホルモンで、血液中のブドウ糖を筋肉や肝臓、脂肪細胞に取り込ませることにより血糖値を下げるという役割をもちます。血中インスリン検査(IRI)は、検査薬中のインスリン抗体に対する免疫活性を測定することで、血液中のインスリン濃度を評価することができます。

インスリンの分泌には「基礎分泌(24時間一定の分泌)」と「追加分泌(食後の分泌)」があります。追加分泌は、ブドウ糖の上昇(血糖値上昇)により刺激されます。この追加分泌の検査として、75gOGTT負荷検査によるインスリンインデックス(insulinogenic index：II)があります(図1)。

異常値はなぜ起こる？

低

膵臓からの分泌自体が低下するもの(1型糖尿病、インス

リン分泌不全の2型糖尿病、膵臓摘出などによる)ではIRIが低値を示します。

それ以外にも、ブドウ糖の刺激が少ない、つまり慢性的な低血糖(副腎不全、脳下垂体機能低下症、飢餓状態など)により分泌が低下していることがあります。

高

膵臓からの産生過剰(インスリノーマなどによる)、血糖増加ホルモン異常による高血糖の影響(クッシング症候群、先端肥大症などによる)、高血糖に対する反応性の上昇(膵分泌正常の糖尿病、肥満などによる)、また何らかの原因によるインスリン消失・不足による代償性の上昇(インスリン自己

図1 インスリンインデックス(II)の計算式

$$\text{インスリンインデックス} = \frac{\Delta\text{インスリン値}(30\text{分}-\text{負荷前})\mu U/mL}{\Delta\text{血糖値}(30\text{分}-\text{負荷前})mg/dL}$$

この値が低いと、「追加分泌不良」となる(糖尿病では0.4未満)

- 30分＝75gOGTT負荷検査の30分時点の数値
- 負荷前＝75gOGTT負荷検査施行前の数値

抗体症候群などによる）があります。

検体採取時の注意点は？

赤血球中にはインスリン分解酵素があり、採血不良などで**溶血**が起きるとインスリンは分解され、**偽低値**となってしまいます。

〈参考文献〉
1. SRL総合検査案内(2013.6).

Column

Sick Day（シックデイ）とは？　〜判断を誤ると一大事に！〜

　Sick Dayとは、糖尿病患者が風邪をひいたりして体調を崩し、食事ができないときをいいます。Sick Dayでは血糖変動が大きくなり、重症の場合には糖尿病ケトアシドーシス（DKA）を引き起こします。

　高血糖になる原因としてよくみられるのは、糖尿病患者自身が食事をしていないからとインスリン注射を中断してしまうケースです。Sick Dayでは食事はできていませんが、感染による炎症やストレスなどによりp.45図1、2にあるような、血糖値を上昇させるホルモンの分泌が亢進します。

　しかし、インスリンを中断しているために血糖は上昇し、反対に末梢組織はインスリン不足で糖を取り込めないために飢餓状態となります。飢餓状態を改善しようと肝臓では蓄えておいたグリコーゲンを分解し血糖をさらに上昇させると同時に、脂肪組織では脂肪を分解してエネルギー源を得ようとします。このとき、脂肪の分解産物としてケトン体が産生されますが、ケトン体は酸性物質で過剰に産生されるとアシドーシスを引き起こします。これが糖尿病ケトアシドーシスです。DKAの病態は高血糖による「脱水」とケトン体による「アシドーシス」であるため、早急に輸液とインスリン投与による治療が必要となります。

　しかし、まずはDKAを起こさないことが大切です。そのためにも糖尿病患者へのSick Dayの対応方法を日頃から指導しておくことが重要です。

（大澤道子）

◯ 生化学検査

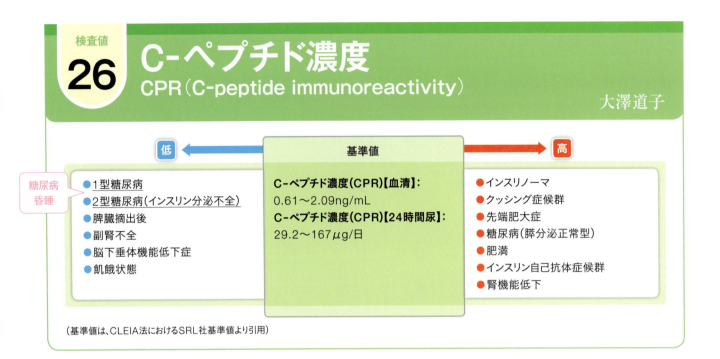

検査値 26

C-ペプチド濃度
CPR（C-peptide immunoreactivity）

大澤道子

低 ←　基準値　→ **高**

糖尿病昏睡

- 1型糖尿病
- 2型糖尿病（インスリン分泌不全）
- 膵臓摘出後
- 副腎不全
- 脳下垂体機能低下症
- 飢餓状態

C-ペプチド濃度（CPR）【血清】：
0.61〜2.09ng/mL
C-ペプチド濃度（CPR）【24時間尿】：
29.2〜167μg/日

- インスリノーマ
- クッシング症候群
- 先端肥大症
- 糖尿病（膵分泌正常型）
- 肥満
- インスリン自己抗体症候群
- 腎機能低下

（基準値は、CLEIA法におけるSRL社基準値より引用）

何を見る検査？

　膵臓で産生されるインスリンは、プロインスリンからC-ペプチドが酵素により外れたものです（図1）。インスリンとC-ペプチドは等モル分泌（1対1で分泌）されるため、C-ペプチド濃度（CPR）はインスリン分泌能の評価に利用されます。

図1　膵臓におけるプロインスリンの分解

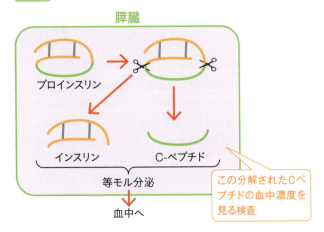

膵臓

プロインスリン → インスリン + C-ペプチド

等モル分泌

血中へ

この分解されたCペプチドの血中濃度を見る検査

　C-ペプチドは血中消失速度の速いインスリンに比べて代謝に時間がかかるため、インスリンよりも「血中濃度が保たれていること」「外因性インスリン（インスリン治療薬）の影響を受けないこと」「一部が腎臓から排泄されること（尿中C-ペプチド）」などから、インスリン以上に膵β細胞の分泌能を反映します。

異常値はなぜ起こる？

低

　膵臓からの分泌自体が低下するもの（1型糖尿病、インスリン分泌不全の2型糖尿病、膵臓摘出後などによる）以外にも、ブドウ糖の刺激が少ない、つまり慢性的な低血糖（副腎不全、脳下垂体機能低下症、飢餓状態など）により分泌が低下していることもあります。

　なお、評価基準として、空腹時における「血清C-ペプチドが0.5ng/mL以下」「尿中C-ペプチドが20μg/日以下」でインスリン分泌が高度に低下していると判断されます。

　また、CPR実測値をもとに、血糖値を用いてC-ペプチド

図2　C-ペプチドインデックス(CPI)の計算式

$$\text{C-ペプチドインデックス(CPI)} = \left(\frac{\text{血中CPR ng/mL}}{\text{血糖値 mg/dL}} \right) \times 100$$

0.8未満でインスリン治療

インデックス(CPI)として換算(図2)された値が、糖尿病の評価に用いられることもあります。

高

膵臓からの産生過剰(**インスリノーマ**などによる)、血糖増加ホルモン異常に基づく高血糖の影響(**クッシング症候群**＊、**先端肥大症**などによる)、高血糖に対する反応性の上昇(**膵分泌正常型の糖尿病**、**肥満**などによる)、何らかの原因によるインスリン消失・不足による上昇(**インスリン自己抗体症候群**などによる)、排泄不全による上昇があります。

なお、CPRの一部は腎臓から排泄されるため、**腎機能低下症**では排泄不全により、CPRが高値になります。

〈参考文献〉
1. SRL総合検査案内(2013.6).

＊【クッシング症候群】＝副腎皮質ステロイドホルモンの一種であるコルチゾールの過剰分泌によって起こる。満月様顔貌、中心性肥満などが見られる。

Column

糖毒性とは？　～結果の出ない辛い時期～

　糖毒性とは持続する高血糖が原因で、インスリン分泌の低下やインスリン抵抗性の増強が起こり、高血糖がさらに悪化してしまう状態です。これは「高血糖の負の連鎖」などといわれ、糖尿病の初発時や治療継続中に血糖コントロール不良となった場合によく見られます。

　負の連鎖を断ち切るために一時的にインスリンが投与されることもありますが、連鎖を断ち切れれば食事・運動が、必要であれば経口薬での治療が可能となります。

（大澤道子）

生化学検査

検査値 27 ケトン体

大澤道子

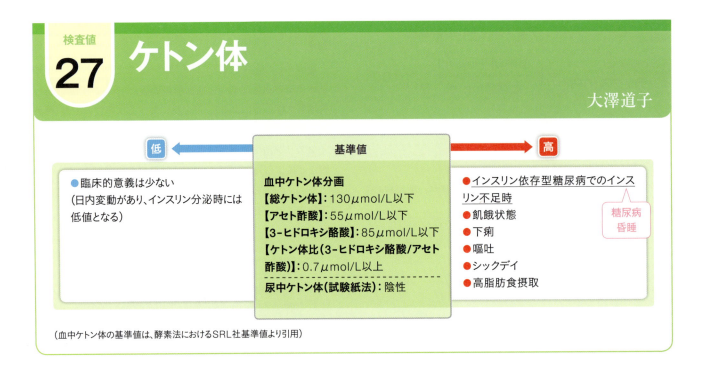

(血中ケトン体の基準値は、酵素法におけるSRL社基準値より引用)

何を見る検査?

ケトン体とは「アセト酢酸」「3-ヒドロキシ酪酸」「アセトン」の総称で、組織でのブドウ糖不足時に、肝臓で脂肪酸が分解されて生成される重要な生体エネルギー源です。

しかし組織でのケトン体の処理能力には限界があり、それを上回るケトン体が生成されると血中ケトン体が増加し、尿中ケトン体陽性となります。

また3-ヒドロキシ酪酸はほとんどが肝ミトコンドリアで生成されるため、血中ケトン体比で肝臓の予備能を評価することができます。

異常値はなぜ起こる?

高

組織でのブドウ糖不足(インスリン依存型糖尿病でのインスリン不足時、飢餓状態、下痢、嘔吐、シックデイなど)が起こると、体内ではエネルギーをつくろうと脂肪を脂肪酸に酸化します。生成された脂肪酸は肝臓でケトン体となり血中へ放出されます。

この反応が過剰状態になると血中ケトン体が増加し、尿中へも排泄されます。ケトン体は酸性物質のため血液はアシドーシスとなります。これをケトアシドーシスといいます。ケトアシドーシスは重篤な症状のため、生体では酸性に傾いた血液を呼吸によってアルカリに戻そうとするクスマウル大呼吸がみられます。

またアセトンは血中にはほとんど存在せず呼気中に排泄されるため、糖尿病ケトアシドーシスなどでは患者の呼気からは果物のような匂いがします(アセトン臭)。

検体採取時の注意点は?

ケトン体は不安定なため、血液・尿ともに採取後はただちに測定することが望ましいです。室温放置では経時的に偽低値を示します。

〈参考文献〉
1. SRL総合検査案内(2013.6).

免疫血清検査

検査値 28 リウマトイド因子
RF（rheumatoid factor）

藤田 孝

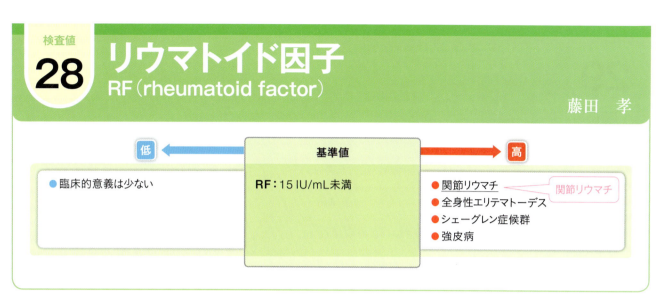

何を見る検査？

　リウマトイド因子（RF）は、哺乳動物由来IgGのFc領域の抗原決定基に対する自己抗体です。正常な免疫システムにより産生される抗体と同様、B細胞から産生されるとされています。従来は施設や測定法によりカットオフ値がばらばらでしたが、2011年に標準化され15 IU/mLと設定されました。リウマチ患者の70〜80％で陽性を示しますが、SLEなどの各種膠原病でも陽性となるため、**診断には抗CCP抗体やMMP-3、CRP、ESRなどと組み合わせて検査する必要**があります。2010年にACR/EULAR*新分類基準が発表され、このスコアリングは感度、特異度ともに高く、早期診断に有用です。

異常値はなぜ起こる？

　IgGが何らかの抗原と結合することにより、Fc部分に高次構造変化が生じ、それが異物として認識されることによりRFが産生されると考えられますが、現在のところ、詳細は不明です。

〈参考文献〉
1. 今月の特集1 関節リウマチ診療の変化に対応する. 臨床検査 2014：58(9)；997-1032.
2. 河合 忠, 屋形 稔, 伊藤喜久, 山田俊幸編：異常値の出るメカニズム 第6版. 医学書院, 東京：386-388.
3. 西﨑祐史, 渡邊千登世 編：ケアに生かす検査値ガイド. 照林社, 東京, 2011：186-187.

*【ACR/EULAR】＝American College of Rheumatology/European League Against Rheumatism

免疫血清検査

検査値 29 甲状腺刺激ホルモン(TSH)、FT₃(遊離トリヨードサイロニン)、FT₄(遊離サイロキシン)
TSH(thyroid stimulating hormone)、FT₃(free triiodothyronine)、FT₄(free thyroxin)

藤田　孝、山中克郎

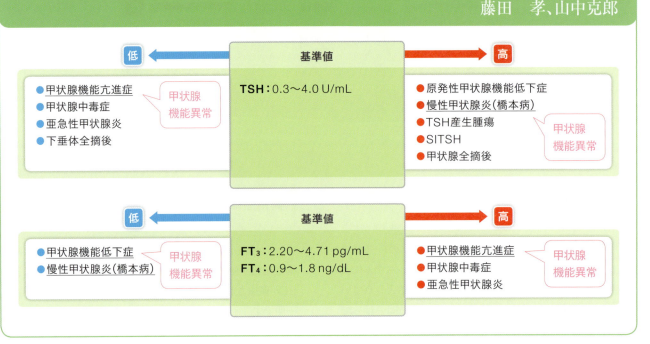

何を見る検査?

　甲状腺刺激ホルモン(TSH)は、視床下部から分泌される甲状腺刺激ホルモン放出ホルモン(TRH)による刺激により下垂体前葉から分泌されます。TSHは、甲状腺濾胞細胞表面に存在する受容体と結合し、甲状腺ホルモン(T₃やT₄)の合成・分泌を刺激し、甲状腺機能を促進します。大部分のT₃は、肝臓でT₄から脱ヨードされて産生されます。血中に分泌されたT₃、T₄は、ほとんどがサイロキシン結合グロブリン(TBG)やトランスサイレチン、アルブミンのいずれかの蛋白質と結合しますが、ごくわずかが遊離型として存在しており、この遊離型が細胞内に取り込まれることによりホルモン作用を発揮します。

　したがって、甲状腺機能を評価するためには遊離型を測定します。視床下部―下垂体前葉―甲状腺の間にはネガティブフィードバックのメカニズムが働いており、正常状態では、甲状腺ホルモンが過剰になると、TRHおよびTSH分泌が抑制され、甲状腺ホルモンが不足するとTRHおよびTSHは増加します。

(藤田)

異常値はなぜ起こる?

高 低

　甲状腺機能亢進症では、甲状腺ホルモンの過剰状態がフィードバック機構によりTSH分泌を抑制するため、FT₃、FT₄

高値、TSHが低値となります。逆に、甲状腺機能低下症では甲状腺ホルモンの分泌低下状態がフィードバック機構によりTSH分泌を促進するため、FT_3、FT_4が低値、TSHが高値となります。

高（TSH、FT_3、FT_4）

甲状腺ホルモン不応症やTSH産生腫瘍では、甲状腺ホルモンが高値を示し、本来であればフィードバック機構によりTSHは低下しなければならないところが、それを感知できなかったり、腫瘍がTSH産生刺激を続けることにより、TSHも高値を示します。つまり、TSH、FT_3、FT_4すべてが高値を示します。

低（TSH、FT_3、FT_4）

逆に、下垂体機能低下状態や下垂体全摘後では、TSH分泌を指示するホルモンが低下するため、TSHの分泌が低下し、甲状腺ホルモンの分泌も低下します。本来であれば、フィードバック機構によりTSH分泌を増やす方向に働きますが、機能低下のため分泌を増やすことができません。したがって、TSH、FT_3、FT_4ともに低値を示します。

（藤田）

検査値の読み方ポイント

FT_4正常で、TSHのみ高値の状態（潜在性甲状腺機能低下症）もあります。

（山中）

治療の進み方ポイント

①せん妄や傾眠などの中枢精神症状、②38℃以上の発熱、③130回/分以上の頻脈、④心不全症状、⑤嘔吐・下痢などの消化器症状があるときは、甲状腺クリーゼを疑います。致死率が高い（11％）ので、ICUでの全身管理、補液、ステロイド、βブロッカー、抗甲状腺薬の投与が必要になります。

（山中）

●正常状態；甲状腺ホルモンの分泌が増えた場合

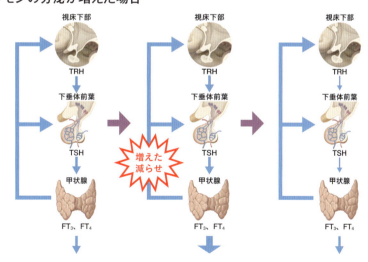

● 正常状態；甲状腺ホルモンの分泌が減った場合

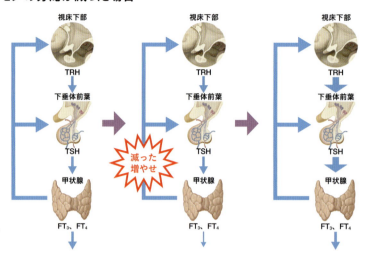

● 甲状腺機能亢進症の場合

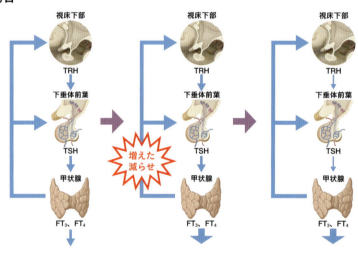

● 甲状腺機能低下症の場合

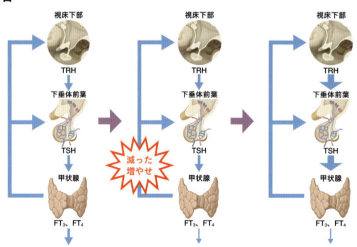

● 甲状腺ホルモン不応症やTSH産生腫瘍の場合

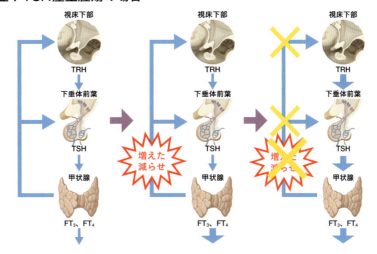

● 下垂体機能低下症や下垂体全摘後の場合

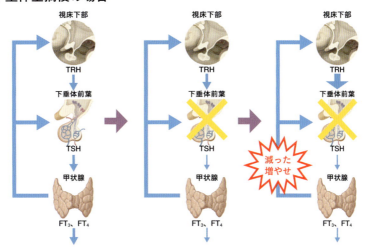

〈参考文献〉
1. 片山善章, 栢森裕三, 長村洋一 編：新版 臨床化学 第3版. 講談社サイエンティフィク, 東京, 2014：257-258, 261-
2. 河合 忠, 屋形 稔, 伊藤喜久, 山田俊幸 編：異常値の出るメカニズム 第6版. 医学書院, 東京, 2013：281-287.
3. 河合 忠 編：基準値と異常値の間. 中外医学社, 東京, 2006：279-281, 286-288.
4. 日本医師会 編：臨床検査のABC. 医学書院, 東京, 2007：211-212, 217-221.

免疫血清検査

検査値 30 腫瘍マーカー（CEA、CA、PIVKA-Ⅱ、PSA）

CEA（carcinoembryonic antigen）、CA（carbohydrate antigen）、PIVKA-Ⅱ（protein induced by vitamin K absence or antagonists-Ⅱ）、PSA（prostate specific antigen）

藤田　孝、山中克郎

基準値　CEA：5.0 ng/mL以下

- 低：臨床的意義は少ない
- 高：
  - 大腸がん ┐
  - 胃がん
  - 食道がん
  - 膵がん
  - 乳がん   ├ 悪性腫瘍（腫瘍マーカー）
  - 肝がん
  - 肝炎
  - 肝硬変 ← 肝機能異常
  - 大腸ポリープ
  - 閉塞性黄疸

基準値　AFP：10.0 ng/mL以下

- 低：臨床的意義は少ない
- 高：
  - 肝細胞がん ← 悪性腫瘍（腫瘍マーカー）
  - 胃潰瘍
  - 肝硬変 ← 肝機能異常
  - 卵巣腫瘍

基準値　CA19-9：37.0 U/mL以下

- 低：臨床的意義は少ない
- 高：
  - 膵がん
  - 胆嚢がん
  - 胆管がん   ├ 悪性腫瘍（腫瘍マーカー）
  - 胃がん
  - 大腸がん
  - 肝硬変 ← 肝機能異常
  - 胆石
  - 慢性肝炎

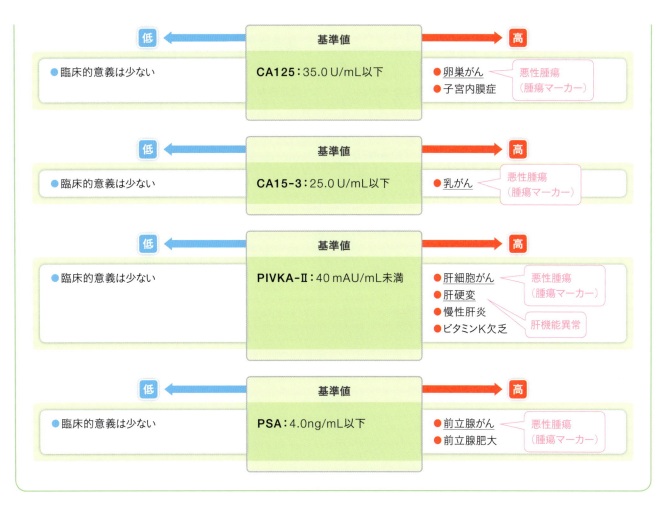

何を見る検査?

腫瘍マーカーとは、腫瘍細胞が産生する物質で、がんの存在や部位、進行度などを反映するものと考えられることが多いですが、必ずしも腫瘍細胞自身に由来するものでなくても腫瘍マーカーに含める場合があります。また、喫煙や妊娠、良性疾患によっても増加する場合があるので注意を要します。

(藤田)

異常値はなぜ起こる?

高

腫瘍マーカーが産生される機序として大きく4つに分類することができます。

①**正所性腫瘍マーカー**：がん細胞での産生増加あるいは細胞破壊などによる細胞外への逸脱増加により組織や体液中の濃度が増加するもの。骨髄腫でのM蛋白やBence Jonesタンパクなどが該当する。

②**異所性腫瘍マーカー**：がんが発生した正常母細胞には存在しないが、他の正常細胞に存在する成分をがん細胞が産生し、組織や体液中の濃度が増加するもの。

③**胎盤・胎児性腫瘍マーカー**：胎盤と胎児組織はがん細胞に類似した性質を共通して持っている。正常胎児細胞が産生している成分をがん細胞も産生している場合や、正常胎盤細胞とがん細胞とが共通して産生している場合などがあり、これらが組織や体液中の濃度増加につながるもの。CEAやAFPなどが該当する。

④**その他の腫瘍マーカー**：腫瘍細胞自身が産生している訳ではないが、発がんに密接に関連しているウイルスやがん遺伝子に関連したもの。HPVやHTLV-1などが該当する。

(藤田)

検査値の読み方ポイント

疑陽性が多く、健康診断におけるがんの確定診断には適しません。腫瘍マーカーが陽性の癌を手術した場合には、**再発しているかどうかのモニターとしては有用**です。 (山中)

〈参考文献〉
1. 河合 忠, 屋形 稔, 伊藤喜久, 山田俊幸 編：異常値の出るメカニズム 第6版. 医学書院, 東京, 2013：349-361.

Column

PIVKA-Ⅱとビタミン K

　肝細胞がんのマーカーとして広く利用されているPIVKA-Ⅱは、肝臓で生合成される血液凝固第Ⅱ因子であるプロトロンビンの生合成不全によって作り出される異常タンパク（プロトロンビンのできそこない）を指しています。これが肝細胞がん患者の血中に増加していることが発見され、肝細胞がんのマーカーとして利用されるようになりました。肝臓でプロトロンビンが生合成される際、最終段階でビタミンK依存性の反応が関与することから、ビタミンKが欠乏することにより正常なプロトロンビンが作られず、できそこないのプロトロンビンが多量に合成され、PIVKA-Ⅱ値上昇につながることになります。ワルファリンを服用している患者で、PIVKA-Ⅱが高値を示すのも同様の機序によるもので、ワルファリンがビタミンKの働きを阻害するためです。納豆やチーズといったビタミンKを多く含む食品の摂取によって数値は減少するなど、食事や投薬による測定値変動に注意が必要です。

(藤田 孝)

結核検査

検査値 31　塗抹検査（ガフキー号数）

北原公明、山中克郎

	記載法	①蛍光法 （200倍）	②チール・ネルゼン法 （1,000倍）	③備考* ガフキー号数
基準値(陰性)	−	0/30視野	0/300視野	G0
異常値(陽性)	±	1〜2/30視野	1〜2/300視野	G1
●結核 ●非結核性(非定型)抗酸菌症	1+	1〜19/10視野	1〜9/100視野	G2
	2+	≧20/10視野	≧10/100視野	G5
	3+	≧100/1視野	≧10/1視野	G9

（基準値は、結核菌検査指針2007[1]より引用）
*相当するガフキー号数

何を見る検査？

結核菌（*Mycobacterium tuberculosis*：ヒト型結核菌）**を検出する検査**の1つです（図1）。

塗抹検査（ガフキー号数）は検査材料（結核であれば**喀痰**など）をスライドガラスに塗布し、染色したうえで菌を顕微鏡で観察する、最も手軽で迅速な方法です。

結核菌を蛍光色素にて染色したあと蛍光顕微鏡で観察する**蛍光法**（図2）と、結核菌を塩基性色素で染色して光学顕微鏡で観察する**チール・ネルゼン法**（図3）がよく用いられます。

光学顕微鏡（チール・ネルゼン法）では1,000倍で観察しないとくわしく菌が見えませんが、蛍光顕微鏡を用いる蛍光法は200倍で観察できるため、前者に比べ、検出感度がすぐれています。

また**ガフキー号数**とは視野あたりの菌数を11段階（G0〜G10）に分けたものであり、以前から感染危険度指数として使用されてきましたが、喀痰の中で菌が偏って分布しているため、号数に変動がみられ細かく分けても意味がなく、新たな記載法が推奨されています。

ただし、塗抹検査では"結核菌"と"それ以外の抗酸菌"（例としてアビウム菌、カンサシ菌など）の鑑別はできません。検出感度も、分離培養検査〈検査値32〉に比べ低いとされます。生きた菌も死んだ菌も同じように染まるため区別できません。

（北原）

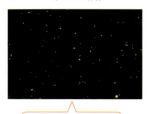

図2　蛍光法（200倍）
黄色〜オレンジに染まった菌が結核菌

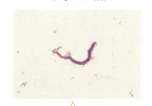

図3　チール・ネルゼン法（1,000倍）
赤く染まった菌が結核菌

図1 結核菌検査の流れ

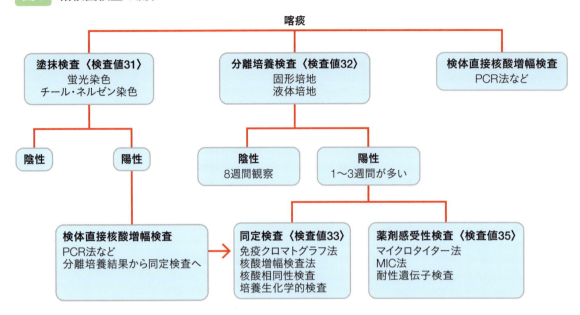

異常値はなぜ起こる?

通常は、結核菌が肺胞領域まで到達しても、肺胞マクロファージに貪食されて消化・殺菌されます。しかしそれを免れて増殖すると、結核の感染が成立します。

結核菌は、細長いこん棒状の形をした**桿菌**で、他の細菌に比べ、菌の壁がより脂肪に覆われています。よって、一度染色された菌体が脱色作用のある酸あるいはアルコールにより脱色されにくいことから、酸に抵抗する菌として、抗酸菌の仲間に分類されています。

この脱色されにくい作用を利用して、脱色前に染めた色素が菌体に残った細菌を観察し、診断に活かしています。(北原)

検体採取時の注意点は?

検査に用いる喀痰は、朝起きがけの痰が理想的で、口の中が食物などで汚れているときは、うがいをして食物が混ざらないようにします。また、採取された喀痰は"なま物"として考え、保存するときは冷蔵庫に入れ、なるべく早く検査室へ提出します。　　　　　　　　　　　　　　　(北原)

検査値の読み方ポイント

塗抹検査、分離培養検査、同定検査、QFT、T-SPOT、薬剤感受性検査についてあわせて解説します〈検査値31〜検査値35〉。

❶結核を疑う所見

まず結核を疑う身体所見に注目する必要があります(表1)。

結核罹患のリスクが高いかどうかの判断も必要です。例えば家族内や職場に結核の患者がいたか、既往に結核があるかです。肺結核のことを「肋膜炎」「肺浸潤」と表現した時代があります。

結核の多くは、以前の結核の再活性化で起こります。医療従事者、大阪在住(国内での結核患者数が最も多い)、ホームレスの場合、結核のリスクが高いと考えられます。

免疫不全を起こすHIV患者では、特に結核への注意が必要です。

表1 結核を強く疑う身体所見

- 1か月以上にわたる37℃台の微熱
- 5％以上の体重減少
- 発汗、盗汗（下着を着替えないといけないほどの寝汗）
- 2か月以上にわたる慢性の咳

❷ 結核の診断

結核を疑った場合、胸部X線検査を行います。**結核は酸素を好むために、肺の上部に空洞陰影**をつくることが多いです。上肺野を中心に空洞を伴う陰影があった場合には、結核の可能性が高くなります。

次に、喀痰の塗抹検査〈**検査値31**〉（チール・ネルゼン法染色）を3日間連続して行い、結核菌が存在するかどうかを見ます。この間は、患者を**陰圧個室**に収容する必要があります。陰圧個室の数が十分にないという事情から"入院時のみ"の塗抹検査で結核の可能性は低いと判断してしまうことが多いのですが、きわめて危険です。

結核菌の分離培養検査〈**検査値32**〉は非常に重要です。培養により、治療薬の感受性〈**検査値35**〉がわかるためです。近年、**多剤耐性結核菌**が出現し、医療従事者にとって脅威となっています。どの薬も効かない多剤耐性結核菌が出現すれば、明治時代のように、健康な若者がどんどん死亡するという事態を招きかねません。

QFT、T-SPOT〈**検査値34**〉とツベルクリン反応との違いは、ツベルクリン反応ではツベルクリン試薬を注射し、"48時間後"に注射部位の硬結（発赤ではない）の大きさを測定する必要がありますが、QFTやT-SPOTは定量的かつ2日後に再来院してもらう必要がない点です。ツベルクリン反応では、皮膚が弱い高齢者では皮下出血を生じ判定が難しくなることがあります。

ただし、**ツベルクリン反応にしてもQFTやT-SPOTにしても、結核診断のための絶対的な検査ではありません**。これらの検査を参考にして、患者の症状（1か月以上続く発熱や咳、体重減少）と身体所見から本当に結核であるかどうかを確認する必要があります。

同定検査（PCR）〈**検査値33**〉は感度が非常に高いように思われますが、結核の診断に対する感度は、**培養＞PCR＞塗抹**の順です。

（山中）

治療の進め方ポイント

治療は**抗菌薬の併用療法**です。以下の治療が最も標準的です。

①イソニアジド（INH）（イスコチン®）：6か月
②リファンピシン（RFP）（リファジン®）：6か月
③ピラジナミド（PZA）（ピラマイド®）：最初の2か月
④エタンブトール（EB）（エサンブトール®）：最初の2か月

中途半端な服用は、体の中で耐性菌を培養するようなものですから、服薬アドヒアランスには十分な注意が必要です。

（山中）

〈引用文献（北原）〉
1. 日本結核病学会 抗酸菌検査法検討委員会 編：結核菌検査指針 2007. 結核予防会, 東京, 2007.

〈参考文献（北原）〉
1. 小栗豊子 編：臨床微生物検査ハンドブック 第4版, 三輪書店, 東京, 2012.

○ 結核検査

検査値 32 分離培養検査

北原公明

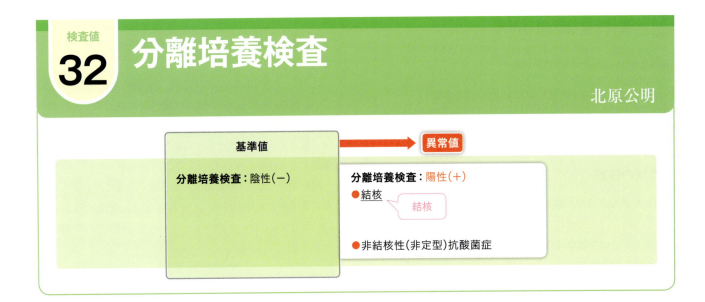

何を見る検査?

結核菌を検出する検査の1つです。結果が陽性であれば結核菌を疑い、菌種を同定したうえで結核と診断できます。

検査材料（結核の場合は喀痰など。胃液、気管支洗浄液、胸水などもよく用いられる）を、結核菌の発育に必要な栄養を含んだ培地（表1）に接種し、37℃にて数週間（最長8週間まで*）培養します。

検出感度は塗抹検査〈検査値31〉に比べ高いとされます。また、菌種の同定検査〈検査値33〉に進むことができ、さらに薬剤感受性検査〈検査値35〉に進むことができます。

結核菌以外の抗酸菌やその他の細菌が生えることがあります。よって、菌が生えただけでは結核菌とは言えません。生きた菌のみが発育し、死んだ菌は発育しません。

異常値はなぜ起こる?

培養検査に使われる培地には、大きく分けて「固形培地」と「液体培地」があります。

固形培地では、結核菌が発育すると、パン屑のようなごつごつしたR（ラフ）型の菌集落（コロニー）が観察されます（表1-①参照）。

一方、液体培地（MGIT）では結核菌が発育するとチューブの中の酸素が消費され、蛍光が発せられます（表1-②参照）。

診断を急ぐ場合は検体から直接、核酸増幅検査（PCR法など、〈検査値33〉参照）を実施します。

〈参考文献〉
1. 日本結核病学会 抗酸菌検査法検討委員会 編：結核菌検査指針 2007, 結核予防会, 東京, 2007.
2. 小栗豊子 編：臨床微生物検査ハンドブック 第4版, 三輪書店, 東京, 2012.
3. 日本ベクトン・ディッキンソン株式会社：培養同定・抗酸菌キット ミジット分離培養剤添付文書. 平成22年改訂（第2版）.

*培養にかかる検査期間は、検体中の菌量にもよるが、陽性の場合は固形培地で2〜3週間、液体培地で1〜2週間で結核菌が見られることが多い。この時点で陰性でも、検査開始から4〜6週間で陽性になる場合もあるため、8週間まで観察を続ける。

表1 固形培地と液体培地の比較

	培養の様子	代表例	発育速度	検出感度	菌量測定	集落観察	雑菌汚染
①固形培地	（2％小川培地）	卵をベースとした小川培地	遅い	少し劣る	できる	できる	やや低い
②液体培地	陽性　陰性	MGITと呼ばれる培地を機械で培養し判定する方法	早い	優れる	できない	できない	少し高い

MGIT＝mycobacteria growth indicator tube

結核検査

検査値 33 同定検査

北原公明

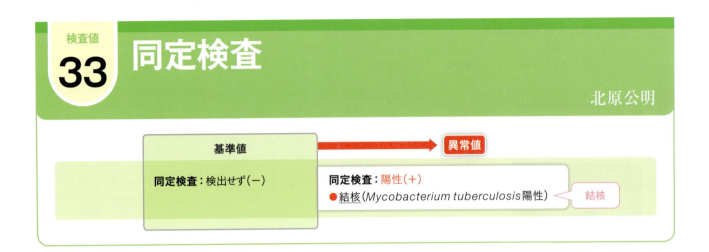

何を見る検査?

結核菌を検出する検査の1つです。結核菌（*Mycobacterium tuberculosis*：ヒト型結核菌）と同定されたら、結核と診断できます。

分離培養検査にて検出された菌が、結核菌であるのかそれ以外の抗酸菌であるのか、菌種を確かめる検査を同定検査と呼びます。

異常値はなぜ起こる?

同定検査の方法として、主に免疫クロマトグラフ法、核酸増幅検査（PCR法、LAMP法、TRC法など）、核酸相同性検査、培養・生化学的検査などがあります。

免疫クロマトグラフ法（図1）は、喀痰などの材料から直接実施することはできませんが、培養し、増えた菌を試料として実施できます。操作が簡便で、試料を一定量滴下するだけで、約15分ほどで判定できます。

核酸増幅検査、あるいはPCR法は、特定の核酸（DNAもしくはRNA）配列を増やして検査する方法です。喀痰などの検査材料から直接検査することもできます。最近は、自動核酸増幅検査装置を使って同定することが多くなっています（図2）。核酸配列を人工的に増幅するため、検出感度が高いとされ、また、数時間で結果が出ます。ただし、喀痰などの材料から直接実施した場合、生きた菌と死んだ菌の区別ができません。

図1 免疫クロマトグラフ法の例

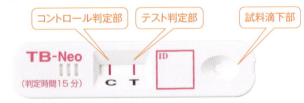

● キャピリア®TB-Neo（株式会社タウンズ）

図2 核酸増幅検査（PCR法）の例：自動核酸増幅検査装置

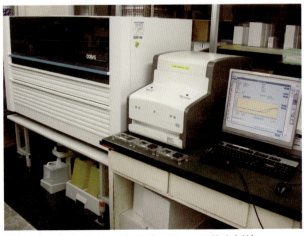

● TaqMan-PCR（ロシュ・ダイアグノスティックス株式会社）

核酸相同性検査は、「これから調べたい分離培養菌の核酸（DNAもしくはRNA）配列」と、「あらかじめ判明している結核菌の核酸配列」が同じであれば、お互いに結合することを利用して検査をします。喀痰などの材料から直接実施することはできませんが、培養し増えた菌から実施できます。結核菌以外の菌である抗酸菌の同定も可能で、数時間で結果が出ます。

培養・生化学的検査による同定は、分離培養で得られた菌の濃さを調整して、数種類の試薬を含んだ培地に接種後、さらに培養して発育の様子や色の変化で判定します（**表1**）。よって、同定までには数週間を要します。結核菌以外の菌である抗酸菌の同定も可能です。

〈参考文献〉
1. 株式会社タウンズ：マイコバクテリウム抗原キットキャピリアTB-Neoリーフレット．http://capilia.jp/pdf/tb/capilia_tb_std_1508.pdf（2016.1.1アクセス）
2. 日本結核病学会 抗酸菌検査法検討委員会 編：結核菌検査指針 2007．結核予防会，東京，2007．

表1　主な培養・生化学的検査項目と結核菌の性状

同定項目	結核菌の性状
発育速度	7日以上（2％小川培地）
発育温度	28℃（-）37℃（+）45℃（-）
集落性状	R（ラフ）
集落色素	（-）
集落光発色	（-）
ナイアシン試験	（+）
硝酸還元試験	（+）
カタラーゼ試験	（-）
ウレアーゼ試験	（+）
ツイーン80水解試験	（-）
ピクリン酸培地発育能	（-）
PAS分解試験	（-）
PNB培地発育能	（-）

結核検査

検査値 34 結核菌特異的インターフェロンγ産生能
QFT（QuantiFERON）、T-SPOT

北原公明

基準値（陰性）		結核感染していない
異常値（陽性）	陽性	結核感染を疑う
結核 ●結核	判定保留	陰性と陽性の中間 （感染リスクの度合いを考慮し総合的に判断） （場合によっては一定期間後再検査）
	判定不可	免疫機能の低下や免疫抑制状態にある

何を見る検査？

結核菌特異的インターフェロンγ産生能は、**採血によって結核感染を調べる検査**です。BCG接種の影響を受けず、結核菌以外の細菌の影響をほとんど受けません。

ただし、過去に感染した結核なのか、今現在感染している状態の結核かは区別できず、結核菌を撒き散らしている活動性の結核と、そうでない、おとなしくしている状態の結核を区別できません。

検査手法には、QFT（QuantiFERON：クオンティフェロン）とT-SPOT（ティ・スポット）があります（**表1**）。

異常値はなぜ起こる？

結核に感染した患者の血液中には、結核菌と戦ったリンパ球が存在します。このリンパ球に対して、試験管内で結核菌に特異的な抗原によって刺激すると、**生体内と同じように、結核菌特異的インターフェロンγが産生**されます（図1）。この有無を測定することにより、結核の感染を判定します。

表1 QFTとT-SPOTの比較

	QFT	T-SPOT
採血容器	「赤色」「灰色」「紫色」キャップ採血管3本	ヘパリン採血管1本
採血量	1mL×3本	5mL
採血後操作	採血管を上下に5秒間または10回振って混合	なし
検体搬送	16時間以内	32時間以内
測定方法	ELISA法 (Enzyme-Linked immunosorbent assay) ↓ 末梢全血 ↓ 3種類の結核菌特異抗原で刺激 ↓ リンパ球より放出されたインターフェロンγの量を測定	ELISPOT法 (Enzyme-Linked immunospot) ↓ 末梢血より単核球を分離 ↓ 2種類の結核菌特異抗原で刺激 ↓ インターフェロンγ産生リンパ球細胞をスポット（点）としてカウント

〈参考文献〉
1. 日本結核病学会予防委員会：クオンティフェロン®TBゴールドの使用指針. 結核 2011；86(10)：839-844.
2. 原田登之, 樋口一恵：次世代の結核感染診断法とその諸課題. 医学検査のあゆみ-11, モダンメディア 2008；54(5)：148-153.
3. 原田登之：T-スポット®.TBが結核感染に対して保険適用となりましたが, それについて説明してください. 臨床医からの質問に答える, 検査と技術 2013；41(8)：670-673.

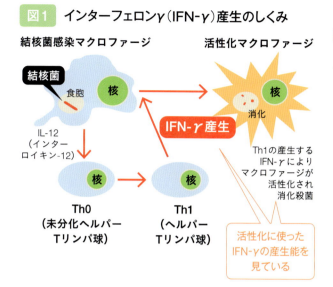

図1 インターフェロンγ（IFN-γ）産生のしくみ

Column

毎年3月24日は世界結核デー

　結核菌は、今から130年以上前の1882年3月24日ドイツ人のロベルト・コッホ（Heinrich Hermann Robert Koch）により発見されました。それにちなんで、その日は「世界結核デー」になっています。

　近代細菌学の父と呼ばれ、「コッホの原則」でも有名な彼のもとには多くの人が学んでいます。中には結核菌のガフキー号数でお馴染みのゲオルク・ガフキーや北里大学の学祖北里柴三郎あるいは陸軍軍医をしていた文豪 森鷗外（森林太郎）もその一人でした。鷗外が当時不明だった脚気の原因について伝染病であると誤った解釈をしたのは、コッホのもとでの留学経験が影響しているのではないかと言われています。

（北原 公明）

結核検査

検査値 35 薬剤感受性検査

北原公明

基準値
薬剤感受性検査：S（susceptible：感受性）＝そのくすり（抗菌薬）が効く

異常値
薬剤感受性検査：R（resistant：耐性）＝そのくすり（抗菌薬）が効かない ― 結核

何を見る検査？

分離培養検査〈検査値32〉にて得られた菌を対象に、**使用を想定する抗菌薬が効く（感受性）か効かない（耐性）かを検査**するものです。

結核や非結核性（非定型）抗酸菌症などの治療薬の選択のために用いられます。

薬剤感受性検査の種類には、マイクロタイター法、微量液体希釈法（MIC）、耐性遺伝子検査などがあります。

異常値はなぜ起こる？

マイクロタイター法では、濃度を調整した検体液（結核菌であれば結核菌液）を、器材の各ウエル（C－以外）に1滴ずつ2か所に接種し（図1）、37℃で培養します。

一定期間をおいて判定します。判定は**C＋と同じ赤色になればR（耐性）**、C－と同じになればS（感受性）です。

近年、問題となっている多剤耐性結核菌とはINHとRFPの両方に耐性を示す菌で、その多くが他の抗菌薬にも耐性を示すため治療が難しくなります。

〈参考文献〉
1. 日本結核病学会 抗酸菌検査法検討委員会 編：結核菌検査指針2007．結核予防会、東京、2007．
2. 極東製薬工業株式会社：極東 結核菌感受性ビットスペクトル-SR添付文書．平成22年1月作成（新様式第1版）．
3. 小栗豊子 編：臨床微生物検査ハンドブック 第4版 三輪書店、東京、2012．

図1 極東 結核菌感受性 ビットスペクトル-SRによる薬剤感受性試験（結核菌）

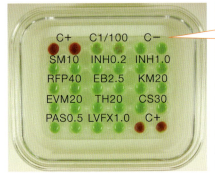

C－と同じ色＝S（感受性）であり、その抗菌薬は用いることができる

- 極東 結核菌感受性ビットスペクトル-SR（極東製薬工業株式会社）
- それぞれ1滴ずつを2ウエルに接種後、一定期間をおいて判定

C＋	薬剤を含まないコントロール
C1/100	C＋の1/100の菌量
C－	菌液を含まないコントロール

略号	薬剤名	判定
SM10*	ストレプトマイシン	S（感受性）
INH0.2	イソニアジド	S（感受性）
INH1.0	イソニアジド	S（感受性）
RFP40	リファンピシン	S（感受性）
EB2.5	エタンブトール	S（感受性）
KM20	カナマイシン	S（感受性）
EVM20	エンビオマイシン	S（感受性）
TH20	エチオナミド	S（感受性）
CS30	サイクロセリン	S（感受性）
PAS0.5	パラアミノサリチル酸	S（感受性）
LVFX1.0	レボフロキサシン	S（感受性）

＊略号のあとの数字は薬剤濃度（μg/mL）

一般索引

和文

あ

- アイソザイム……80
- 亜鉛……62
- 悪液質……113
- 悪性腫瘍……34,113
- アジソン病……137
- アシデミア……24
- アシドーシス……137
- アスピリン……127
- アセスメント……2
- アドバンス・ケア・プランニング……104
- アニオンギャップ……25,137
- アルカリホスファターゼ……80
- アルカレミア……24
- アルカローシス……137
- アルギン酸……65
- アルコール性肝疾患……81
- アルコール多飲……122
- アルファ・フェトプロテイン……80,117
- アルブミン……49
- アンチトロンビン……38
- アンチトロンビンⅢ……134
- アンモニア……80

い

- 異化亢進……143
- 維持液……20
- 異常ヘモグロビン症……171
- 異所性腫瘍マーカー……183
- イソニアジド……107
- Ⅰ型呼吸不全……21
- イヌリンクリアランス……73
- 易疲労……89
- インスリノーマ……170
- インスリン……166,172
- インスリンインデックス……172
- インスリン拮抗ホルモン……43
- インスリン作用不足……43
- インスリン自己抗体症候群……172
- インスリン抵抗性……43
- インスリンの過剰……167
- インスリン不足……167
- インスリン分泌……174
- インターフェロンγ放出試験……107

う・え・お

- ウイルス感染症……60
- ウイルス性肝炎……81
- 栄養サポートチーム……48
- 液体培地……106
- 嚥下障害患者……92
- 嚥下反射……91
- 炎症検査……99
- 炎症所見……27
- 炎症性サイトカイン……96
- 炎症性疾患……153
- 炎症性物質……96
- 炎症マーカー……64,66
- 応急絆創膏……37
- 欧州心臓病学会……161
- 欧州リウマチ学会……101
- 黄疸……82
- 横紋筋融解症……47

か

- 外因系凝固反応……128
- 開始液……19
- 化学療法……113
- 核医学検査……87
- 拡散障害……22
- 核酸相同性検査……191
- 核酸増幅検査……188,190
- 核酸増幅法……106
- 喀痰塗抹検査……107,108
- 喀痰培養……93
- 活性化部分トロンボプラスチン時間……131
- 活性阻害……131
- カデキソマー・ヨウ素……65
- ガフキー号数……185
- カリウム摂取……77
- カルシトニン……85
- 換気血流比不均等……22
- 肝機能異常……63,78
- 眼球突出……88
- 桿菌……186
- 眼瞼結膜……121
- 肝硬変……81
- 肝細胞がん……81,82
- 肝疾患……34
- 肝実質障害……153
- 感受性……187
- 環状シトルリン化ペプチド……98
- 肝性脳症……83
- 間接ビリルビン……80
- 関節リウマチ……96
- 関節裂隙間の狭小化……99
- 感染症……58
- 感染制御作用……65
- がん胎児性抗原……117
- 感度……12
- 冠動脈インターベンション……70
- γ-GLO……80
- γ-GTP……80
- γ-グルタミルトランスペプチダーゼ……80
- γ-グロブリン……80
- 寒冷過敏……89

き

- 記憶力低下……89
- 気管支肺炎……94
- 起座呼吸……27
- 基準値……10
- 偽性血小板減少症……126
- 偽膜性腸炎……125
- 客観的栄養評価……49
- 急性冠症候群……69,161,162,164
- 急性感染症……149
- 急性呼吸不全……26
- 急性心筋梗塞……158,162
- 凝固因子……130
- 凝固活性……40
- 狭心症……66
- 胸痛……69,94
- 強皮症……99
- 胸部X線写真……108,125
- 虚血性心疾患……66,164
- 巨赤芽球性貧血……127
- 銀含有ハイドロファイバー……65
- 菌集落（コロニー）……188

く

- 空気感染予防策……108
- 空洞病変……105
- クォンティフェロン法……107
- 駆血……8
- 口すぼめ呼吸……27
- クッシング症候群……172,175

クモ状血管腫 …………………… 82	ケトアシドーシス ……………… 176	呼吸数 ……………………………… 52
グルコン酸カルシウム ………… 139	解毒機能 …………………………… 80	呼吸性アシドーシス …………… 24
クレアチニン ……………………… 50	ケトン体 ………………………… 176	呼吸不全 ………………… 21,31,137
クレアチニンキナーゼ ………… 158	検査手技 …………………………… 4	国際単位系(SI単位) …………… 11
クレアチニンクリアランス …… 73	倦怠感 ……………………………… 82	国際標準比 ……………………… 128
クレアチニン係数 ……………… 143	検体サンプリング ………………… 8	個体間変動 ……………………… 10
クロストリジウム・ディフィシル感染症・125	原発性アルドステロン症 ……… 137	個体内変動 ……………………… 10
		骨髄異形成症候群 ………… 122,127

け	**こ**	骨髄腫 …………………………… 137
蛍光 ……………………………… 188	抗CCP抗体 ……………………… 98	骨破壊性関節炎 ………………… 96
蛍光法 …………………………… 185	抗Tg抗体検査 …………………… 87	骨びらん ………………………… 100
経口補水液 ……………………… 19	抗TPO抗体検査 ………………… 87	コラーゲン形成 ………………… 64
経口補水療法 …………………… 19	抗TSH受容体抗体 ……………… 87	昏睡 ……………………………… 27
頸動脈の怒張 …………………… 27	抗核抗体 ………………………… 99	
経皮的酸素飽和度 ……………… 54	抗ガラクトース欠損IgG抗体 … 98	**さ**
経皮的動脈血酸素飽和度 ……… 26	高カリウム血症 ……………… 75,139	細菌感染症 ………… 56,60,155,156
下血 ……………………………… 83	高カロリー輸液 ……………… 47,167	採血管 ……………………………… 4
血液ガス分析 …………… 21,22,54	抗がん薬 ………………………… 127	採血手技 …………………………… 4
血液浄化療法 …………………… 55	高感度CRP ……………………… 154	サイトカイン …………………… 54
血液製剤 ………………………… 133	抗凝固因子 ……………………… 38	細胞外液補充液 ………………… 19
血液透析 ………………………… 109	抗凝固療法 ……………………… 41	サイロキシン ……………… 85,86,90
血液培養 ………………………… 7,54	抗菌薬 ………………………… 36,54	サイロキシン結合グロブリン … 86
結核 ……………………………… 105	抗菌薬併用療法 ………………… 187	嗄声 ……………………………… 90
結核菌 ……………………… 185,190	高血圧 …………………………… 76	酸素消費量 ……………………… 56
結核菌特異的インターフェロンγ産生能・192	高血糖 …………………………… 45	酸素飽和度 ……………………… 94
血管炎 …………………………… 155	膠原病 …………………………… 155	酸素療法 ………………………… 27
血管収縮薬 ……………………… 54	抗甲状腺薬 ……………………… 89	
血漿浸透圧 …………………… 45,46	抗サイログロブリン抗体検査 … 87	**し**
血小板 ………………………… 37,80	抗シトルリンタンパク抗体 …… 98	糸球体腎炎 ……………………… 142
血小板減少症 …………………… 127	甲状腺^{123}Iシンチグラム …… 87	糸球体濾過能力 ………………… 142
血小板数 ………………………… 126	甲状腺機能異常 ………………… 85	糸球体濾過量 …………………… 147
血小板輸血 ……………………… 127	甲状腺機能亢進症 …………… 88,147	止血機構 ………………………… 37
血清アルブミン ……………… 62,148	甲状腺機能低下症 …… 34,89,122,138,147	自己抗体検査 …………………… 96
血清カリウム …………………… 136	甲状腺クリーゼ ………………… 179	シスタチンC …………………… 147
血清クレアチニン …………… 142,147	甲状腺刺激抗体 ………………… 87	シャント ………………………… 22
血清クロール …………………… 136	甲状腺刺激ホルモン ………… 85,178	重症敗血症 ……………………… 52
血清浸透圧 ……………………… 138	甲状腺腫 ………………………… 88	重炭酸イオン ………………… 45,137
血清総タンパク ………………… 148	甲状腺ホルモン製剤 …………… 90	主観的包括的評価 ……………… 48
血清鉄 …………………………… 140	高浸透圧高血糖症候群 ………… 43	手指振戦 ………………………… 87
血清ナトリウム ………………… 136	合成サイロキシン ……………… 90	手術 ……………………………… 113
血清乳酸値 ……………………… 54	酵素 ……………………………… 150	手掌紅斑 ………………………… 82
血清ビリルビン ………………… 80	高タンパク食 …………………… 145	出血傾向 ………………………… 37
血清補体価 ……………………… 99	好中球数 ………………………… 68	術後回復液 ……………………… 20
血栓症 …………………………… 134	高張性脱水 ……………………… 14	腫瘍マーカー ……… 80,113,182
血中アンモニア値 ……………… 80	骨髄増殖性疾患 ………………… 126	消化管出血 …………………… 143,145
血中カリウム …………………… 47	高ナトリウム血症 ……………… 138	小球性貧血 ……………………… 33
血中尿素窒素 ………………… 50,145	抗ペルオキシダーゼ抗体検査 … 87	消費性欠乏 ……………………… 131
血中メディエーター除去 ……… 55	誤嚥性肺炎 ……………………… 91	上皮内新生物 …………………… 113
空腹時血糖値 …………………… 167	呼吸音 …………………………… 94	褥瘡 ……………………………… 62
血糖値 ……………… 45,166,166,167	呼吸回数 ………………………… 94	女性化乳房 ……………………… 82

ショック……………………142	赤血球恒数……………………121	タンパク摂取……………………76
シリンジ採血……………………5	赤血球数………………………120	タンパク分解酵素………………96
腎機能検査……………………145	赤血球沈降速度………68,99,132	チール・ネルゼン法…………185
腎機能障害……………72,145,153	潜在性甲状腺機能低下症……179	直接ビリルビン…………………80
心筋型脂肪酸結合タンパク……68	潜在性心傷害…………………160	ツベルクリン反応…………187,107
心筋虚血ストレス……………164	全身性エリテマトーデス………99	ツルゴールの確認………………18
心筋梗塞……………………47,66	全身性炎症反応症候群………52,60	
心筋細胞…………………………66	先端肥大症……………………172	**て**
心筋ストレスマーカー…………69	せん妄……………………………27	低アルブミン血症……………137
心筋トロポニンI………………160	線溶活性…………………………40	低栄養………………………48,94
心筋トロポニンT………………160	線溶亢進型DIC…………………41	低カリウム血症………………138
心筋マーカー……………………66	線溶抑制型DIC…………………41	低血糖症状……………………111
真空管採血………………………5	前立腺特異抗原………………117	低酸素血症………………………21
神経損傷…………………………6	前立腺肥大……………………142	低酸素症…………………………21
神経伝達物質……………………91		低酸素性高二酸化炭素血症……26
人工換気…………………………27	**そ**	低張性脱水………………………14
人工腎臓………………………109	臓器灌流…………………………54	低張電解質液……………………19
腎後性腎不全…………………144	造血器腫瘍……………………113	低ナトリウム血症…………26,138
侵襲的陽圧換気…………………27	創傷治癒…………………………64	低マグネシウム血症…………139
心静止…………………………139	創傷治癒遅延……………………64	鉄…………………………………62
腎性腎不全……………………143	総鉄結合能……………………140	鉄欠乏性貧血………………33,121
腎性貧血……………………34,74	総ビリルビン……………………80	電解質……………………………47
腎前性腎不全…………………143	総リンパ球数……………………50	
新鮮凍結血漿…………………130	組織崩壊病変……………………64	**と**
心臓由来脂肪酸結合タンパク…162	速効型インスリン………………47	銅…………………………………62
心電図変化………………………70		糖鎖抗原125…………………115
心拍数………………………52,54	**た・ち・つ**	糖鎖抗原19-9…………………116
心不全……………31,47,142,159,160	ダイアライザ…………………109	透析……………………………109
腎不全………………47,72,170	体温………………………52,54	透析食…………………………112
腎保護……………………………55	大球性正色素貧血……………121	透析量…………………………110
	大球性貧血………………………35	等張性脱水………………………14
す	代謝性アシドーシス………45,56	同定検査……………105,188,190
推算糸球体濾過量………73,142,143	代謝低下症状……………………89	動的評価指標……………………65
水分補給………………………138	体重変化率………………………49	糖尿病…………………76,84,137
水泡音……………………………94	代償性代謝アシドーシス………24	糖尿病ケトアシドーシス…43,137,167,176
ステロイド内服………………143	代償性変化………………………25	糖尿病昏睡………………………43
スルファジアジン銀……………65	耐性遺伝子検査………………194	糖尿病神経障害………………168
スルホニル尿素薬……………169	大動脈解離……………………130	糖尿病腎症……………………168
	胎盤・胎児性腫瘍マーカー…184	糖尿病網膜症…………………168
せ	多剤耐性結核…………………107	動脈血採血……………………139
生化学的心筋マーカー…………70	多剤耐性結核菌………………187	動脈硬化巣……………………155
生化学的マーカー………………66	多臓器不全症候群………………52	特異度……………………………12
正球性貧血………………………34	脱水………………14,94,143,149	特発性血小板減少性紫斑病…127
性状………………………………56	脱水補充液………………………19	吐血………………………………83
正所性腫瘍マーカー…………183	多尿……………………………137	塗抹検査……………105,185,188
生体反応…………………………66	多発性骨髄腫…………………149	トランスサイレチン……50,51,64,153
静的評価指標……………………65	胆汁酸……………………………80	トランスフェリン……………50,51
生理食塩液点滴静注……………47	断続性ラ音………………………94	トリヨードサイロニン………85,86
赤沈…………………………58,99	タンパク異化…………………111	ドレッシング材…………………65
咳反射……………………………91	タンパク合成……………………64	トロポニンI………………………68

索引　197

トロポニンT	68
トロンビン産生量	40

な・に・ね・の

内因系凝固反応	128
内臓脂肪症候群	83
Ⅱ型呼吸不全	21
肉腫	113
二次性貧血	34
日本臨床検査標準協議会	11
乳酸アシドーシス	137
尿管ステント	144
尿検査	125
尿細菌	54
尿中カリウム排泄量	138
尿中ケトン体	45
尿中白血球	54
尿道カテーテル	144
尿崩症	138,146
尿量	56
妊娠糖尿病	168
ネフローゼ症候群	76,149
粘液水腫症状	90
脳梗塞	47
ノルアドレナリン	54

は

%健常体重	49
%理想体重	49
敗血症	52,125,127,167
敗血症性ショック	52,56
排泄不全	175
肺塞栓症	130
バイタルサイン	3,55
肺胞低換気	22
培養検査	105
バクテリアルトランスロケーション	55
橋本病	89
播種性血管内凝固症候群	40,127,129
バセドウ病	88
バソプレシン	54
バソプレシン分泌過剰症	138
白血球数	60,123
白血球分画	60,123
白血病	125,127
発熱性好中球減少症	61
半側臥位	95
バンヌス	96

ひ

非アルコール性脂肪性肝炎	81
ビグアナイド薬	169
非結核性抗酸菌	105
微小心筋傷害	160
皮静脈走行	6
非侵襲的陽圧換気	27
脾臓	80
ビタミンB_{12}欠乏症	122
ビタミンK欠乏状態	129
ビットスペクトル-SR	194
非ヘム鉄	34
百日咳	125
標準体重	49
微量液体希釈法	194
微量元素	64
貧血	29,76
頻脈	88

ふ

フィブリノゲン	99
フィブリン・フィブリノゲン分解産物	135
フィブリノゲン量	133
フィブリン	37
副腎不全	138
腹水	83
腹部腫瘍	142
腹膜透析	110
不顕性誤嚥	91
浮腫	72,83
不整脈	138
不飽和鉄結合能	140
プラスミン産生量	40
プレアルブミン	64
プロカルシトニン	58,156
プロトロンビン時間	80,128
分離培養検査	93,185,187,188

へ

平均赤血球容積	30
米国疾病管理予防センター	17
米国リウマチ学会	100
β遮断薬	89
ヘパリン起因性血小板減少症	127
ヘマトクリット	50,120
ヘム鉄	34
ヘモグロビン	62,120
ヘモグロビンA1c	170
ヘモグロビン濃度	29
扁平上皮がん関連抗原	117

ほ

放射線療法	113
乏尿	72
ポジショニング	95
補充療法	42
補正網状赤血球数	122
ポピドンヨード・シュガー	65
ホルダー採血	5
ホルモン補充療法	90

ま

マイクロタイター法	194
末梢血白血球数	52
末梢循環不全	56
マトリックスメタロプロテアーゼ3	99
慢性肝炎	81
慢性消耗性疾患	149
慢性腎臓病	72,142

み・む

ミオグロビン	68
水・電解質バランス	55
水過剰	26
無顆粒球症	124
無気肺像	94

め・も

メタボリックシンドローム	83
メルセブルク3徴	88
免疫グロブリン	99,148
免疫グロブリンG	97
免疫クロマトグラフ法	190
免疫不全	186
毛細血管再充満時間	18

や・ゆ・よ

薬剤感受性検査	107,188,194
有機リン製剤	151
遊離サイロキシン	178
遊離トリヨードサイロニン	178
輸液量	20
溶血	9
溶血性尿毒症症候群	127
溶血性貧血	122
葉酸欠乏症	122
翼状針採血	5

り・る・れ

リウマトイド因子	96,97,176
理想体重	49

リバーストリヨードサイロニン……86
リファンピシン……107
リンパ球増加症……124
類白血病反応……125
レチノール結合タンパク……50,51

欧文

ACPA……98
ACR……100
ACR/EULAR新分類基準……101
ACS……69,162,164
acute coronary syndrome……69,162
AFP……80,117
AFP-L3分画……80
AG……25,137
ALB……49,62,148
ALD……81
ALP……80
American College of Rheumatology……100
ANA……99
anti-nuclear antibodies……99
APTT……38,131,132
AST……68
AT……38
ATⅢ……134
ATP……29
Bacterial Translocation……55
BCG……107
BMI……49
BNP……69,159,164
BUN……45,50,73,110,145
BUN/Cr比……111,143,145
B型ナトリウム利尿ペプチド……69,164
B型肝炎ウイルスマーカー……81
C-ペプチド……46
C-ペプチド濃度……174
CA……182
CA・RF……98
CA125……115
CA15-3……116
CA19-9……116
capilary refilling time……18
cardiovascular disease……76
CCP……98
Ccr……73
CEA……117,182
CH50……99
chronic kidney disease……72,142
Cin……73

CK-MB……68,158
CKD……72,142
CKDステージ……74
Cl……136
CO_2ナルコーシス……28
CPR……174
Cr……50,73,111,142,147
CRP……50,58,62,63,68,96,99,154
CRT……18
Cu……62
CVD……76
Cys-C……73,147
C反応性タンパク……50,62,63,68,99,154
D-Bil……80
DAS28……101
DIC……37,40,127,129,134
DIFF……123
disease activity score……102
disseminated intravascular coagulation……40,129
DPP-4阻害薬……169
Dダイマー……37,130,135
early goal-directed therapy……54
EGDT……54
eGFR……73,142,143
ELISA法……98
ESC……161
ESR……68
EULAR……101
European League against Rheumatic Disease……101
European Society of Cardiology……161
FDP……38,135
Fe……62,140
febrile neutropenia……61
FFP……42,130
FIB……38,133
FN……61
FT_3……86,178
FT_4……86,178
GI療法……139
GLU……166
H-FABP……68,159,162
HAQ-DI……102
Hb……62,120
HbA1c……167,170
HBV無症候性キャリア……81
HCO_3^-……25,45,137
HD……109

health assessment questionnaire-disability index……102
heart type fatty acid-binding protein……162
hemo dialysis……109
hemolytic uremic syndrome……127
heparin induced thrombocytopenia……127
HIT……127
HIV患者……186
HLA適合血小板輸血……127
Ht……120
HUS……127
I-Bil……80
IgG……97
II……172
IL-17……96
in-out……16
INH……107
INR……128
insulinogenic index……172
IPPV (invasive positive pressure ventilation)……27
IRI……172
ITP……127
JCCLS……11
K……45,136
K補充……139
LMNOP……159
MCV……30
MDR-Tb……107
MDS……122,127
Mgb……68
MIC……194
MMP……96
MMP-3……99
MODS……52
MONA……159
multidrug-resistant tuberculosis……107
multiple organ dysfunction syndrome……52
myelodysplastic syndromes……122
N95レスピレーターマスク……108
Na……45,136
NAFLD……81
NASH……81
NH_3……80
nontuberculous mycobacteria……105
NPPV……27
NST……48,65
NT-ProBNP……69,159,164
NTM……105
nutrition support team……48

索引 199

N末端プロBNP ... 69,164	RF ... 96,97,176	TnI ... 160
ODA (objective data assessment) ... 49	rheumatoid arthritis ... 96	TnT ... 68,159,160
oral rehydration solution ... 19	rheumatoid factor ... 97	TP ... 148
oral rehydration therapy ... 19	rT_3 ... 86	TRAb ... 87
ORS ... 19	RTP (rapid turnover protein) ... 50,62,63	TSAb ... 87
ORT ... 19	SCC ... 117	TSH ... 85,86,178
$PaCO_2$ 上昇 ... 26	septic shock ... 52	TTP ... 134
PaO_2 の低下 ... 26	severe sepsis ... 52	TTR ... 50,51,64,153
PC ... 42	SGA (subjective global assessment) ... 48	UIBC ... 140
PCR法 ... 106,107,188,190	SIADH ... 138	WBC ... 60,123
PCT ... 54,58,156	SIRS ... 52,60	X線写真 ... 99
PD ... 110	SLE ... 99	Zn ... 62
PE ... 130	SpO_2 ... 26,54	β遮断薬 ... 89
peritoneal dialysis ... 110	systemic inflammatory response syndrome ... 52,60	γ-GLO ... 80
pHの変化 ... 26	systemic lupus erythematosus ... 99	γ-GTP ... 80
PIC ... 40	T-Bil ... 80	γ-グルタミルトランスペプチダーゼ ... 80
PIVKA-Ⅱ ... 80,117,182	T-SPOT ... 107,187,192	γ-グロブリン ... 80
PLT ... 38,80,126	T_4 製剤 ... 90	Ⅰ型呼吸不全 ... 21
PSA ... 117,182	TAT ... 40	Ⅱ型呼吸不全 ... 21
PT ... 38,80,128,132	TBG ... 86	1型糖尿病 ... 168
QFT ... 107,192	Tf ... 50,51	1日水分量 ... 18
RA ... 96	thyroid stimulating hormone ... 85	2型糖尿病 ... 168
RA分類基準 ... 100	TIBC ... 140	5％ブドウ糖溶液 ... 19
RBC ... 120	TLC ... 50	75gOGTT ... 167
RBP ... 50,51	TNF-α ... 96	
REP ... 107		

検査値索引

欧文

AFP（アルファ・フェトプロテイン） ················· 79,116,182
AFP-L3分画 ················· 79
ALB（血清アルブミン） ··· 17,50,63,74,79,148
ALP（アルカリホスファターゼ） ···· 79,150
ALT（GPT）（アラニンアミノトランスフェラーゼ） ················· 79,150
ANA（抗核抗体） ················· 98
APTT（活性化部分トロンボプラスチン時間） ················· 39,53,131
AST（GOT）（アスパラギン酸アミノトランスフェラーゼ） ················· 79,150
AT-Ⅲ（アンチトロンビンⅢ） ················· 134
BNP（B型ナトリウム利尿ペプチド） ···· 164
BUN（血中尿素窒素） ··· 17,46,74,110,145
BUN/Cr比 ················· 17,110,145
CA・RF ················· 98
CA125（糖鎖抗原125） ················· 116,183
CA15-3 ················· 116,183
CA19-9（糖鎖抗原19-9） ················· 116,182
Ccr（クレアチニンクリアランス） ················· 74
CEA（がん胎児性抗原） ················· 116,182
CH50（50％溶血価）（血清補体価） ················· 98
ChE（血清コリンエステラーゼ） ···· 79,151
Cin（イヌリンクリアランス） ················· 74
CK-MB（クレアチンキナーゼMB） · 67,158
Cl（血清クロール） ················· 17,23,136
CPR（C-ペプチド濃度） ················· 46,174
Cr（血清クレアチニン） ··· 17,53,74,110,142
CRP（C反応性タンパク） ················· 23,53,59,63,67,93,154
Cu（銅） ················· 63
Cys-C（シスタチンC） ················· 74,147
D-Bil（直接ビリルビン） ················· 79
DIFF（白血球分画） ················· 123
Dダイマー ················· 39,135
eGFR（推算糸球体濾過量） ················· 74,142
ESR（赤血球沈降速度） ··· 23,59,67,93
FDP（フィブリン・フィブリノゲン分解産物） ················· 39,135
Fe（血清鉄） ················· 32,63,140
FIB（フィブリノゲン量） ················· 39,133
F$_I$O$_2$（吸入器酸素濃度） ················· 53
FT$_3$（遊離トリヨードサイロニン） ···· 88,178

FT$_4$（遊離サイロキシン） ················· 88,178
GLU（血糖値） ················· 53,110
Hb（ヘモグロビン） ················· 17,32,74,120
HbA1c（ヘモグロビンA1c） ················· 46,170
HCO$_3^-$（重炭酸イオン） ················· 46
H-FABP（心臓由来脂肪酸結合タンパク） ················· 67,162
Ht（ヘマトクリット） ················· 17,120
I-Bil（間接ビリルビン） ················· 79
IL-6（インターロイキン-6） ················· 53
IRI（インスリン） ················· 46,172
K（血清カリウム） ················· 17,23,46,74,136
MCV（平均赤血球容積） ················· 32
Mgb（ミオグロビン） ················· 67
NH$_3$（アンモニア） ················· 79
NT-proBNP（N末端プロBNP） ················· 164
PA（プレアルブミン） ················· 63
PaCO$_2$（動脈血二酸化炭素分圧） ················· 23,93
PaO$_2$（動脈血酸素分圧） ················· 23,53,93
PCT（プロカルシトニン） ················· 23,53,59,156
pH ················· 23,46
PIVKA-Ⅱ ················· 79,116,183
PLT（血小板数） ················· 39,53,79,126
PSA（前立腺特異抗原） ················· 116,183
PT（プロトロンビン時間） ················· 39,79,128
PT-INR（プロトロンビン時間国際標準比） ··· 53
PT-INR（国際標準値） ················· 128
QFT（結核菌特異的インターフェロンγ産生能） ················· 106,192
RBP（レチノール結合タンパク） ················· 50,63
Ret（網赤血球数） ················· 32
RF（リウマトイド因子） ················· 98,177
SCC（扁平上皮癌関連抗原） ················· 116
T-Bil（総ビリルビン） ················· 53,79,151
T-Chol（総コレステロール） ················· 79
Tf（トランスフェリン） ················· 50,63
TIBC（総鉄結合能） ················· 32,140
TLC（総リンパ球数） ················· 50,63,123
TnI（心筋トロポニンI） ················· 67,160
TnT（心筋トロポニンT） ················· 67,160
TP（血清総タンパク） ················· 17,74,148
TRAb（抗TSH受容体拮抗薬） ················· 88
TSAb（甲状腺刺激抗体） ················· 88
TSH（甲状腺刺激ホルモン） ················· 88,178
T-SPOT（結核菌特異的インターフェロンγ産生能） ················· 106,192

TTR（トランスサイレチン） ················· 50,153
UIBC ················· 140
WBC（白血球数） ··· 23,53,59,63,67,93,123
Zn（亜鉛） ················· 63
γ-GLO（γ-グロブリン） ················· 79
γ-GTP（γ-グルタミルトランスペプチダーゼ） ················· 79,150

和文

ガフキー号数 ················· 185
桿状核好中球 ················· 59
グルコース ················· 46
血中ケトン体分画 ················· 176
血糖 ················· 46
血糖値（75gOGTT負荷後2時間） ················· 166
血糖値（空腹時） ················· 166
ケトン体 ················· 176
抗CCP抗体 ················· 98
抗Tg抗体検査 ················· 88
抗TPO抗体検査 ················· 88
抗ガラクトース欠損IgG抗体 ················· 98
抗サイログロブリン抗体検査 ················· 88
好酸球数 ················· 123
甲状腺^{123}Iシンチグラム ················· 88
好中球 ················· 123
抗ペルオキシダーゼ抗体検査 ················· 88
腫瘍マーカー ················· 182
水素イオン濃度 ················· 23,46
赤血球数（RBC） ················· 120
総塩基数 ················· 123
単球数 ················· 123
胆汁酸 ················· 79
ツベルクリン反応（ツ反） ················· 106
同定検査 ················· 106,190
塗抹検査 ················· 106,185
乳酸 ················· 53
尿タンパク ················· 74
尿中ケトン体 ················· 46
尿中ケトン体（試験紙法） ················· 176
尿比重 ················· 17
尿量 ················· 53,74
フェリチン ················· 32
分葉核好中球 ················· 59
分離培養検査 ················· 93,106,188
薬剤感受性検査 ················· 106,194

索引　201

看護アセスメントにつながる　検査データの見かた

2016年2月24日　第1版第1刷発行	編　集	山中　克郎・石川　隆志・
2020年9月23日　第1版第6刷発行		眞野　惠子
	発行者	有賀　洋文
	発行所	株式会社　照林社
		〒112-0002
		東京都文京区小石川2丁目3-23
		電話　03-3815-4921（編集）
		03-5689-7377（営業）
		http://www.shorinsha.co.jp/
	印刷所	共同印刷株式会社

- 本書に掲載された著作物(記事・写真・イラスト等)の翻訳・複写・転載・データベースへの取り込み、および送信に関する許諾権は、照林社が保有します。
- 本書の無断複写は、著作権法上の例外を除き禁じられています。本書を複写される場合は、事前に許諾を受けてください。また、本書をスキャンしてPDF化するなどの電子化は、私的使用に限り著作権法上認められていますが、代行業者等の第三者による電子データ化および書籍化は、いかなる場合も認められていません。
- 万一、落丁・乱丁などの不良品がございましたら、「制作部」あてにお送りください。送料小社負担にて良品とお取り替えいたします。(制作部☎0120-87-1174)

検印省略（定価はカバーに表示してあります）
ISBN978-4-7965-2370-7
©Katsuo Yamanaka, Takashi Ishikawa, Keiko Mano/2016/Printed in Japan